AF873629

MANUALES

PARA LA SALUD

SABER COMER

Todo lo que una mujer necesita saber sobre la adecuada nutrición femenina

Sarí Harrar, Barbara Loecher, Linda Konner

y los editores de **Prevention** *Magazine Health Books*

Edición a cargo de Sharon Faelten

ONIRO

Nota: Este libro debe interpretarse como un volumen de referencia, no como un manual de medicina. La información que contiene está pensada para ayudarle a tomar decisiones adecuadas respecto a su salud, y no puede sustituir a ninguna dieta o tratamiento prescritos por su médico. Tenga presente que las necesidades nutricionales varían de una persona a otra, en función de la edad, sexo, estado de salud y hábitos alimentarios. Si sospecha que tiene algún problema médico, los autores y el editor le recomiendan que consulte a un profesional de la salud.

Título original: *Food and You*

Publicado en inglés por Rodale Press, Inc., Emmaus, PA, U.S.A.

Traducción y adaptación de la doctora Bibiana Lienas

Diseño de cubierta: Víctor Viano

Fotografía de cubierta: SuperStock, S.L.

Distribución exclusiva:
Ediciones Paidós Ibérica, S.A.
Mariano Cubí 92 – 08021 Barcelona – España
Editorial Paidós, S.A.I.C.F.
Defensa 599 – 1065 Buenos Aires – Argentina
Editorial Paidós Mexicana, S.A.
Rubén Darío 118, col. Moderna – 03510 México D.F. – México

1ª edición, 1998

Quedan rigurosamente prohibidas, sin la autorización escrita de los titulares del *copyright*, bajo las sanciones establecidas en las leyes, la reproducción total o parcial de esta obra por cualquier medio o procedimiento, comprendidos la reprografía y el tratamiento informático, y la distribución de ejemplares de ella mediante alquiler o préstamo públicos.

© 1996 by Rodale Press, Inc.

© exclusivo de todas las ediciones en lengua española:
Ediciones Oniro, S.A.
Muntaner 261, 3.º 2.ª – 08021 Barcelona – España

ISBN: 84-89920-09-5
Depósito legal: B-31.486-1998

Impreso en Hurope S.L.
Lima, 3 bis – 08030 Barcelona

Impreso en España – *Printed in Spain*

Sumario

Prólogo

Este libro me ha causado una gran impresión. Los autores analizan con detalle todo lo que una mujer debe saber sobre la alimentación. Para comer de una forma saludable es preciso ser un consumidor informado. Si se controlan los hábitos alimentarios y se siguen unas pautas de ejercicio, la vida de cualquier mujer resultará más saludable y más dichosa.

Saber comer proporciona excelentes consejos y muchos recursos útiles para la mujer actual, que en no pocos casos se encuentra presionada entre lo que socialmente se exige de ella y de su aspecto y la obligación de hacer frente a múltiples quehaceres. Saber elegir los alimentos y hacer ejercicio puede ayudar a controlar el impulso de comer inducido por el estrés, por no hablar de las comidas fuera de casa por necesidades laborales o los viajes de negocios.

Creo que será un libro imprescindible para muchas mujeres.

Dra. Jean L. Fourcroy
Presidenta (1995-1996) de la American
Medical Women's Association

INTRODUCCIÓN

*«Ya empezaré el régimen mañana;
ahora pásame las galletas»*

Es más que probable que una conversación entre mujeres acabe trayendo a colación el tema de la comida y que surjan comentarios que cualquiera puede reconocer fácilmente como propios, del tipo «hoy he comido demasiado», «yo paso de dietas», «no todas las mujeres podemos tener la figura de una modelo», «los nervios me hacen comer sin parar» o el clásico «mañana empiezo el régimen; ahora pásame las galletas».

UNA RELACIÓN SIN IGUAL

Es evidente que muchas mujeres tienen una relación peculiar con la comida, tanto desde un punto de vista físico como emocional. La comida es su fuente de energía para resistir días y noches agotadores, el alimento del cuerpo y la mente y la materia prima para «fabricar» bebés y alimentar a la prole. Pero esto sólo es el principio. Para la preparación de este libro se ha entrevistado a centenares de mujeres con el fin de saber qué significaba realmente la comida en su vida. Las entrevistas casi siempre acababan por convertirse en una conversación íntima sobre los placeres que proporcionan algunos platos deliciosos, la lucha por mantener un peso saludable y el poderoso influjo psicológico que la comida puede ejercer en nuestra existencia. Estas historias de la vida real confirman lo que cientos de médicos, psicólogos y expertos en adelgazamiento y nutrición de Estados Unidos –donde se llevó a cabo el estudio– han mencionado con respecto a la relación de la mujer con la comida.

- El ritmo de vida del mundo occidental propicia –hoy más que nunca– el exceso de peso. Según la coordinadora de los Centers for Disease Control and Prevention (Centros de Control y Prevención de las Enfermedades) de Atlanta, una de cada tres mujeres adultas presenta un exceso de peso, mientras que 30 años atrás la proporción era de una de cada cuatro mujeres.
- La mayoría de las mujeres han seguido una dieta alguna vez en su vida y, según un estudio de la American Dietetic Association (Asociación Americana de Dietética, ADA), en el momento del estudio una de cada tres seguía un progra-

ma para perder peso, y dos de cada tres habían intentado en alguna ocasión perder los kilos de más.

- Pero parece que las dietas no surten efecto. Según la ADA, las tres cuartas partes de las mujeres que hacen régimen admiten que ya habían tratado de perder peso previamente.
- Cada vez sabemos más sobre cómo comer de manera saludable, pero cada vez hacemos menos. Casi el 70 % de las mujeres de 35-54 años de edad mencionan que es importante consumir alimentos saludables, pero poco más del 40 % ponen en práctica sus conocimientos dietéticos. Pasamos por alto muchas sustancias nutritivas vitales. Por ejemplo, una mujer adulta necesita 1.000-1.500 mg de calcio al día, pero menos de la mitad de la población femenina consume la cantidad de calcio suficiente para proteger sus huesos de la osteoporosis.
- A veces se come demasiado por razones emocionales. Hay quien combate los disgustos consumiendo helados, quien se harta de bollos para calmar sus nervios al final de un día agotador o quien supera la presión comiendo a escondidas. Si algún lector o lectora se reconoce en cualquiera de estas circunstancias, que no piense que su caso es único. Los expertos explican que muchas veces los problemas emocionales son la razón de la indulgencia para con uno mismo cuando consumimos alimentos dulces o muy grasos, y la causa por la que precisamente se eligen éstos. ¿Las consecuencias? Aumento de peso, sentimientos de culpa y la sensación de no estar nunca satisfecho.
- No nos gusta nuestro cuerpo. Un sorprendente 62 % de las mujeres entrevistadas mencionaron que les gustaría ser más esbeltas, aunque muchas admitieron que no presentaban un exceso de peso. La forma y las medidas de nuestro cuerpo pueden convertirse en una preocupación constante. En el mencionado sondeo, el 19 % de las mujeres entrevistadas confesaron que su peso les resultaba deprimente, y el 13 % de ellas reconocieron estar siempre preocupadas por esta causa.

Las mujeres necesitan alimentarse y no tener sentimientos de culpa

Amamos, odiamos y necesitamos la comida. Es un dilema que comparten miles de mujeres cada día, en la cocina, en la cafetería de la empresa y en los supermercados, bares o restaurantes donde la comida ya no es sólo rápida, sino algo «visto y no visto».

Además, este dilema causa más perplejidad que nunca. ¿Por qué? Primero, porque la mujer está siempre en contacto con la comida. Su papel tradicional de compradora de alimentos y de cocinera no ha cambiado mucho, aun en el caso de que trabaje todo el día fuera de casa. Segundo, porque la bombardean constantemente con mensajes que le exigen que sea esbelta. La imagen del ideal de belleza femenino creada por la industria de la moda es cada vez más parecida a... la piel y los huesos. Esta imagen idealizada y pese a ello nada realista se puede contemplar en todas partes: en las portadas de las revistas, en los programas de la televisión, en el cine... En todas partes..., salvo en el espejo.

«Si hojeas cualquiera de las revistas femeninas que están junto a las cajas registradoras de los supermercados, te das cuenta de que presentan algunos dilemas interesantes –observa en un estudio la directora de un programa sobre trastornos de la alimentación–. Te dan la receta para que prepares un pastel de chocolate para tu familia, y en la página siguiente te explican cómo perder 10 kg. Es un mensaje que confunde sobremanera.»

A pesar de todo, podemos convertir la comida en nuestro aliado para gozar de buena salud, tener buen aspecto y alcanzar el bienestar emocional. En este libro se ofrecen consejos prácticos para lograr esta alianza. Puede aprender a conocer sus particulares necesidades nutritivo-dietéticas y cómo conseguir que los antojos trabajen a su favor y no en su contra. Las historias de los éxitos logrados por muchas mujeres la ayudarán a levantarle la moral.

Algunas de las mujeres entrevistadas para la redacción de este libro explican cómo lograron dominar sus impulsos hacia la comida. Una de ellas perdió casi 100 kg: «Ahora no me enfrento a una situación difícil comiendo»; otra afirmaba: «Ahora sé alimentarme y me preocupo de mi dieta incluso cuando es a base de tentempiés. Cuando salgo de casa con mis dos hijas, siempre llevo conmigo tentempiés como fruta, frutos secos y barritas de cereales». Y una tercera: «Soy capaz de mantener mi peso gracias a que me permito pequeñas compensaciones por no engordar en forma de "los alimentos prohibidos". Recompénsate con pequeñas cantidades de estos alimentos o te sentirás frustrada y tirarás la toalla. Para mí lo prohibido consiste en un chorrito de crema de leche en el café y un poco de chocolate todos los días».

Alimentos permitidos

Fresas rojas y jugosas como postre. Bróculi o coliflor crujiente en la ensalada a la hora del almuerzo. Pan integral y queso con bajo contenido en grasa para picar. Un buen vaso de leche fría antes de acostarse. Y, de vez en cuando, algo de chocolate.

¿Por qué todos los programas dietéticos para mujeres recomendados por los expertos en el campo de la salud femenina se concentran precisamente en este tipo de alimentos? Muy sencillo: porque tienen la virtud de curar o aliviar muchos problemas de salud, proteger el cuerpo de la amenaza de graves enfermedades y conseguir que se tenga mejor aspecto y que uno se sienta bien.

En especial estos alimentos son ricos en nutrientes como el ácido fólico, que disminuye el riesgo de padecer cáncer de útero, cáncer de colon o enfermedades cardiovasculares. Contienen calcio, que fortalece los huesos y mejora el control de la presión arterial; hierro, necesario para la energía vital, y vitamina C, betacaroteno y otros antioxidantes que previenen el cáncer. Ricos en fibra y con un bajo contenido graso, ayudan a prevenir el cáncer de mama y de colon y también las enfermedades cardiovasculares, una de las primeras causas de mortalidad entre las mujeres. Y si le preocupan los problemas de salud como la fatiga, el estreñimiento, la retención de líquidos o las infecciones por hongos, aquí encontrará numerosos medios para curarlos basados en la dieta.

En este libro aprenderá que los tentempiés (¡sí, sí, los tentempiés!) pueden aliviar los síntomas dolorosos del síndrome de tensión premenstrual; que desayunar es una estrategia básica para controlar el peso; que consumir frutas y verduras puede ser más importante que tomar complementos vitamínicos; que reducir el consumo de cafeína aumenta sus niveles de energía; que la dieta mediterránea contribuye a controlar la diabetes y que la carne roja a veces es una elección dietética apropiada.

Incluso un poco de chocolate de vez en cuando es una buena idea: a causa de las fluctuaciones mensuales de las hormonas sexuales, las mujeres muchas veces tienen antojos de comer chocolate. Comer una o dos porciones de chocolate puede satisfacer el ansia sin que repercuta en su peso.

Pero no sólo se come para saciar el apetito. Este libro le ofrece los medios para reconocer y superar los hábitos de comer compulsivamente y le proporciona algunos métodos importantes de autoayuda para satisfacer necesidades como el deseo de afecto, el éxito, el respeto o simplemente divertirse. En este libro encontrará consejos para poder celebrar fiestas sin ganar un solo gramo y para viajar sin regresar a casa con algunos kilos de más además de los *souvenirs*.

¿El resultado? Tendrá libertad para alimentarse de verdad y saborear cada comida, disfrutándola con su familia, amigos o sola, sin sentimientos de culpa, miedo o vergüenza.

«Nosotras, las mujeres, que hemos cuidado de los demás desde tiempo inmemorial, tenemos que alimentarnos como si fuéramos alguien de quien cuidamos –concluye una especialista en nutrición norteamericana–. Hemos de amarnos a nosotras mismas tanto como a nuestra pareja, a nuestros hijos y a nuestros mejores amigos.»

Este libro nos enseña cómo hacerlo.

Primera Parte

La comida y las emociones

Capítulo Uno

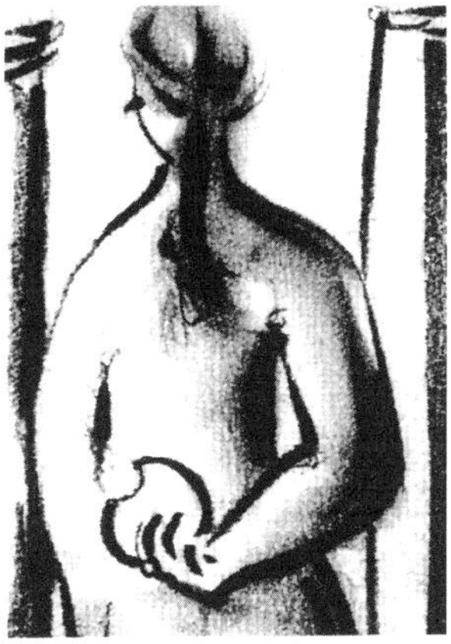

COMER EMOCIONALMENTE

Alimentar el yo

Jane tenía a sus seis hijos acostados, por fin. Había mantenido una discusión banal, pero acalorada, con su marido. Como muchas noches anteriores, se fue a la cocina. «Me atiborré –explicaba en el sondeo realizado para la preparación de *Saber comer*–. Chocolate, un pastel casero, unos espaguetis que habían sobrado de la cena... Me zampaba todo lo que estaba a mi alcance y no podía parar», recuerda Jane, de 56 años.

La autoestima de Sue, de 50 años, era tan frágil como la porcelana. Unas palabras en tono de reproche o unos supuestos desaires la hacían correr al frigorífico en busca de un helado: «Comía para que que se me pasaran el enfado y la depresión. Pensaba que necesitaba algo dulce, una compensación. Años más tarde, me di cuenta de que comer de esa forma era en realidad un autocastigo, sencillamente, me estaba cebando».

Barbara, de 47 años, la directora de una importante empresa, corría ansiosa hasta la primera pastelería que encontraba al salir del trabajo. Cuando terminaba un gran proyecto, la recompensa que se concedía era una gigantesca porción de tarta de queso. «En ese momento te sientes bien –explicaba–, pero al día siguiente, cuando no puedes abrocharte la falda, te dices: Dios mío, ¿por qué lo he hecho?»

Anestesia emocional

Al igual que en los tres ejemplos anteriores, la mayoría de las mujeres recurren a la comida alguna vez para satisfacer sus necesidades emocionales, para calmar lo que la directora del programa de trastornos de la alimentación de Vermont denomina el «hambre del alma».

Situaciones de enojo, depresión, ansiedad, tristeza o, simplemente, sentir que han herido nuestra autoestima pueden incitar a comer desenfrenadamente en la primera ocasión que se presenta durante una ajetreada jornada. Y mientras se come cualquier cosa porque sí, también se va aplazando algo. Se come para no pagar las facturas o no tener que tomar una decisión. En otras ocasiones, como en el caso de Barbara, la satisfacción personal por un éxito obtenido se celebra con una recompensa en forma de comida.

Crujientes patatas fritas para los disgustos. Dulces, bizcochos o helado cuando estamos preocupados. En ocasiones, incluso las elecciones que hacemos reflejan nuestros sentimientos. Comer emocionalmente es una manera de dominar los sentimientos que no se controlan, y para algunas mujeres que literalmente se atiborran, la comida se convierte en un anestésico emocional.

¿Quiénes son más vulnerables? Los estudios demuestran que las mujeres que siguen una dieta demasiado rígida o controlan estrictamente todo lo que comen para mantener el peso que consideran ideal, parecen especialmente susceptibles a ceder ante el impulso de comer emocionalmente. Sin embargo, nadie es inmune.

Muchas mujeres dotadas de gran inteligencia para los negocios o con profesiones que requieren una gran preparación, como arquitectas, médicas o psicólogas, creen que pueden controlarlo todo. Sin embargo, son incapaces de mantener la mesura y la racionalidad ante la comida. Es un terreno en el que tienen la sensación de carecer de control.

A MODO DE SEDANTE

Si se siente deprimido en alguna ocasión, buscar consuelo en un helado de chocolate no es nada grave, en especial si esta situación ocurre de forma esporádica. Comer como respuesta a los estímulos emocionales puede aliviar la tensión.

La clave está en no comer demasiado, porque esto puede originar sentimientos de culpa y crear una nueva tensión, con lo cual se instaura un círculo vicioso. Recurrir rutinariamente a la comida para distraer los sentimientos internos, disfrazarlos o eludirlos, siempre produce problemas físicos y psicológicos.

¿Qué problemas? Sentimientos de culpa y vergüenza de disfrutar de la comida y una sensación de vacío y de frustración porque la necesidad de amor, pasión, independencia, confianza en uno mismo, éxito, libertad o de ser correspondido no se ve satisfecha. Comer emocionalmente debe considerarse una bandera roja que le avisa de que hay que prestar atención a algo más profundo.

¿Cómo convertir los problemas en ventajas? Romper con los patrones de comer emocionalmente le dará libertad para experimentar sus verdaderos sentimientos, para alcanzar y mantener un peso adecuado con más facilidad y para saborear plenamente tanto la comida como el antojo o dulce esporádico, sin sentimientos de culpa o miedo.

La variedad de alimentos que agradan a una persona tiende a aumentar cuando deja de sobrealimentarse de modo compulsivo y logra una relación más saludable con la comida; el sentido del gusto se hace más pronunciado. Los alimentos saben mejor.

¿CUÁLES SON LOS DESENCADENANTES DE COMER EMOCIONALMENTE?

Cuando una psicóloga clínica norteamericana preguntó a diversas mujeres cuál era su relación con la comida, muy pocas dieron una respuesta que estuviera relacionada con la nutrición. En general, las respuestas indicaban que para ellas comer constituía un intenso placer, que la comida era un consuelo, una vía de escape, un reconstituyente para levantar el ánimo, un tranquilizante...

Cuando les preguntó qué emociones las condujeron a desviarse de una dieta equilibrada y abandonar la práctica regular de ejercicio, dos respuestas figuraron a la cabeza con mucha diferencia: los enojos y el estrés. No obstante, pocas mujeres son conscientes de que existe una relación entre los alimentos que se consumen y lo que se siente, hasta que tratan de identificarla. ¿Cómo?

Un diario de los alimentos consumidos y del estado de ánimo. ¿Está enojada y acaba de darse un atracón? Anótelo. Descubrir estas relaciones supone el primer paso para poder refrenar la costumbre de comer cuando tiene problemas y satisfacer las necesidades emocionales ocultas. Una buena forma de empezar es que lleve consigo un cuaderno y, cuando considere que está comiendo «porque sí» y que ello guarda relación con una experiencia emocional, anote lo que come y lo que siente o piensa, el lugar donde está y con quién está.

Después de controlar los momentos en que ha comido emocionalmente durante una semana aproximadamente, empezará a reconocer los patrones de su conducta alimentaria. Es posible que coma en momentos de depresión, ansiedad, enfado, aburrimiento o cuando se siente sola. En algunos casos, la comida puede ser incluso un sustituto del sexo o de las relaciones afectivas. El sexo es algo más que el orgasmo, es afecto, bienestar y cuidados. Algo similar ocurre con la comida. No se trata sólo de tener el estómago lleno. También es satisfacer una necesidad emocional.

El siguiente paso consiste en poner de manifiesto los pensamientos automáticos que le provocan inquietud o generan una autocrítica, pensamientos que la impulsan a buscar algo para picar porque necesita un consuelo o una vía de escape.

Cuando coma, pregúntese por qué lo hace. Puede estar preparando una gran fiesta para el sábado por la noche. Le preocupa que no haya suficiente comida, que no acuda nadie, que la fiesta sea un fracaso, que sus invitados no charlen entre sí y que el ambiente sea tenso. Pensamientos de este tipo pueden contribuir a una sensación de estrés o de ansiedad. Si aprende a ser realista, estos sentimientos serán menos intensos y menos negativos.

Identificar lo que la impulsa a comer. Si utiliza el diario en el que anota la relación entre su consumo de alimentos y su estado de ánimo o revisa mentalmente las situaciones que la inducen a comer emocionalmente, identificará las interacciones recidivantes con personas o con circunstancias que la impulsan a entrar en una pastelería o detenerse frente a una máquina expendedora de golosinas.

Comer de forma regular, no impulsiva. También puede detectar las causas del consumo compulsivo de alimentos siguiendo un horario de comidas regular. Si come ajustándose siempre a un horario y vuelve a tener apetito una hora después del almuerzo, es fácil darse cuenta, antes de volver a comer, que no tiene ninguna necesidad de hacerlo y que algo está ocurriendo.

UNA RELACIÓN AMOR-ODIO

¿Cómo es posible que algunas personas consideren que el puré de patatas o unos pastelillos rellenos son un amigo, un dios o incluso un amante? Los expertos dicen que la respuesta ha de buscarse en la época de la niñez, en la química del cerebro e incluso en los hábitos adquiridos en la vida adulta.

«Todo comienza a partir del instante mismo de nacer –asegura un especialista en el tema y psicoterapeuta de Estados Unidos–. Cuando un bebé llora, le dan de comer. Se relaciona la comida con el alivio del malestar, lo que se prolonga y consolida durante toda la infancia, cuando una galleta sirve para consolar a un crío del rasguño que ha sufrido en la rodilla.»

Para las niñas y las adolescentes, que viven en un mundo a veces duro y confuso, la relación con la comida puede ser una de las pocas situaciones en las que no temen sentirse abandonadas u objeto de críticas. Para muchas personas, confiar en la comida es más tranquilizador que confiar en los demás. La comida no les exige nada, no las maltrata y jamás las rechaza.

«La persona que come demasiado y necesita consumir alimentos ricos en hidratos de carbono cuando está deprimida o se siente ansiosa, tal vez trata de aumentar, inconscientemente, sus niveles cerebrales de serotonina, una sustancia producida de forma natural por nuestro organismo que se encarga de regular los estados de ánimo», afirma una nutricionista del Instituto Tecnológico de Massachusetts. A través de una serie de reacciones químicas corporales, los hidratos de carbono permiten que penetre más triptófano (el precursor de la serotonina) en el cerebro y, gracias a ello, se libere más serotonina, lo que se traduce en el alivio de un estado de ánimo negativo.

Pero el síndrome de «humor deprimido, más comida» puede convertirse en un círculo vicioso interminable. En un estudio llevado a cabo por una psicoterapeuta de Tennessee, en 8 mujeres obesas de 28-54 años que comían emocionalmente, se puso de manifiesto que cuando se sentían rechazadas aparecían enseguida sentimientos de enojo, depresión y aislamiento y la sensación de sentirse traicionadas, y

CUESTIONARIO SOBRE LA RELACIÓN COMIDA-ESTADO DE ÁNIMO

Superar el hábito de comer por causas emocionales es el primer paso positivo para controlar su peso con éxito y disfrutar realmente con la comida. Y, por supuesto, por no mencionar la auténtica satisfacción emocional. ¿Cómo puede saber si realmente come por causas emocionales? Considere si las circunstancias siguientes, sugeridas por los expertos, son ciertas en su caso.

1. Muchas veces como por razones diferentes de tener apetito. ☐ Sí ☐ No
2. Cuando estoy abrumada, suelo refugiarme en la comida. ☐ Sí ☐ No
3. Suelo comer para tranquilizarme. ☐ Sí ☐ No
4. Cuando estoy enojada con alguien lo primero que se me ocurre es comer. ☐ Sí ☐ No
5. Cuando no controlo una situación, como más. ☐ Sí ☐ No
6. Si siento que una persona me tiene antipatía o me incomoda su presencia, como para sentirme mejor. ☐ Sí ☐ No
7. Cuando estoy contenta, como para sentirme aún mejor. ☐ Sí ☐ No
8. Cuando creo que debo recompensarme por algún motivo, casi siempre elijo algo para comer. ☐ Sí ☐ No
9. La comida representa algo más que un aporte de energía y sustancias nutritivas. Es mi mejor amiga, me consuela, es una vía de escape y una fuente de placer. ☐ Sí ☐ No
10. Si me siento sola o aburrida, como hasta saciarme y, de este modo, vuelvo a sentirme mejor. ☐ Sí ☐ No

Si su respuesta es afirmativa a cinco o seis de estas preguntas, la comida tiene una importancia moderada en su vida emocional. Si ha contestado afirmativamente a siete preguntas o más, la comida desempeña un papel primordial en sus emociones. En ocasiones comemos para evitar sentimientos desagradables; se busca en la comida un sustituto del amor y la amistad, de las relaciones afectivas, del éxito o de la diversión. Mantener un diario sobre la relación comida-estado de ánimo y aplicar todas las tácticas que se sugieren en este capítulo para prevenir los episodios de comer emocionalmente la ayudará a satisfacer sus necesidades, afrontar y refrenar este impulso que, cuando menos, es capaz de acabar con los buenos propósitos de una dieta para controlar el peso.

que estos estados de ánimo originaban la reanudación del ciclo vicioso de comer emocionalmente.

A menudo este ciclo empieza de una forma inesperada: con una sensación de aburrimiento, soledad y vacío, detrás de la cual con frecuencia se esconde una escasa autoestima. Si una mujer se siente así, un acontecimiento desencadenante puede provocarle fuertes emociones negativas, en especial la de sentirse enojada consigo misma.

Los sentimientos que acompañan al enfado son terribles. Las mujeres en general han sido educadas para gustar a los demás y no para hacerles frente. Como consecuencia, empieza a comer. Y, por un momento, las cosas parecen ir mejor. Pero el ciclo no se acaba aquí. Pronto se sentirá culpable y enojada consigo misma... precisamente por comer. Pierde su autoestima. Si está gorda, para colmo de males, los demás se mofan de ella o la rechazan. Así pues, se aísla y vuelve a sentirse sola, aburrida y vacía.

La posibilidad de reforzar la autoestima, de forma que no se sientan tan débiles emocionalmente, sería de gran ayuda para estas mujeres. También sería muy positivo que empezaran a ser conscientes de ese estado vulnerable de soledad, aburrimiento y vacío y buscaran el apoyo necesario para superarlo.

CÓMO FRENAR EL IMPULSO

Vencer el hábito de comer emocionalmente puede constituir un reto, en especial para las mujeres que se enfrentan con mensajes contradictorios sobre la comida, el peso y el aspecto físico; en particular cuando nuestro entorno sociocultural fomenta la esbeltez y, al mismo tiempo, nos bombardea con mensajes publicitarios en los que el bienestar se alcanza consumiendo determinados productos y marcas de comidas o bebidas.

Sin embargo, hay soluciones incluso cuando el deseo parece irrefrenable. Si se siente atraída por los pastelillos y bollos o le tienta lo que hay en el frigorífico sin tener apetito, los expertos sugieren algunas técnicas de «salvamento».

Hablar consigo misma. «Debe decirse a sí misma que el sentimiento que experimenta pasará, tanto si come como si no lo hace», afirma una experta en dietética. Una de las razones por las que algunas mujeres no soportan el malestar es que creen que dicho estado será eterno. Es preciso que comprenda que los sentimientos tienen un inicio, un punto medio y un final, y que la depresión pasará.

Resolver el problema. ¿Qué la impulsa a buscar comida donde sea? ¿Una fecha límite que está a punto de expirar en un asunto de trabajo? ¿Un conflicto con su pareja? ¿Un bebé que llora? Es preferible intentar concentrarse en resolver el problema que tratar de evitarlo comiendo.

Tomarse un respiro. Resista durante 10 minutos el impulso de comer y pregúntese qué pasa. Aproveche la oportunidad para averiguar qué hay detrás de este deseo de comer y acostúmbrese a sintonizar con sus sentimientos internos en estas ocasiones.

Llamar a alguien. Una llamada telefónica a una amiga o a un familiar puede distraerla y ayudarla a darse cuenta de la relación emocional mencionada previamente. No hace falta que les diga que estaba a punto de zamparse unas cuantas galletas de chocolate. Charlar, simplemente, la ayudará.

Aplazar sus impulsos de comer. Propóngase de antemano una serie de actividades alternativas para llevar a cabo cuando sienta el impulso irrefrenable de comer. En la oficina o en su lugar de trabajo puede pegar la lista de estas actividades en un lugar bien visible. Entre las distracciones que normalmente surten efecto se incluyen leer la correspondencia o echarle un vistazo al periódico. En su casa puede coser un botón a la falda que no se ha puesto desde hace meses, limpiarse aquellos zapatos azul marino, cambiar el helecho de maceta... En una palabra: hacer algo, por insignificante que sea, pero que no tenga nada que ver con la comida ni con el lugar donde suele comer o prepararla. (Limpiar el horno posiblemente no le resultará de ayuda.)

Disfrutar de nuevos placeres. ¿Celebrar un éxito personal? ¿Un buen día en la oficina? ¿Haber perdido dos kilos? Permítase el lujo de hacerse la manicura, la pedicura o una limpieza de cutis, de darse un baño con sus sales favoritas, de relajarse leyendo un libro nuevo o de apuntarse a un curso de cocina baja en calorías.

Algunos especialistas recomiendan probar cosas que nos gustaban cuando éramos niños o algo distinto, desde inscribirse en un gimnasio o simplemente pasarlo bien con alguna actividad lúdica.

Tentempiés sí, pero seguros. Todo el mundo necesita algún reconstituyente emocional de vez en cuando. Trate de satisfacer esta necesidad con alimentos sabrosos pero bajos en calorías. Esta estrategia la ayudará a perder el miedo a los alimentos que más desea. Hay médicos que incluso aconsejan a sus pacientes que se compren algún dulce o cualquier otra exquisitez de vez en cuando y que lo saboreen a conciencia. A veces, negarse lo que más le apetece en un momento determinado, conduce a consumir más calorías un poco más tarde.

Planificar. Si en un momento determinado siente la necesidad de comer, es preferible que piense de antemano qué elegirá cuando aparezcan estos episodios en los que actúa impulsada por las emociones. Algunas posibilidades son un yogur, una manzana o palomitas hechas en el microondas (ya que contienen pocas calorías). Si consume lo que ya ha decidido previamente en lugar de comer cualquier cosa que esté al alcance de su mano, tendrá la conciencia de que sigue dominando la situación.

ALIMENTAR EL CORAZÓN Y SUSTENTAR EL ALMA

Al cabo de varias semanas de anotar en su diario su relación comida-estado de ánimo, es probable que sepa identificar los sentimientos específicos que la inducen a comer. A continuación se describe brevemente cómo afrontarlos.

No sea excesivamente autocrítica. Escuche su voz interior y envíese mensajes positivos, no autocríticas. Todos los seres humanos pensamos entre 450 y 1.200 palabras por minuto. Dirigir los pensamientos en contra de sí misma es lo mismo que un rayo láser dirigido al corazón, que lo destruiría literalmente. Es preciso que sea realista. Si comete un error, es mejor preguntarse qué puede aprender de él. Si está pasando un momento difícil, no diga que está fuera de combate. En lugar de ello, piense que al final todo saldrá bien.

Confíe en las personas que la apoyan. Hable con sus amigos y familiares o únase a un grupo de apoyo. Muchos individuos que comen emocionalmente se avergüenzan de sus sentimientos y de sus pensamientos. Tal vez viven en un ambiente donde se sienten controlados, juzgados y criticados. Le resultará de mucha ayuda tener amistades que la apoyen y contar con gente que sepa qué se siente cuando se está solo.

Preste atención a su enojo. Muchos hemos crecido oyendo que la cólera es impropia de las personas con una buena educación o temiendo a un padre o una madre que se enojaba con facilidad. «Como consecuencia –opinan algunos profesionales de la salud– podemos sentirnos aterrados ante nuestro propio enojo. Pero merece la pena intentar detectarlo tomándose algunos minutos antes de lanzarse sobre la comida para averiguar si de verdad está enojada. Después, hable con una amiga o cualquier otra persona neutral, antes de encararse con el objeto de su enojo. Sin duda, esto le impedirá estallar.»

Busque tiempo para reflexionar sobre sí misma. Si dedica todo su tiempo a satisfacer las necesidades de los demas –pareja, hijos y jefe–, ¿cuándo cuidará y se ocupará de sí misma? Es preciso que busque tiempo para reflexionar, para escribir un diario, para analizar con calma sus objetivos y prioridades.

Si una persona no invierte parte de su tiempo en reflexionar, no reconocerá muchas de sus emociones. Y si se pasan por alto las emociones cuando todavía son de intensidad moderada, sólo conseguirá que suban de tono y resulten incontrolables. Por el contrario, si las analiza con regularidad, las emociones son más fáciles de sobrellevar.

Aprenda y mire hacia adelante. Un atracón aislado no es el fin del mundo. Es preciso que aprenda de este episodio. Merece la pena que se plantee algunas preguntas del estilo de si estaba enojada por algún motivo, si no habría sido mejor ser más directa o si algo ha reabierto viejas heridas. La reflexión sobre sí misma la ayudará a evitar el círculo vicioso de comer emocionalmente.

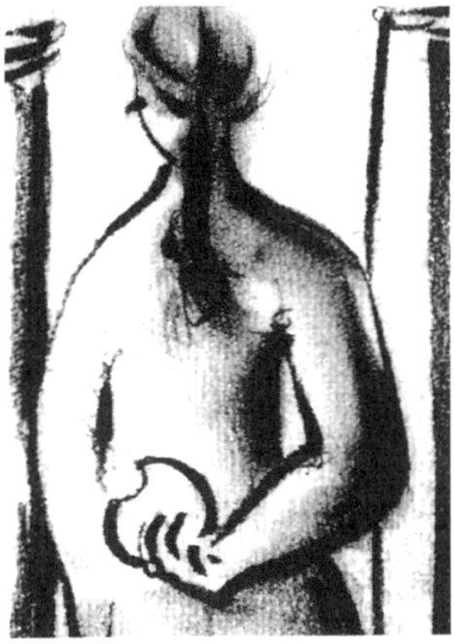

Capítulo Dos

EL ESTRÉS

Moderar el impulso fruto del nerviosismo

Cuando Judy, secretaria del director de un aeropuerto muy concurrido de la costa este de Estados Unidos, contestó al sondeo de *Saber comer*, mencionó los caramelos de goma. Estas golosinas son su arma secreta para resistir jornadas laborales de 12 horas con un jefe impaciente. «En épocas de especial ajetreo, en nuestra oficina todas nos sentimos atraídas por los dulces; en un día somos capaces de dar cuenta de una bolsa de dos kilos de caramelos de goma. ¡No es ninguna broma! Estos dulces nos ayudan a soportar el estrés.»

Las mujeres, el estrés y picar bajo presión

El estrés puede afectarnos en cualquier momento. Por la mañana, el coche no se pone en marcha, la canguro está enferma, se ha terminado la leche y hay que ser puntual en la oficina. Por la noche, una discusión con la pareja. Al día siguiente, preparar una cena para doce personas y, para colmo, limpiar la casa.

El estrés afecta de manera muy diferente a la gente. Una misma experiencia puede generar ansiedad en una mujer y no ejercer el menor impacto en otra. «Esto sucede porque el estrés procede de la sensación de falta de control, y las diferentes personas sienten que carecen de control en situaciones distintas», comenta un experto de Nueva York y presidente del Instituto Americano del Estrés.

No obstante, los expertos consideran que las experiencias de las mujeres con el estrés presentan algunas características comunes.

En primer lugar, las mujeres experimentan un estrés exclusivo debido a los conflictos por el papel que desempeñan. Tratan de «poder con todo». Y consideran que les ha tocado vivir en una época especialmente dura. No disponen de unas normas claras. ¿Quedarse en casa? ¿Trabajar? ¿Cómo hay que educar a los hijos? Los hombres están menos preparados para enfrentarse a algunas de estas exigencias.

El 54 % de las mujeres entrevistadas en un sondeo del National Health Interview (sondeo nacional sobre salud) de Estados Unidos mencionaron que a menudo experimentaban un estrés de moderado a grave. El estrés mental o emocional puede provocar un aumento de la presión arterial, del depósito de grasa en el abdomen, una disminución de la inmunidad (o defensas) y, después de la menopausia, aumentar el riesgo de padecer enfermedades cardiovasculares.

En segundo lugar, aunque tanto las mujeres como los hombres pueden responder a la tensión comiendo demasiado, es evidente que las mujeres tienden a volcarse más a menudo en la comida y a escoger especialmente alimentos dulces, regados con cantidades desorbitadas de café para poder continuar.

Este consumo de alimentos por un estado de nerviosismo es un arma de doble filo. Es natural recurrir a la comida en situaciones de estrés, ya que nuestro cuerpo se prepara para una reacción de lucha o de huida, el aumento de la producción de adrenalina y otros cambios fisiológicos desencadenados por el estrés. El cuerpo necesita energía. Es una necesidad bioquímica.

LUCHA O HUIDA

¡Alerta roja! La reacción de lucha o de huida del cuerpo se pone en marcha. Al momento irrumpen en el torrente sanguíneo las hormonas del estrés, que agudizan los sentidos, aumentan la presión de la sangre y aceleran el ritmo del corazón. Los músculos se tensan. La respiración se hace superficial.

Hay que estar siempre preparado para escapar de las garras de un tigre de Bengala o huir de un leopardo que nos está amenazando. El problema es que el estrés del siglo XX, desde el atasco de tráfico hasta cuidar de los hijos o de unos padres ancianos, origina la misma reacción. Y el cuerpo lo paga muy caro.

En la edad de piedra, un individuo que trataba de escapar de las garras de una fiera consumía gran cantidad de energía. Se ponía en marcha un importante mecanismo del cuerpo y era necesario buscar comida como combustible para el intenso ejercicio físico. Las necesidades corporales encontraban su equilibrio, y los alimentos consumidos se correspondían con las calorías gastadas. Hoy todo esto ha cambiado. Normalmente no experimentamos una reacción física ante el estrés. Sin embargo, seguimos deseando comer. Al contrario que en tiempos pasados, no es preciso gastar energía para conseguir comida. Marcando un número de teléfono, en sólo unos minutos nos traen una pizza a domicilio.

El impulso de comer inducido por el estrés hace naufragar la mayoría de los planes dietéticos bien intencionados. «Las mujeres con exceso de peso mencionan que el estrés es una de las dos razones más frecuentes de sobrealimentación», afirma una experta en dietética.

NARANJAS Y SERVILLETAS DE PAPEL

Tras una semana infernal en el trabajo, ¿qué contiene la papelera de su despacho? ¿Cáscaras de naranja o envoltorios de caramelos?

«Lo más probable es que sean envoltorios de caramelos. En situaciones estresantes comemos cualquier cosa que tenemos a mano y, en general, suelen ser porquerías. No nos paramos a pensar que lo que realmente necesitamos es, por ejemplo, comer una naranja», afirma una especialista en dietética y nutrición del Centro de Investigación de la Obesidad de Nueva York.

Abundando en el mismo ejemplo, el director de la división de psiconeuroinmunología de la Universidad de Florida del Sur, en Tampa, recuerda que precisamente las naranjas y otras frutas ricas en vitamina C son lo que necesitamos cuando nos acosa el estrés.

Los científicos saben desde hace mucho tiempo que el estrés físico produce una depleción de las reservas de vitamina C. El impacto que puede tener el estrés emocional todavía no se ha dilucidado claramente, pero se sabe que aumenta la producción de unas sustancias conocidas como radicales libres, productos derivados de la oxidación celular que lesionan el sistema inmunológico y aceleran el envejecimiento. La vitamina C es un importante antioxidante y, en consecuencia, bloquea la acción de los radicales libres y protege frente a los efectos deletéreos que éstos causan.

La vitamina C, además de encontrarse en las naranjas, está presente en las fresas, el kiwi, el bróculi, las coles de Bruselas, las patatas, el melón y el pomelo. Sin embargo, cuando coma fruta fresca y alguna verdura en el lugar de trabajo, debe tomar sus precauciones: no olvide tener siempre a mano servilletas de papel para que el teclado del ordenador no quede absolutamente pegajoso.

Tentempiés dulces, mucha cafeína, comer en exceso o saltarse comidas pueden producir sensación de cansancio, irritabilidad, nerviosismo y falta de concentración mental, precisamente cuando más necesitamos sentirnos alerta y llenos de energía.

Si una mujer vive sometida a un estrés constante, debe dedicar tiempo a cuidar de su cuerpo. La clave consiste en reservarse tiempo y energía para prepararse comidas saludables y escoger tentempiés equilibrados, además de dormir mucho, hacer ejercicio y relajarse. La recompensa será sentirse en mejor forma.

Comer correctamente es importante. Cuanto mayor sea la sensación de control, menos amenazada se sentirá en situaciones estresantes. Saber que se sigue una dieta correcta y que se satisfacen las necesidades nutritivas refuerza la sensación de control.

TÁCTICAS ALIMENTARIAS PARA DÍAS DUROS

Para sentirse bien, y bien consigo misma, en los días de mayor estrés, los médicos, dietistas y otros especialistas en nutrición sugieren los siguientes pasos ante la necesidad de comer inducida por el nerviosismo.

Empezar con el desayuno. «No se debe emprender un viaje con el depósito de gasolina vacío», afirma una experta del departamento de Nutrición y Dietética de la Universidad de California, así pues, ¿por qué afrontar un día agitado con el estómago vacío? Un desayuno que suministre energía continua y las calorías suficientes para resistir hasta la hora del almuerzo debe incluir cereales sin azúcar añadido y ricos en fibra, leche desnatada, fruta o zumo de fruta, una tostada, una rebanada de pan con una cucharadita de mantequilla (puede ser mantequilla de cacahuete) o queso fundido bajo en grasas.

Pensarlo dos veces antes de tomar cafeína. Algunos estudios ponen de manifiesto que un poco de cafeína aumenta la capacidad de atención. «Pero, a la larga, tomar café, té u otras bebidas que contienen cafeína hará que se sienta nerviosa e irritable», afirma una experta en dietética. Se ha comprobado que la cafeína estimula la respuesta corporal al estrés, de lucha o de huida. Así pues, si se encuentra sometida a presión, tomar bebidas con cafeína puede agravar la situación.

«Ha de saber cómo reacciona a la cafeína –afirma otro especialista–. Algunas personas necesitan una gran taza de café fuerte para ponerse en marcha por la mañana y se sienten muy bien. Otras se ponen tan nerviosas después de beber café, que les resulta contraproducente.»

Consuma minicomidas. Si consume varias minicomidas a lo largo del día, el nivel de azúcar (glucosa) en sangre será más constante y no experimentará la sensación de pereza que acompaña la digestión de una comida copiosa. Por ejemplo, a media mañana puede tomar fruta o un yogur desnatado; para el almuerzo, un bocadillo de carne sin grasa y una ensalada; a media tarde, fruta, hortalizas o palomitas hechas en el microondas, y una cena más bien ligera.

Olvidarse del azucarero. Los alimentos con un alto contenido en azúcar aumentan el nivel de glucosa en la sangre, lo que provoca un incremento de la secreción de insulina que produce la entrada del azúcar en las células, disminuyendo el nivel de glucosa en la sangre. Si sólo se comen caramelos o dulces, y no se consumen proteínas o alimentos ricos en fibra, no quedarán reservas para mantener un nivel equilibrado de glucosa en la sangre. Cuando los niveles de glucosa disminuyen, la persona afectada se siente irritable, cansada o deprimida: lo que menos le conviene en una situación de estrés.

Hacer planes contra los deseos de comer. Si sabe que en un momento determinado tendrá que tomar un tentempié, evite los productos industriales con un elevado contenido en grasa y calorías. Llevése comida de su casa: es la mejor opción. Otra posibilidad es que guarde siempre en un cajón de la mesa de trabajo manzanas, zanahorias y naranjas, palomitas hechas en el microondas o algunas raciones de cereales sin azúcar.

Beber agua antes de picar. A medida que envejecemos, perdemos la sensación de sed. A veces creemos que tenemos apetito cuando lo que realmente necesitamos es beber agua. Cuando se encuentre en el trabajo, antes de picar cualquier cosa entre horas, es mucho mejor que beba un gran vaso de agua. Se necesitan como mínimo ocho vasos de líquido al día. Sin esta cantidad, incluso una ligera deshidratación hará que se sienta cansada e incluso podrá sufrir un dolor de cabeza.

Esperar. «¿Desea imperiosamente un paquete de avellanas recubiertas de chocolate cuando se acerca el fin de un plazo para entregar un trabajo? Es mejor que espere diez minutos y, tal vez, esta necesidad pasará –asegura una médica, especialista en nutrición del Centro de Investigación de la Obesidad del Hospital Saint Luke de Nueva York–. Tómese una taza de té sin cafeína, o haga una pausa. Quizá todo lo que necesitaba era distraerse durante diez minutos.»

Evitar los almuerzos y las cenas con mucha grasa. Una comida muy grasa puede acarrear como consecuencia una sensación de pereza durante toda la tarde. Y puesto que su organismo digiere la grasa lentamente, una cena muy rica en grasas puede interferir con una buena noche de sueño. Es preciso que el contenido en grasa de las dos comidas principales no supere el 30 % de las calorías totales. (Para unas directrices más específicas, véase el capítulo 46.)

Prudencia. Beber alguna cerveza, una o dos copas de vino o algún cóctel después de un día duro puede convertirse en una costumbre, en especial si el número de días malos supera al de días buenos. Lo mismo se puede decir del alcohol consumido a modo de sedante para conciliar el sueño. Los expertos advierten que confiar en el alcohol para afrontar la tensión puede provocar como consecuencia alcoholismo.

Existe otra razón para ser prudente con el consumo de alcohol. Diversos investigadores de la Universidad de Pittsburgh han puesto de manifiesto que cuando las mujeres están sometidas a estrés pueden percibir con menor intensidad los efectos de un cóctel, de modo que es posible que necesiten una o dos copas adicionales para relajarse. Y en el caso del alcohol, beber más definitivamente no es mejor, sobre todo porque las mujeres normalmente son mucho más sensibles a los efectos del alcohol.

Si tiene la costumbre de beber para relajarse, es mucho mejor que consuma bebidas refrescantes sin alcohol, un cóctel sin alcohol, una bebida con gas con sabor a frutas tropicales, un zumo de frutas con agua de Seltz o con agua tónica...

Abandonar el hábito de consumir alcohol no es nada fácil: en ocasiones puede ser necesaria la ayuda de una amiga, un familiar o un grupo de apoyo como Alcohólicos Anónimos.

ENFRENTARSE A LA TENSIÓN SIN COMER

«El estrés es una consecuencia inevitable de la vida –afirma el doctor Rosch–. Podemos tomar medidas frente a algunos de los factores que provocan estrés; en cambio, no es posible controlar o evitar otros factores generadores de estrés. El truco consiste en aprender a distinguirlos y, así, aprovechar el tiempo y las habilidades de modo eficaz, en lugar de sentirse constantemente frustrada.»

Los expertos sugieren las siguientes ideas para determinar cuál es el estrés que se puede controlar y cómo aceptar el que es inevitable.

Descubrir lo que le fastidia. «La gente afirma que el estrés y la rabia la inducen a comer demasiado –menciona una experta en dietética–. Tratamos de ayudarlas a conocer los patrones de estrés en los que se basa su compulsión por la comida y a controlar el consumo de alimentos, con lo que tratamos la verdadera causa del estrés.»

Decidir qué es lo que tiene solución y olvidarse del resto. Es preciso confeccionar una lista de las situaciones más estresantes. Después, anotar todas las situaciones que se pueden cambiar (como salir de casa demasiado tarde por la mañana para ir a trabajar) y las que no pueden modificarse (como quedar atrapado en el atasco diario en el peaje). Hay que dar prioridad a los acontecimientos estresantes que es posible controlar y trazar planes de actuación para que no lo sean. Y, sobre todo, debe recordar que gran parte del estrés procede de una percepción errónea de la realidad.

Neutralizar. «Aunque tenga prisa, puede dedicar tres minutos a neutralizar una situación estresante y desviar la necesidad de comer», afirma una experta. ¿Cómo? De muchas maneras: lavándose la cara y diciéndose a sí misma que es inadmisible que el estrés la impulse a comer; saliendo a tomar el aire y a dar un paseo; cerrando la puerta del despacho para poder descargar su enojo sobre un cojín o patalear; escuchar una cinta relajante durante unos minutos; llamar al propio contestador automático para desahogarse sobre lo que está pasando...

Equilibrar los pensamientos y sentimientos. En una situación de estrés, es posible que conscientemente reconozca que no tiene la culpa de lo que sucede o que no tiene un problema real, pero que su yo emocional no lo admita. Continuar obsesionándose no sólo no la ayudará sino que le restará la energía necesaria para resolver el conflicto.

Satisfaga sus necesidades diarias de ocio. «Relájese y reserve tiempo para el ocio, para distraerse y dedicarlo a sus aficiones y no utilice este tiempo libre para hacer recados o ir de compras –sugiere la responsable de los Servicios de Nutrición y los Programas de Salud del Hospital de Mujeres de Boston–. Visite una exposición o un museo, vaya al cine o a pasear con una amiga. Esto la ayudará por partida doble, ya que por un lado se dará cuenta de que controla la situación organizando una actividad para sí misma y, por otra, lo pasará bien.»

Ejercicio. El ejercicio físico puede proporcionarle energía, relajarla y, además, contrarrestar el estrés, por medio de la liberación de endorfinas, que son unas sustancias químicas producidas por el cerebro que contribuyen a la sensación de bienestar.

Conocer los puntos vulnerables. «La estrategia definitiva para el control del estrés es conocerse a sí misma –afirma una experta en nutrición–. Si se echa a llorar cada domingo por la noche y pretende resolver el problema comiendo, las cosas no van bien. Es probable que tenga algún problema en el trabajo. En ocasiones es preciso aceptar que es un trabajo estresante y que debe buscar otro menos estresante o bien tomar medidas para que el trabajo le resulte más tolerable. Lo mismo puede decirse de las relaciones. A fin de cuentas, tiene dos opciones: cambiar la situación o aceptarla tal como es.»

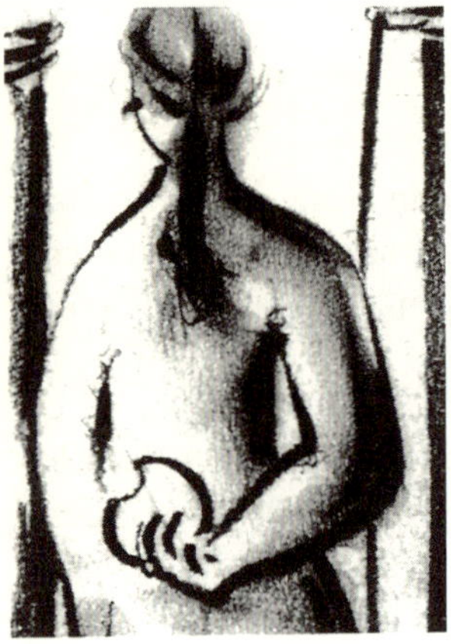

CAPÍTULO TRES

COMER PARA DISTRAERSE

Pasárselo bien comiendo

A Jane P., que contestó al sondeo de *Saber comer*, ver televisión le provocaba un deseo incontenible de picar algo.

«Tan pronto como me sentaba ante la tele, echaba mano de las patatas fritas o las palomitas. Era divertido. Pero estaba tan absorta mirando la pantalla que ni siquiera me daba cuenta de que estaba comiendo», afirma Jane.

Comer es agradable. Sin embargo, cuando comer para disfrutar se convierte en una costumbre, el placer puede añadir unos kilos de más y restarle alegría a la vida. Si devorar un paquete de galletas bañadas en chocolate le sirve de diversión, también puede ser la causa de la pérdida de experiencias más satisfactorias.

«La comida no es un sustituto de la diversión como Dios manda –afirma una experta en nutrición–. Cuando sus hijos están jugando y les dice que es la hora de cenar, la respuesta típica es que no desean comer; les interesa más seguir jugando.»

En contraste, la mayoría de los adultos consideran que ya no están en edad de jugar, y la alternativa más frecuente para ver a sus amigos es citarse para comer juntos.

CITAS LÚDICAS, CITAS GASTRONÓMICAS

Con independencia de que le apetezca comer mientras ve televisión, al igual que Jane, o si come porque está aburrida o para relajarse después de un día ajetreado, comer como pasatiempo puede convertirse en una costumbre con mucha facilidad. De este modo, una acción como encender el televisor o llegar a casa después del trabajo puede activar el deseo de comer. Permanentemente escuchamos mensajes publicitarios que presentan la comida como un pasatiempo. Se nos hace creer que una determinada marca de goma de mascar nos proporcionará un doble placer y una doble diversión. No obstante, si sustituye la comida por la realización de actividades agradables, se abrirá ante usted un nuevo mundo de placeres. Por otra parte, cuando deje de comer por costumbre podrá saborear la comida como un auténtico placer.

«Comer puede ser una experiencia muy agradable, pero, por desgracia, algunas mujeres piensan que sus problemas con la comida son consecuencia de que disfrutan demasiado comiendo. La clave está en disfrutar comiendo, pero sin sentimientos de culpa», afirma una experta en nutrición de un hospital de Boston.

Buscar el placer y la diversión en los momentos y lugares apropiados

Los expertos sugieren los siguientes métodos para encontrar el equilibrio entre comida y placer.

Redefinir la diversión. «Comer para pasarlo bien puede ser el sustituto de otra actividad que realmente desea realizar –afirma una dietista–. Cada uno debe preguntarse qué tipo de actividades le divierten o con cuáles lo había pasado bien en otro tiempo.»

Citas lúdicas. En lugar de reunirse con sus amigas para comer una pizza o para ir a cenar, es mucho mejor que quede con ellas para ir al cine o al teatro, dar un paseo, ir a bailar, pasear en bicicleta...

Buscar la verdadera satisfacción. Para romper con la rutina de comer porque se aburre, es preferible que tenga preparada otra actividad para una tarde o una noche aburridas. Una de las mujeres entrevistadas descubrió que se aburría y que comía para distraerse después del trabajo. Ahora se dedica a cuidar el jardín de su casa.

Descubrir su estilo personal de comer cuando ve la televisión. «¿Ver televisión hace aflorar a la superficie el diablillo comilón que lleva dentro?», pregunta un profesor de psicología de la Universidad estatal de California. Este médico sugiere prestar atención al momento en que sucede: «¿Al cabo de 45 minutos? ¿Durante los anuncios? Es preciso que utilice esta información para romper la relación entre ver televisión y comer. Cuando haya terminado el programa que deseaba ver, dedíquese a otra actividad, como leer o cualquier otra afición. Y si se levanta del sillón o del sofá durante los anuncios o entre un programa y el siguiente, evite entrar en la cocina».

Preparar tentempiés ligeros para los momentos aburridos. Los momentos más frecuentes en que comemos para distraernos es a media tarde y unas horas después de cenar. Para esos momentos en que fácilmente puede sucumbir tenga a mano alimentos bajos en calorías y que le gusten. (En el capítulo 54 se incluye una lista de alimentos con 100 calorías o menos.)

Saborear la comida. Pequeñas cantidades de los alimentos más apetitosos, como una porción pequeña de pastel de queso, una cereza bañada en chocolate o un poco de helado, pueden proporcionarle placer sin añadir kilos de más. El secreto consiste en disfrutar con cantidades muy pequeñas.

Evitar la tentación. Es fundamental que su entorno, tanto en casa como en el trabajo, sea «seguro». Si tiene tendencia a comer para distraerse y tiene muy a mano cosas para picar, será muy difícil que no sucumba.

¿ESTÁ ABURRIDA? NO ENTRE EN LA COCINA

Un grupo de investigadores llevó a cabo el siguiente experimento: en un aula dejaron a solas a 60 mujeres estudiantes de la Universidad de California y se les solicitó que realizaran una tarea específica, y dispusieron delante de cada estudiante una fuente de galletitas saladas. Los investigadores pusieron de manifiesto lo que ya se habrá imaginado: cuando estamos aburridos comemos más.

A la mitad de las estudiantes se les solicitó una tarea aburrida, como copiar siempre la misma letra de una canción. La otra mitad se dedicó a escribir cuentos. Las estudiantes del grupo aburrido comieron hasta siete veces más galletas.

La relación entre el aburrimiento y el deseo de comer, por ejemplo una galleta, es una relación muy natural. Pero no tiene por qué sucumbir.

Una solución lógica sería combatir el aburrimiento con una actividad de su interés. Sin embargo, si no puede eludir una actividad aburrida, es aconsejable que no tenga comida cerca mientras la lleva a cabo.

Por ejemplo, es aconsejable que los estudiantes hagan los deberes, que suelen ser aburridos, en la biblioteca, donde no hay comida. Si es usted ama de casa, no planche nunca en la cocina.

Capítulo Cuatro

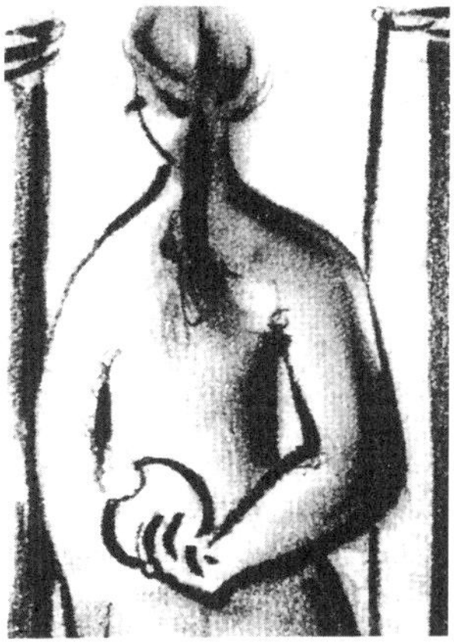

COMER A ESCONDIDAS

Libre de culpa

Hábil como un ladrón de gatos, Cathy recuerda que años atrás se hizo con una enorme fuente llena de las galletas navideñas que más le gustaban y se escondió con ella debajo de la mesa del comedor. Oculta por el gran mantel de las solemnes festividades, Cathy se zampó todas y cada una de las galletas.

«Comí hasta que me sentí mal, con un miedo continuo de que alguien me descubriera», recuerda Cathy, de 35 años, que acaba de ser madre, trabaja como auxiliar administrativa y fue una de las mujeres entrevistadas para el sondeo de *Saber comer*. «Tenía unos 20 años y acababa de perder mucho peso. No quería que nadie me viera comiendo dulces porque siempre había sido la gorda de la familia.»

Casi todas las mujeres se esconden en alguna ocasión para comer, y disfrutan de la experiencia. Pero si, como en el caso de Cathy, hace lo imposible para que los atracones de comida queden ocultos a la vista de los demás, frecuentemente come sola, tiene un sentimiento de culpa o se siente avergonzada, es posible que comiendo en secreto esté tratando de compensar algunas necesidades emocionales no satisfechas.

Comer en secreto

Según los expertos en dieta y nutrición, una mujer que come a escondidas puede devorar cientos o miles de calorías en muy poco tiempo. Tal vez se siente desbordada y piensa que puede tranquilizarse comiendo. Cuando una mujer come en secreto, el problema fundamental no es la cantidad. Incluso si consume pequeñas cantidades de comida a escondidas, puede ser una indicación de que tiene un problema.

«En ocasiones sentirse juzgada y criticada por los familiares más cercanos como la madre, el padre, los hermanos o hermanas, propicia que una mujer coma a escondidas y probablemente es una conducta que va más allá de los problemas de la comida y el peso», afirma otra experta en nutrición. Esta forma de comer puede ser consecuencia de los comentarios directos o indirectos sobre nuestras relaciones, el aspecto, el trabajo, el peinado o cualquier otra característica personal.

El sentimiento de vergüenza también puede conducirnos a comer a escondidas. Puede sentirse avergonzada porque está enojada o triste o celosa, o incluso porque se siente excitada sexualmente.

Cuando los padres hacen sentir vergüenza a sus hijos por las emociones que expresan o las necesidades que tienen, es muy fácil que los hijos se sientan atraídos por la comida como placer o para satisfacer una necesidad emocional. Comer a escondidas puede convertirse entonces en una costumbre para toda la vida. Al fin y al cabo, la relación con la comida no es como las demás: la comida nunca se ríe de nosotros, nunca nos abandona, no se burla, no nos maltrata y nunca nos deja.

También existe otro aspecto. Comer galletas debajo de la mesa del comedor o comer a escondidas en cualquier lugar tiene un «delicioso aspecto pecaminoso» que hace difícil abandonar esta costumbre. Se sabe que está mal, pero se sigue comiendo a escondidas, como una autoafirmación o una venganza.

ROMPER EL ESQUEMA

Comer en secreto representa un problema potencial tanto para su autoestima como para su cuerpo. Disfruta mientras come, pero después se avergüenza y se siente culpable. Por consiguiente, ha de acabar con este patrón de alimentación.

Para terminar con la costumbre de comer a escondidas, los expertos proporcionan los siguientes consejos:

Siga la pista. Anote cada día todo lo que ha comido a escondidas. «El mero hecho de anotarlo, sin valorarlo ni juzgarlo, la ayudará a ser más consciente de lo que está haciendo», afirma una experta en nutrición y dieta.

No se esconda. En lugar de encerrarse en la cocina con una barra de helado, es mejor que pida dos bolas de helado en la cafetería de la esquina. Por la noche, en lugar de telefonear para que le lleven una pizza, es preferible que salga con su familia para disfrutarla todos juntos. «Algunas mujeres se sienten ansiosas cuando comen abiertamente lo que les apetece –afirma esta experta–. Por el contrario, otras experimentan inmediatamente una sensación de libertad.»

Reduzca poco a poco las cantidades. Si cuando come a escondidas suele consumir grandes cantidades de sus alimentos favoritos, es preciso que reduzca la cantidad gradualmente. Por ejemplo, si suele comer ocho galletas, primero es preferible que disminuya el consumo de galletas a seis y así sucesivamente. ¿Cuál es el objetivo de este cambio de patrón alimentario? Si más tarde alguna vez siente un

COMER A ESCONDIDAS: CUESTIONARIO

Es posible que esta tarde haya sucumbido ante una tableta de chocolate cuando regresaba a su casa desde el trabajo y después se sienta avergonzada cuando su pareja descubre el envoltorio en el automóvil. O es posible que haya comido a escondidas un gran pedazo de tarta mientras veía la película de la noche, una vez que toda la familia se había acostado.

¿Son «premios» inofensivos o ha caído en la trampa de comer en secreto? Para averiguarlo, conteste sí o no a las siguientes preguntas. (Es necesario que sea sincera.)

1. ¿Come a escondidas? ☐ Sí ☐ No
2. ¿Mantiene en secreto sus problemas con la comida, como comer en exceso? ☐ Sí ☐ No
3. ¿Miente con respecto a la cantidad que come? ☐ Sí ☐ No
4. ¿Esconde comida? ☐ Sí ☐ No
5. ¿Le resulta difícil consumir alimentos con un contenido elevado de calorías o muy grasos delante de los demás? ☐ Sí ☐ No
6. ¿Se siente avergonzada, culpable o deprimida después de haber comido en secreto? ☐ Sí ☐ No
7. ¿Se aísla cuando considera que está demasiado gorda? ☐ Sí ☐ No
8. ¿Considera que sus padres, hermanos, pareja o amigos íntimos la juzgan o la critican por su peso, su aspecto físico o su actitud con respecto a la comida? ☐ Sí ☐ No

Si ha contestado afirmativamente a cuatro o cinco de estas preguntas, comer en secreto representa para usted un problema moderadadamente grave. Si ha contestado afirmativamente a seis o más preguntas, tiene usted un problema grave. Para acabar con la costumbre de comer a escondidas, es preciso que siga los consejos proporcionados en este capítulo.

deseo incontenible de comer a escondidas, se habrá acostumbrado a consumir cantidades mucho más pequeñas de sus alimentos favoritos, que serán suficientes para satisfacer esa necesidad.

Tomemos como ejemplo las aspirinas. ¿Toma la dosis correcta? Claro que sí. ¿Toma un mayor número de comprimidos de aspirina para sentirse aún mejor? No, porque sabe que un exceso de aspirinas puede provocarle efectos secundarios. Lo mismo sucede con la comida. Es preciso que identifique la cantidad adecuada para que no le produzca efectos secundarios, que en el caso de la comida sería el aumento de peso, concluye la experta.

Acéptese a sí misma. Comer en secreto puede ser una expresión profunda del enojo y los sentimientos de rebeldía contra las personas que la critican y juzgan por algún hecho concreto o por su forma de ser. Es preciso que se pregunte a sí misma quién –ahora o en el pasado– la ha juzgado duramente por su aspecto, su estilo de vida, sus amigos o su trabajo.

Es preciso que se acepte tal como es y que acepte su cuerpo. Digase a sí misma que puede comer en público y que tiene el mismo derecho que los demás a comerse un helado sin esconderse, tiene derecho a no ser perfecta, a ser vulnerable o débil o a hacer cosas que no se ajusten a las expectativas de su familia o de sus amigos.

Sea abierta, franca. Es necesario que sus amigos y su familia sepan cómo es usted realmente. No oculte su forma de ser aislándose o pretendiendo ser perfecta. Es aconsejable que empiece poco a poco. Por ejemplo, haga una confidencia a una amiga o a un miembro de su familia y después observe su reacción. Es importante que se dé cuenta de que las personas la aceptan tal como es.

Tienda la mano. Las mujeres que comen a escondidas suelen sentirse solas. Los trastornos alimentarios se consideran enfermedades de aislamiento porque estas personas han llegado a la conclusión de que refugiarse en la comida es más seguro que confiar en los demás. La mejor solución para poner fin al problema es tratar de establecer vínculos con las personas en las que confía.

Si le resulta difícil ser abierta y confiar en los demás, es preciso que considere la posibilidad de solicitar la ayuda de alguna asociación especializada, ya que el hecho de saber que otras personas experimentan lo mismo que usted puede resultarle de gran ayuda.

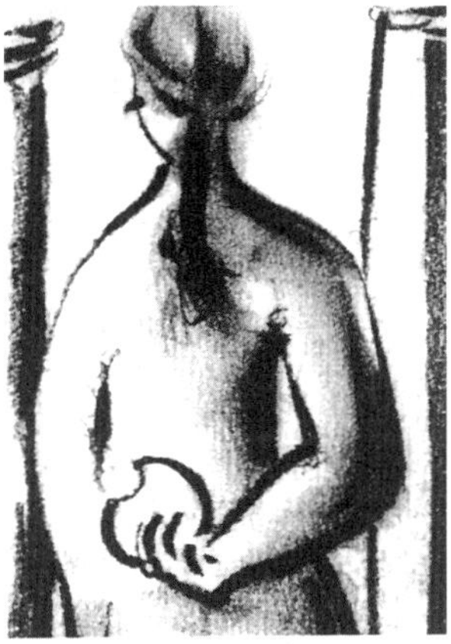

CAPÍTULO CINCO

LOS SUEÑOS

Interpretación de los sueños sobre alimentos

Una mujer soñaba todas las noches que era perseguida por un huevo escalfado gigante. Otra siempre se veía en sueños comiendo cartón. Una tercera soñaba con unas deliciosas fresas rodeadas de una valla electrificada de alto voltaje.

«La mujer que soñaba con el huevo estaba verdaderamente aterrorizada por el tema de su sueño –explica la doctora Garfield, experta en el análisis de los sueños y psicóloga, autora de muchos libros sobre análisis del sueño–. En cada sueño, el huevo estaba a punto de alcanzar y engullir a la mujer.»

Después de más de dos décadas de investigación y experiencia en la interpretación de los sueños, muchas mujeres han referido sus sueños a esta psicóloga, que ha llegado a la conclusión de que la comida y las imágenes de alimentos ocupan un lugar destacado en los sueños de muchas personas.

LA LÓGICA DE LOS SUEÑOS EXTRAÑOS

Aunque las imágenes de un sueño parezcan carentes de lógica, como huevos que corren, comer cartón, etc., los sueños pueden revelarnos aspectos de nosotros mismos que nuestra mente consciente no desea o no puede poner de manifiesto, según afirman la mayoría de los expertos en los sueños.

Los sueños sobre comida pueden desenmascarar sentimientos ocultos de abandono o simplemente recordarnos que nos hemos acostado con hambre. Los sueños pueden poner de manifiesto problemas a los que hacemos caso omiso, como comer en exceso, e incluso pueden contribuir a encontrar soluciones a dichos problemas.

Es probable que el lector se pregunte qué se puede aprender de una imagen de un huevo escalfado gigante que corre en pos de nosotros.

Cuando la paciente contó su sueño a la psicóloga mencionada, refirió que cuando era niña sus padres la obligaban a comer a la fuerza. La mujer tenía que comerse hasta la última miga de su plato sin que importara si le gustaba o no. El huevo escalfado era un símbolo de una relación conflictiva con sus padres que todavía la perseguía.

Los acontecimientos pasados, como los traumas infantiles, y las circunstancias actuales influyen en los sueños. Si tenemos hambre, sed intensa o sentimos frío o la necesidad de ir al baño, estas sensaciones afectan al contenido de nuestros sueños.

De manera previsible, cuando tenemos hambre o nos privamos prolongadamente de nuestros alimentos favoritos, a menudo soñamos con comida. Por ejemplo, un estudio sobre mujeres con anorexia y bulimia puso de manifiesto que estas mujeres frecuentemente soñaban que necesitaban comer pero no podían hacerlo por alguna razón. Otra investigación indicó que los objetores de conciencia que iniciaban una huelga de hambre para protestar contra la llamada a filas soñaban repetidamente con comida.

Un psicólogo de California afirmaba que cuando se hizo vegetariano empezó a soñar repetidas veces que comía carne.

¿Qué puede decirse de la mujer que soñaba que comía cartón? Una reflexión más profunda identificó que la dieta basada en cartón simbolizaba la estricta dieta que la mujer había adoptado. La dieta que seguía esta mujer era tan sosa y tan poco atractiva que subconscientemente la mujer consideraba que era lo mismo que comer cartón. Los sueños le estaban indicando que esta dieta estricta no satisfacía sus necesidades a largo plazo.

Las mujeres que mantienen una relación de amor-odio con la comida (es decir, les encanta comer pero las atemorizan sus consecuencias sobre la figura) tienen muchas posibilidades de soñar con comida en una apariencia simbólica. Si una persona ha desarrollado sentimientos intensos con respecto a la comida, estos sentimientos se reflejarán en sus sueños. Para estas personas la comida se convierte en un tema con una carga emocional tan intensa que sueñan una y otra vez con la comida. Después de comer en exceso una mujer soñaba que trataba de cambiarse de ropa en un estrecho cubículo, lo que reflejaba su temor a engordar.

Cuando las imágenes de comida representan las emociones

Al igual que en sueños cosas no comestibles como el cartón pueden representarse como un alimento, la comida puede representar cosas no comestibles. Frecuentemente la comida simboliza el afecto, el amor o el sexo. Por ejemplo, podemos soñar que estamos comiendo un pastel de cumpleaños cuando deseamos un poco de ternura.

La mayoría de las personas recurren de vez en cuando a la comida para encontrar consuelo. Por la misma razón, podemos buscar consuelo y ternura en la comida cuando soñamos.

La fruta puede estar cargada de dicho simbolismo. La mujer que soñaba con fresas rodeadas de una valla electrificada llegó a la conclusión de que las fresas eran un símbolo de satisfacción sexual. Dado que carecía de esta satisfacción sexual en su vida de pareja, las fresas del sueño eran la fruta prohibida, fuera de su alcance, tras la valla electrificada.

Por lo que respecta al sexo existen las suficientes similitudes entre el acto de comer y el acto sexual como para explicar el potencial erótico de los símbolos fálicos del mundo de los sueños, como los plátanos. Las salchichas, los pepinos y las mazorcas de maíz son otros símbolos frecuentes de los sueños que representan el órgano masculino. Las bebidas pueden representar la eyaculación, y una cereza podría significar el himen o los genitales femeninos.

En todos los sueños el contexto es clave para comprenderlos. Aunque soñar con fruta prohibida podría sugerir una falta de satisfacción sexual o emocional, soñar que está comiéndose una deliciosa macedonia de fruta puede sugerir lo contrario, es decir, la satisfacción sexual o emocional. Por último, los sueños de las mujeres sobre comida también pueden proporcionar indicios sobre los cambios y retos de sus relaciones actuales.

CÓMO RECORDAR LOS SUEÑOS SOBRE LA COMIDA

Recordar los sueños es una habilidad que se aprende. Todo el mundo puede hacerlo. Sin embargo, las mujeres tienen tendencia a recordar mejor los sueños que los hombres. Las siguientes estrategias pueden ayudarla a recordarlos mejor.

Ponga en marcha su «grabadora interna» de los sueños. El poder de sugestión es indiscutible. Dígase a sí misma que recordará los sueños, antes de quedarse dormida, lo que aumentará la posibilidad de que los recuerde cuando se despierte.

Cuando se despierte no se mueva. Si es posible, después de despertarse, permanezca acostada y mantenga los ojos cerrados, sin mover siquiera los párpados. Al parecer, con el movimiento, los sueños se desvanecen. Es preciso que memorice el sueño inmediatamente.

Recite el sueño en voz alta. Cuando se despierta, sus sueños todavía son accesibles porque están almacenados en su memoria inmediata. Al recitar el sueño en voz alta, trasladará el sueño de la memoria inmediata a la memoria a largo plazo. La descripción de sus sueños en voz alta o para sí misma la ayudará a almacenarlos en la memoria para recordarlos en el futuro.

Anote los sueños en un cuaderno. Si anota los fragmentos de un sueño que recuerda al despertar, es posible que después acudan a su memoria las partes anteriores del sueño que no son accesibles inmediatamente.

Si escribe lo que recuerda, sus notas actuarán como un «gancho» y la ayudarán a recordar las escenas y sueños previos.

Cavar debajo de la superficie. Cuando las imágenes de alimentos suscitan emociones intensas, como les ocurre a muchas mujeres, investigar qué se esconde detrás de lo obvio puede ser muy revelador.

Pongamos por caso que sueña que se dirige a la cafetería de la esquina a comprarse un helado, comenta el doctor Van de Castle, psiquiatra de la Universidad de Virginia. «Para empezar, es necesario que se pregunte si se siente culpable por comerse el helado, si el helado costaba mucho dinero y si era un helado gigante o pequeño. Todo esto la ayudará a comprender cuál es su relación con la comida: si se siente culpable por el hecho de comer, si cree que está pagando un precio demasiado alto (desde un punto de vista de la salud) por su forma de comer y si cree que come demasiado.»

Empiece por el principio. El mismo psiquiatra comenta que «el principio de un sueño a menudo indica el problema al que uno se enfrenta. Preste atención a las personas y los objetos clave de su sueño».

Busque las claves. En un sueño en el que se suceden rápidamente las imágenes de personas y objetos, ¿cómo saber cuáles son las imágenes clave? Es preciso buscar las repeticiones y los patrones de sus sueños. Tenga en cuenta que los símbolos de los sueños pueden tener significados múltiples y que puede descubrir nuevos significados a medida que reflexione sobre las imágenes del sueño. Imagínese que sueña que está tomando un batido de chocolate en el interior de su automóvil. Sospecha que este sueño se relaciona con el afecto (simbolizado por el batido) más que con el deseo de un viaje (su automóvil), pero no está segura. Haga una pequeña prueba. Si el tema central del sueño es el afecto (el batido de chocolate), en el sueño debe haber otras personas y objetos que se asocien con el cariño y la ternura, como una visión fugaz de su abuela o el osito de peluche de su infancia. Por el contrario, si el sueño está repleto de autopistas y de mapas, es muy posible que el sueño signifique un deseo de viajar (su automóvil).

Preste atención al contexto. Cuando interprete una imagen de comida en uno de sus sueños, es preciso que preste atención al entorno y a otros detalles.

Reconstruiremos la pesadilla que tuvo una mujer que participó en un estudio llevado a cabo por un experto en los sueños. Semanas antes de su boda, un acontecimiento que precisó una planificación agotadora, la mujer soñó que durante el banquete los camareros servían espárragos en conserva directamente de las latas.

La mujer y su prometido mantenían una sólida relación, de modo que en dicho contexto carecía de sentido interpretar que los espárragos de lata eran un símbolo de amor «improvisado». ¿Qué significaban entonces los espárragos en la pesadilla? Después de hablar de su sueño con su prometido, éste recordó que en una de sus primeras citas habían compartido una lata de espárragos. En una salida al campo, habían comido los espárragos directamente de la lata, pasándolo muy bien. En realidad, el sueño de los espárragos le estaba indicando a esta mujer que serían más felices y que su boda sería un acontecimiento mucho más dichoso si la organizaban con mucha mayor sencillez.

Fíjese en los detalles. Es preciso siempre prestar atención a los detalles, al entorno, los olores e incluso los sabores de sus sueños. Los olores y los sabores de los sueños a menudo guardan relación con las emociones más básicas.

Considere tanto los indicios evidentes como los imaginarios. Si se despierta con hambre y recuerda que se acostó con el estómago vacío, soñar con comida simplemente significa que está hambrienta, pero si tiene algún problema de relación, es mucho más probable que la comida simbolice algo más. Es importante que siempre considere el significado subjetivo y objetivo de sus sueños.

Revise su semana en estado de vigilia. Sus sueños hacen referencia a lo que le está ocurriendo mientras duerme (p. ej., si está hambrienta) y a lo que le ha ocurrido en el pasado, frecuentemente el pasado reciente. Cuando interprete un sueño, pregúntese qué le ha ocurrido el día o la semana previa. ¿Qué ocurrió con sus relaciones, con su trabajo, con su salud? En especial preste atención a los acontecimientos que puedan haber sido motivo de preocupación.

La prueba del cosquilleo. Cuando un sueño sobre comida tiene muchas interpretaciones posibles, ¿cómo decidir cuál es la interpretación correcta? Si cuando piensa en su sueño experimenta un cosquilleo, es muy probable que tenga un significado potencial.

Revise el final de su sueño. No sólo puede aprender a interpretar sus sueños sino también aprender a modificar el final de los sueños que se repiten una y otra vez. Y esto puede llegar a convertirse en una ventaja. Diversos estudios ponen de manifiesto que las personas se sienten con un mejor ánimo y más capaces después de despertarse de sueños en los que triunfan o han tenido algún tipo de éxito.

Pongamos por caso que sueña repetidamente que come en exceso. Antes de dormirse, revise el sueño mentalmente hasta que llegue al final. Después, imagine y visualice otro final diferente, más satisfactorio. Con toda probabilidad, soñará algo parecido pero con un final más positivo.

Si consigue modificar un sueño en el que come demasiado soñando que come de manera razonable, tendrá muchas posibilidades de mejorar su dieta.

Naturalmente, si considera que modificar su sueño resuelve el problema, es que está soñando. Seguirá teniendo que esforzarse cuando esté despierta, y muy despierta para evitar la tentación de las patatas fritas y otros alimentos que son su perdición.

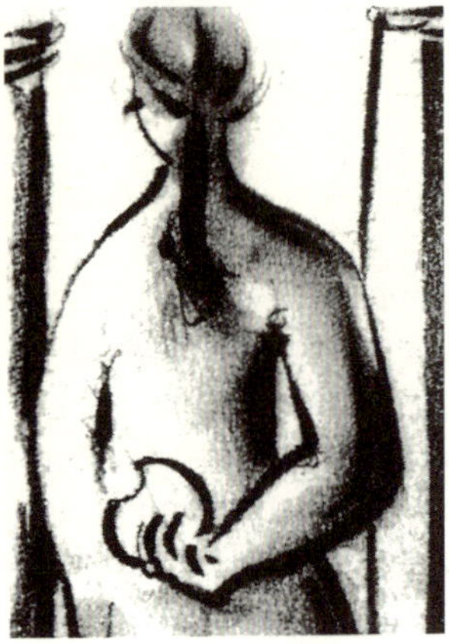

CAPÍTULO SEIS

AUTOESTIMA

Sentirse mejor con el propio cuerpo

Como le ocurre a cualquier mujer, a la madre de Jony le preocupaba mucho engordar, y a su abuela también. Por consiguiente, Jony pronto aprendió la «necesidad» de estar delgada. En realidad, la obsesión de Jony por su peso se inició en la escuela primaria, momento en que sus padres la inscribieron en un concurso de belleza. La obsesión de Jony continuó durante la enseñanza secundaria y, mientras estudiaba en la universidad, seguía dietas de manera permanente y practicaba ejercicio de modo compulsivo. Constantemente se comparaba con otras mujeres y seguía obsesionada por su peso. Su autoestima aumentaba o disminuía según los kilos que le indicaba la balanza.

La dieta y la obsesión. La obsesión y la dieta. Sólo cuando terminó sus estudios comprendió el precio psicológico que había pagado al seguir tantas dietas y cómo la ansiedad que éstas suscitaban en ella afectaba a su autoestima. Decidió que se dedicaría a ayudar a otras personas que tuvieran el mismo problema.

Muy pocas mujeres están satisfechas con su cuerpo. Según un sondeo, el 19 % de las mujeres entrevistadas mencionaron que se sentían deprimidas a causa de su peso. El 13 % de ellas consideraban que siempre estaban preocupadas por su peso y un sorprendente 62 %, incluyendo a muchas que consideraban que no presentaban un sobrepeso, mencionaron el deseo de estar más delgadas.

La insatisfacción de las mujeres con su cuerpo es considerablemente más prevaleciente en la actualidad que una generación atrás, según una experta de la Universidad de Pennsylvania, en Filadelfia.

¿Por qué razón? «Nuestra sociedad se preocupa cada vez más por el aspecto y por el peso –menciona la doctora Rodin, ex directora del Departamento de Psicología de la Universidad de Yale–. En las portadas de las revistas, los programas de televisión, los vídeos musicales y las películas, las protagonistas casi siempre son mujeres muy delgadas.»

Los medios de comunicación exponen este único modelo como el «correcto» y la industria de la belleza promete que cualquier mujer puede conseguirlo.

Sin embargo, a decir verdad, rara es la mujer que cumple de una manera natural esos cánones de belleza. El patrón de la industria es artificialmente elevado, establecido por las imágenes de modelos y famosas que disponen de medios para ir a un gimnasio y someterse a operaciones de cirugía estética e incluso para que retoquen sus fotografías hasta quedar perfectas. Mantenerlas como modelos es un objetivo condenado de antemano al fracaso: es necesario que deje que su propio cuerpo la oriente.

Una obsesión poco saludable

Conseguir un cuerpo mejor y una imagen corporal más agradable son objetivos que merece la pena proponerse si es usted verdaderamente obesa. Si padece diabetes, enfermedades cardíacas o alguna otra enfermedad que guarde relación con el peso, sin duda ponerse en forma la ayudará a gozar de mejor salud. Sin embargo, a su páncreas y a sus arterias les trae sin cuidado que usted no sea perfecta.

Algunas mujeres pretenden alcanzar un peso tan bajo que ponen en peligro su salud. Estas mujeres se sienten todavía más desgraciadas al intentar «encogerse» para poder utilizar una talla 38, cuando en realidad sus genes, que manifiestan sus intenciones a través del apetito, el metabolismo y la estructura de los huesos, declaran que la talla que les corresponde es la 40 o la 42.

En ocasiones prestamos tanta atención a nuestro propio cuerpo que nuestra imagen de él se distorsiona. Imaginamos que tenemos grasa donde en realidad existe hueso. Una serie de estudios llevados a cabo en la Universidad Estatal de Michigan demuestra que cuanta más atención prestamos a nuestro cuerpo, más críticas somos con él. Algunas investigaciones ponen de manifiesto que la mayoría de las mujeres se consideran más gordas de lo que en realidad son.

Y esta actitud puede tener graves repercusiones, según un experto en trastornos de la alimentación. Una imagen corporal negativa puede generar ansiedad y depresión y, por otra parte, disminuir la autoestima y la calidad de vida.

Al igual que las niñas, las mujeres adultas comprenden que obtienen más recompensas cuando su aspecto es agradable. Los sentimientos de una mujer hacia su cuerpo se relacionan con lo que siente sobre sí misma y su manera de experimentar las propias vivencias.

En los casos extremos, la insatisfacción con el propio cuerpo puede conducir a graves trastornos de la alimentación, como la anorexia y la bulimia. Sin embargo, no es necesario llegar tan lejos para tener problemas.

En la búsqueda de la delgadez, muchas mujeres siguen dietas imposibles y absurdas y regímenes de ejercicio poco realizables. Muchas personas deciden seguir dietas que son poco realistas y poco saludables de mantener. Y, al final, estas muje-

El caso de Sheila

¿Qué podemos aprender de ella?

De todas las mujeres que respondieron al sondeo de *Saber comer*, Sheila es el mejor ejemplo de los principios para recuperar la autoestima en relación con el peso corporal. Sheila es una mujer de 35 años con un sobrepeso de toda la vida y que ganó varios kilos adicionales durante sus dos embarazos.

El peso no lo es todo

«Cuando era niña, mis padres me inculcaron que el exceso de peso era negativo, aun cuando todas las mujeres de la familia se caracterizaban por un ligero sobrepeso. Después de mi segundo embarazo, mis problemas de peso se agravaron. Y aún hoy sufro un exceso de peso», explica Sheila.

«Inicialmente, me sentía muy mal pero decidí que no me obsesionaría por mi peso. Creía que en mi vida existían muchas otras cosas buenas. Creo que en ocasiones no damos valor a otras cosas buenas que nos ofrece la vida porque en un momento determinado hemos sufrido problemas de peso.»

Por qué el razonamiento de Sheila es eficaz. Prestar atención al peso y a la dieta apenas nos deja tiempo para sentirnos bien con nosotros mismos.

Es preferible ir despacio

«Desde mi embarazo tengo que perder unos 15 kilos, pero he decidido perderlos lentamente antes que pasar hambre durante un mes para recuperar en poco tiempo los kilos perdidos», afirma Sheila.

res no son capaces de resistir la tentación y acaban por sucumbir delante de un enorme pedazo de tarta o dejan de acudir al gimnasio todas las mañanas.

Para colmo de males, las dietas restrictivas y los regímenes de ejercicio apenas dejan tiempo libre para dedicarse a otras actividades que ayudan a sentirse bien, como la vida de relación con los amigos. Por ejemplo, muchas mujeres no acuden a sus citas con los amigos porque consideran que deben permanecer en su casa haciendo ejercicio.

Las mujeres perfeccionistas son especialmente vulnerables. Su supuesto problema de peso las hace sentirse inútiles, solas o aisladas, lo que a su vez puede conducir a un sentimiento de depresión. Un estudio de la Universidad de Cambridge

Por qué el razonamiento de Sheila es eficaz. Perder rápidamente peso para recuperarlo al cabo de muy pocas semanas afectará a su autoestima. Para perder peso poco a poco es preciso modificar la conducta de manera permanente. Así pues, la estrategia de Sheila es mucho más razonable a la larga.

Ande más y coma menos

«Para hacer ejercicio, camino y, además, intento seguir una dieta más saludable. Si salgo a cenar fuera, tomo una ensalada, pido lo que más me apetece como segundo plato pero sin aceite, mantequilla o salsas y luego un café como postre.

»No es posible salir a cenar fuera y no comer nada. Resulta deprimente para una misma y para los demás.»

Por qué el razonamiento de Sheila es eficaz. El ejercicio quema calorías, controla el apetito, facilita la pérdida de peso y refuerza la autoestima, menciona una psicóloga social cuya especialidad es el tratamiento de los problemas de la imagen corporal.

Enorgullézcase de sus progresos

«No espero hasta haber perdido peso para comprarme una prenda nueva u otras cosas que deseo. No tiene sentido esperar hasta ser perfecta, puesto que nunca lo seré», concluye Sheila.

Por qué el razonamiento de Sheila es eficaz. Las mujeres también pueden tener un aspecto muy agradable, aunque utilicen tallas grandes. Tratándose mejor, también se sentirá mejor.

ha puesto de manifiesto que la mayoría de las mujeres tienen tendencia a sentirse insatisfechas con su cuerpo cuando están deprimidas y la consecuencia inevitable es la pérdida de la autoestima.

Escape de la trampa de su cuerpo

El síndrome de baja autoestima-mala imagen corporal es lo que la doctora Rodin denomina la trampa del cuerpo. Por fortuna, existen medios para superarlo.

Preste atención. ¿Cuáles son los factores que contribuyen a su insatisfacción con su cuerpo? ¿Son los anuncios que prometen esbeltez y éxito (por el módico precio de unos cuantos batidos sin calorías)?

Resulta muy útil que una mujer examine con detalle la historia de su imagen corporal y comprenda por qué está preocupada por su cuerpo. Una vez que comprenda la razón, es mucho más probable que pueda controlar dicha obsesión.

Póngase en forma, pero sea realista. Es necesario que comprenda que su cuerpo no es moldeable para adquirir la forma que usted desea que tenga. Es fundamental que comprenda el grado hasta el cual puede «transformar» su cuerpo y hasta dónde puede llegar. Y, por encima de todo, es importante que trate bien a su cuerpo.

Cuando proporcione a su cuerpo lo que verdaderamente necesita, incluyendo ejercicio moderado, alimentos sanos, otros placeres y relajación, su cuerpo responderá tratándola mejor. Todo el mundo tiene un aspecto más saludable y camina con un paso más ligero cuando se libera de la trampa de su cuerpo.

Cuide de sí misma. No espere hasta haber perdido peso para comprarse los pantalones que tanto deseaba o para cambiar de peinado. Se sentirá mejor consigo misma si lo hace ahora, cuando le apetece. La ayudará a tener una imagen de sí misma menos crítica y contribuirá a introducir estos cambios positivos en la dieta y el régimen de ejercicio.

Simplemente diga «gracias». Aceptar y agradecer los cumplidos no sólo es una norma de buena educación sino que es bueno para usted. Lo que la gente dice de usted afecta a la opinión que usted tiene de sí misma.

Ponga en su lugar la belleza física. Frecuentemente somos juzgados por nuestro aspecto. A pesar de que la belleza puede abrir muchas puertas, cualidades como la confianza en una misma y la simpatía son las que suponen la gran diferencia en la vida. Es necesario tenerlo en cuenta e intentar prestar como mínimo tanta atención a las cualidades agradables como a las que no lo son tanto. Las otras personas se fijan en todos los aspectos y no sólo en sus muslos.

Amplíe sus horizontes. Es necesario que mire en su interior y considere cuáles son sus características exclusivas y valiosas. ¿Le gusta cantar? ¿Es una escritora con talento? ¿Es usted una buena amiga? Reconozca sus propios méritos y diversifíquese para utilizar todas sus habilidades.

Si se siente bien consigo misma porque es una buena escritora o cantante o tiene amistades que la aprecian, seguramente estará menos preocupada por su cuerpo.

Sea su mejor amiga. Examine sus opiniones críticas sobre su propio cuerpo y pregúntese a sí misma si cuando otra persona la mira realmente piensa que tiene unas caderas enormes. Y suponiendo que así fuera, ¿significaría ello que no gusta a los demás? Probablemente no. En cualquier caso, este pobre concepto que tiene de su cuerpo no tiene fundamento alguno.

Haga caso omiso de los patrones de belleza. Deje de compararse con las modelos, las cantantes y las actrices. Si pretende tener el mismo aspecto que la modelo de la portada de una revista sin un buen maquillaje, tiene usted un problema de autoestima. Un estudio sobre el impacto de las revistas de moda en las lectoras puso de manifiesto que al llegar a las últimas páginas de la revista, dos tercios de las lectoras se sentían mucho peor.

Para descubrir cómo son las mujeres «de verdad», basta con que acuda a un centro comercial o mire alrededor en su lugar de trabajo.

Relájese. Algunos expertos sugieren que las técnicas de relajación, como respirar profunda y rítmicamente, pueden aliviar la ansiedad en situaciones en que le angustia su aspecto físico. Por ejemplo, si mirarse en el espejo le produce ansiedad, respire profundamente para relajarse.

No siga una dieta drástica. Si intenta perder peso, es necesario que lo pierda lentamente y de forma permanente. Si trata de perder peso, debe brindarse la oportunidad de seguir una dieta equilibrada para mantener el peso que tanto le ha costado conseguir. No intente perder peso disminuyendo excesivamente el número de calorías que consume. Los estudios demuestran que la práctica regular de ejercicio junto con una dieta razonable son las mejores armas para no recuperar el peso perdido.

Practique ejercicio. Además de que la práctica del ejercicio le proporcionará muchas satisfacciones y la hará sentirse bien, con independencia de que escoja la marcha, bailar o clases de aeróbic, el ejercicio contribuye a quemar calorías y refuerza su autoestima.

Se ha demostrado que el ejercicio regular puede aliviar la depresión provocada por la imagen que uno tiene de sí mismo. Sin embargo, no participe en programas de ejercicio que sean excesivamente exigentes porque no podrá disfrutar de ellos y, por consiguiente, sentirá frustración. Para notar la diferencia, bastan tres sesiones semanales de 30 minutos cada una.

Capítulo Siete

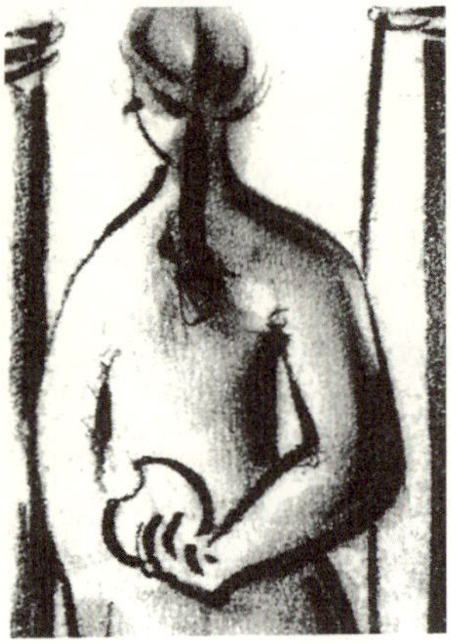

EL AMOR

Buscar consuelo en la comida

«**A**l final, siempre acabo comiendo patatas», confiesa la heroína de *Heartburn*, –obra escrita por Nora Ephron y cuya traducción sería «Ardor de estómago», cuando durante el séptimo mes de su segundo embarazo su pareja le anuncia que se ha enamorado de otra mujer.

Con el corazón destrozado, pero hambrienta, busca consuelo en el puré de patatas. «Nada como el puré de patatas cuando te sientes deprimida –reflexiona–. Nada como acostarse después de haberse comido un buen plato de puré de patatas caliente, con mucha mantequilla, añadiendo metódicamente un poco más a cada bocado.»

Casi todas las mujeres han vivido esta experiencia en alguna ocasión, a solas con un plato de puré de patatas, un helado o una bolsa gigante de patatas fritas, para encontrar consuelo o masticando algo crujiente que les alegre el corazón.

«Volcarse en la comida cuando se desea consuelo, afecto o amor es característico de los seres humanos. También los hombres se consuelan con la comida, aunque tal vez no se sienten tan culpables como la mayoría de las mujeres –explica el doctor Yager, profesor de psiquiatría de la Universidad de California de Los Ángeles–. Pero para las mujeres, muy conscientes de lo que comen y del efecto que esto tendrá sobre su aspecto, el problema es mayor.»

No debería ser así. No existe razón alguna para sentirse culpable, no hay nada malo en buscar consuelo de vez en cuando en un paquete de galletas, siempre que sea de vez en cuando. Por el contrario, si echa mano de la mermelada o del bizcocho de chocolate para aliviar cualquier contrariedad cotidiana, se avecina un problema. Buscar consuelo sistemáticamente en la comida puede traducirse fácilmente en un sobrepeso, pero rara vez resuelve los problemas subyacentes a dicha compulsión, explica una profesora de psicología de la Universidad Kenyon de Gambier, Ohio.

La comida es amor: una herencia de la infancia

Se aprende a identificar amor y comida desde la más temprana infancia, es decir, desde que la madre sostiene en brazos a su bebé para darle el pecho o el biberón. Es una crianza física primordial, pero también emocional.

«Para un bebé, comida y amor son sinónimos», afirma una especialista en nutrición.

En la crianza de los hijos, constituye una práctica frecuente recurrir a la alimentación para tranquilizar a un bebé inquieto y llorón. La madre coge a su hijo en brazos, le murmura unas palabras en tono cariñoso para tranquilizarlo y, también, le da de comer. «Es una experiencia muy fuerte, ya que los niños aprenden a asociar la alimentación con el bienestar y el consuelo», confirma el doctor Schlundt, profesor de psicología y medicina en la Universidad Vanderbilt de Nashville.

Después, a medida que el niño crece, esta asociación se ve reforzada por el resto de la familia, que consuela al pequeño ofreciéndole una chocolatina cuando se hace un rasguño en la rodilla.

La asociación comida-amor suele estar especialmente arraigada si los miembros de la familia tienen dificultades para expresar sus sentimientos de otra manera, por ejemplo, diciendo simplemente «te quiero». Si una madre sirve un pastel de chocolate para expresar el amor en el hogar, existen mayores probabilidades de recurrir al pastel o a otro alimento cuando se está en baja forma o, lo que es lo mismo, ofrecer un pedazo de pastel a una persona querida si se cree que necesita cariño.

Los ritos sociales refuerzan el vínculo comida-amor. Acontecimientos como primeras comuniones, finales de curso, bodas y bautizos suelen celebrarse con un festín. Las reuniones familiares navideñas son emblemáticas: nos sentamos con la familia y los amigos para comer y beber, casi siempre en exceso. Y es que la comida crea vínculos todavía más sólidos.

Una joven artista entrevistada en el sondeo de *Saber comer*, lo ejemplifica con el arroz con leche: «Cuando como arroz con leche siempre me acuerdo de mi abuela. Siempre que iba a verla me ofrecía arroz con leche».

Cenas inolvidables

El vínculo entre la comida y el amor se identifica también durante el noviazgo o en las relaciones de pareja: amor y comida continúan firmemente vinculados. ¿Quién no ha preparado una cena inolvidable para el hombre de su vida? Por ejemplo, ir a cenar a un restaurante constituye la personificación de una cita perfecta. De hecho, en todas las culturas, al menos occidentales, determinados alimentos, como las ostras o el vino tinto, se asocian con el poder de enardecer los corazones. Según la

Los diez alimentos de «consuelo» principales

¿Qué tienen en común los siguientes alimentos?

- Sandwich de queso fundido con jamón de York
- Bizcochos con leche
- Chocolate caliente
- Macarrones con queso gratinado
- Tarta de manzana
- Puré de patatas
- *Goffres*
- Copos de cereales
- Flan
- Helado

Estos alimentos fueron los que citaron más a menudo como «consuelo» las mujeres que contestaron al sondeo de *Saber comer*. Otras respuestas menos previsibles incluyeron alimentos tan diversos como ensalada variada con vinagreta, beicon crujiente, salmón, corazones de alcachofas, nectarinas y castañas.

Algunos alimentos evocan recuerdos de los buenos tiempos. Nos recuerdan con nostalgia a la madre, la abuela u otras personas queridas que nos alimentaban y nos consolaban. Por asociación, la comida nos consuela.

Con este legado, no es extraño que muchas mujeres recurran a la comida cuando en realidad lo que necesitan es afecto y ternura.

leyenda, la apasionada madame de Pompadour ofrecía chocolate, trufas y sopa de apio a sus amantes para despertar su pasión y acostarse con ellos.

Todos estos vínculos nos hacen sentirnos atraídos por la comida cuando lo que realmente deseamos es amor. La comida no nos falla jamás cuando la abordamos. «El acto de comer no implica tener que pedir nada a nadie, y a las mujeres a menudo les cuesta demasiado pedir», explica un psicólogo de California.

La comida nunca rechazará a la mujer después de consultar su agenda. No la dejará plantada. Siempre tendrá acceso a ella y será agradable, incluso en los momentos en que la pareja, el amante y los amigos no están disponibles. Además, infunde seguridad cuando otras tentativas de obtener un poco de amor y afecto pueden inspirar temor. A fin de cuentas, un helado no puede contagiarnos un herpes.

«Tengo muchas amigas sin pareja que han renunciado a los hombres y han concentrado todos sus deseos en la comida», afirma Robin, una de las mujeres que contestó al sondeo de *Saber comer*. No resulta en absoluto sorprendente. Es posible que sea más fácil, mucho más cómodo, pero también parece mucho más seguro desde un punto de vista emocional.

La comida también absorbe nuestra atención y nos distrae cuando nos sentimos perdidas o solas.

MEJORAR EL ESTADO DE ÁNIMO DE FORMA NATURAL

Al margen de las connotaciones emocionales que lleva aparejadas la comida, existen razones puramente biológicas para explicar el efecto tranquilizante de la comida. Tener el estómago vacío resulta desagradable; un estómago lleno puede traducirse en una sensación de mayor tranquilidad. El propio acto de comer es absorbente. Los pasteles y las galletas y, en general, todos los alimentos ricos en hidratos de carbono estimulan la secreción de sustancias químicas con propiedades tranquilizantes y relajantes.

Un grupo de investigadores alemanes observó que cuando añadían chocolate a la leche con que alimentaban a crías de ratones de laboratorio su nivel de endorfinas aumentaba notablemente. «Las endorfinas son analgésicos naturales», menciona el director del Programa de Nutrición Humana de la Universidad de Michigan.

CUANDO LA COMIDA NO ES LA RESPUESTA

No hay nada malo en comer un buen plato de puré de patatas para consolarse de vez en cuando, pero éste no puede ser el único recurso en los momentos difíciles.

Sería maravilloso que después de que nuestra pareja ha decidido dejarnos por una antigua novia o que nuestra mejor amiga o nuestro hijo se muestran distantes, nos sintiéramos plenamente satisfechas desde un punto de vista emocional gracias a una generosa ración de pastel de queso. Pero con un pastel no es posible mantener una conversación, no puede hacernos reír ni podemos compartir secretos íntimos con él. Por lo que respecta al amor y a la ternura, la comida jamás puede competir con las relaciones humanas.

«Si lo que desea en realidad es una palabra tierna, un abrazo o una demostración de afecto y, en su defecto, se lanza sobre la comida hasta sentirse muy mal después del atracón, sin duda, adopta usted una conducta destructiva», recuerda la doctora Weis, profesora de psicología de una universidad norteamericana.

Recurrir a la comida como forma de compensación puede convertirse en una manera de evitar los problemas en las relaciones cotidianas que debería tratar de resolver. Si, por ejemplo, siempre establecemos relaciones que no nos satisfacen, debemos preguntarnos la razón de ello y cómo podemos evitarlas. Tal vez deberíamos dejar de salir con hombres que no desean comprometerse.

Si su pareja y sus amigos parecen distantes, quizá la mejor solución es decir lo que piensa sin rodeos. Es necesario que afronte el problema y les explique lo que desea de ellos; solicite su afecto o descubra por qué no están a su lado cuando los necesita.

«En lugar de intentar resolver los problemas, muchas veces es más fácil buscar algo para comer ya que así no se corre el riesgo de decir lo que realmente se piensa», afirma un experto.

Asimismo, si sistemáticamente recurre a la comida para demostrar afecto y ternura, es aconsejable que aprenda otras formas de demostrar su cariño a las personas que quiere.

«Me encanta cocinar, así que... cocinaba. Con el tiempo, cocinar se convirtió en una forma de decir "Te quiero"», reflexiona la heroína de *Heartburn* con el corazón destrozado cuando el efecto del *shock* por el abandono de su pareja empieza a desvanecerse. «Más adelante, llegó a ser la manera más fácil de decir "Te quiero". Y, al final, se transformó en la única forma de decir "Te quiero". Estaba tan absorta perfeccionando mi receta de la tarta de manzana que no presté atención a nada más.»

CUANDO LA COMIDA SE CONVIERTE EN UN PROBLEMA

Está claro que recurrir a la comida no sólo no resuelve los problemas sino que además puede crear otros nuevos, como el exceso de peso y una baja autoestima. Y también puede predisponer a padecer trastornos de la alimentación (anorexia y bulimia).

«Comer sin tener apetito para consolarse no siempre es un problema, como tampoco lo es dormir cuando se siente pereza, aunque no se tenga sueño –afirma una experta–. Pero cuando esta conducta empieza a afectar a la salud porque se produce un aumento excesivo de peso o porque se es incapaz de controlar los excesos con la comida o se considera la posibilidad de tomar laxantes o provocarse el vómito –o ambas cosas, lo que es potencialmente muy peligroso–, dicha conducta se habrá convertido en un verdadero problema.»

Y un problema ha de resolverse. El primer paso, naturalmente, consiste en reconocer que existe un problema. El segundo, cerciorarse de que puede afrontarlo. A continuación se proporcionan algunos consejos que pueden ayudarla.

No se prive. Existen mayores probabilidades de recurrir a la comida como consuelo cuando nuestra dieta es deficitaria y después de comer tenemos una sensación de privación. Nadie puede mantener durante mucho tiempo una dieta que incluya sólo 100 g de queso fresco, una chuleta de cordero y una tostada al día. Al poco tiempo, sentiremos unos deseos imperiosos de comer otras cosas, hartas de nuestra dieta y dispuestas para darnos un buen atracón. Si quiere perder peso, no ha de seguir una dieta drástica; es mejor reducir el consumo de grasas y de azúcar, pero no disminuir excesivamente el número de calorías totales. (Para más información sobre cómo seguir un regimen sensato, véase el capítulo 49.)

Lleve un diario. Anotar en un diario todo lo que ha comido y qué la indujo a comerlo sirve para extraer conclusiones. Es lo que se denomina monitorizar o controlar y da muy buenos resultados. Ha de tomar nota de si se siente deprimida, enojada o ansiosa cuando come, su nivel de estrés, las consideraciones sobre cómo ha afrontado las diferentes situaciones y analizar las consecuencias positivas y negativas de la conducta. Es preciso que lo escriba todo y de este modo detectará los patrones de conducta que se repiten.

Busque soluciones que no guarden relación con la comida. Una vez identificada una situación en la cual recurre a la comida como consuelo, es preciso que intente buscar una respuesta diferente. Si una bronca con su jefe la hace sentirse poco valorada, debe recurrir a otros medios, a otras estrategias en las que la comida no forme parte de sus capacidades de afrontamiento, considerando los pros y los contras de cada alternativa.

Comparta los sentimientos. Cuando desee una caricia o unas palabras tiernas de su pareja, sus amigos o sus hijos, lo mejor es decirlo sin rodeos. Además, es preciso que demuestre a las personas que quiere lo que siente por ellas, y no precisamente con un plato de galletas o preparándoles un pastel.

Busque apoyo. A veces el problema es que no tenemos a nadie con quien hablar, en quien confiar. Si la soledad es la causa que le induce a comer, puede ser de gran ayuda recurrir a un grupo de apoyo. De hecho, un grupo de apoyo es un buen recurso, incluso si tiene a alguien con quien hablar. Muchas veces resulta más fácil hablar de circunstancias difíciles con las personas que también viven su misma experiencia.

Trátese bien. En lugar de picar cualquier resto que encuentre en el frigorífico, es mejor que se dedique a una actividad más positiva y agradable para usted: dedique tiempo a pasear, tome un baño caliente, escuche su disco favorito o telefonee a una amiga...

«Existen muchas maneras de recuperar el equilibrio emocional sin recurrir a la comida, a las drogas o al alcohol», indica el doctor Schlundt.

Hable consigo misma. Las palabras son poderosas. Repetirse las posibles soluciones sin necesidad de recurrir a la comida cuando siente que le falta amor y ternura disminuye las probabilidades de precipitarse en la despensa y saquearla como recurso. Es preciso que se repita varias veces al día: «Controlo bien mis problemas. Como para alimentarme» o bien, inventar sus propias afirmaciones. Es mejor construir las frases en tiempo presente, aunque sus afirmaciones no sucedan en ese mismo momento. Con la práctica, lo conseguirá.

Disponga de un plan alternativo como reserva. A veces hacemos todo lo posible para sentirnos mejor sin conseguirlo. Si habitualmente recurre a la comida y tiene un problema de peso o su salud se resiente, esté preparada.

«Ha de saber detectar si utiliza la comida como recurso cuando está pasando malos momentos. Es importante que no coma cualquier cosa, sino que al menos elija alimentos bajos en grasa», afirma el doctor Schlundt. En lugar de comerse una barra de helado, es preferible que guarde en el congelador sorbetes bajos en calorías para consumirlos en caso de que desfallezca.

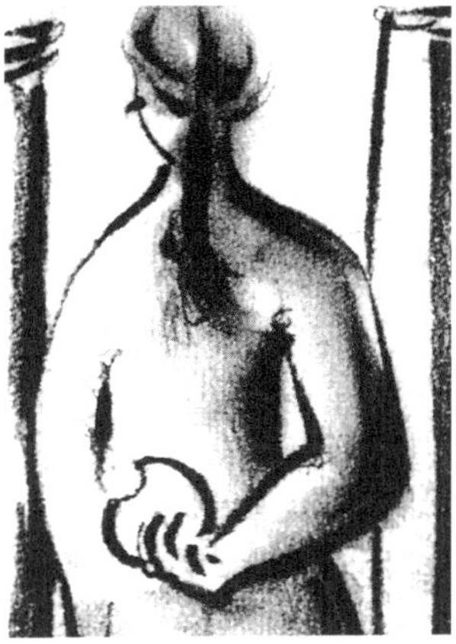

CAPÍTULO OCHO

MADRES

El verdadero origen de su actitud con la comida

El folclore popular nos ha dejado un importante legado en forma de imágenes que identifican la maternidad con la comida. En las regiones rurales de Java, los agricultores llaman al arroz «madre arroz» y consideran que los vástagos que plantan están preñados de las semillas del mismo modo que durante el embarazo una mujer gesta en su seno a su futuro hijo.

En la tradición popular indonesia también aparece «la madre del arroz», nombre que recibe la espiga más grande del arrozal. Se recoge antes de la cosecha y se almacena en un cobertizo especial. Esta madre del arroz contribuirá a que el cobertizo esté lleno de arroz hasta la cosecha del año siguiente.

En Norteamérica, una historia de los indios sobre la «madre maíz» relata cómo una mujer se transforma en alimento para salvar a su prole del hambre. Y en Grecia la mitología hace referencia a la «madre tierra».

En muchas culturas la madre y los alimentos están inextricablemente relacionados por muchas razones, como menciona una experta en nutrición. De niños, nuestra madre nos da el pecho o el biberón. Nos inicia en los alimentos y sus sabores y nos enseña qué y cómo comer. Cuando crecemos, nos prepara nuestras comidas. Así pues, desde que nacemos nuestras madres modelan nuestros hábitos y actitudes ante la comida.

«La persona que prepara la comida, nos alimenta y establece las normas sobre la comida, las horas de las comidas y los alimentos que consumimos, es la más influyente y en la mayor parte de hogares suele ser la madre», explica el doctor Fuchs, experto en nutrición.

A medida que crecemos, otros miembros de la familia, compañeros, maestros y la pareja influyen en nuestra forma de comer y en nuestros hábitos alimentarios pero jamás con la misma intensidad que la madre.

Imitar a mamá

Como hijas tenemos tendencia a emular la conducta de nuestras madres. Sus hábitos alimentarios, sus actitudes ante la comida y sus sensaciones sobre el cuerpo influyen en nuestros hábitos, actitudes y sentimientos.

Puesto que la mayoría de los hijos se identifican más con el progenitor del mismo sexo, las madres desempeñan un papel muy importante en la manera en que nos alimentamos.

Si nuestras madres se quejan constantemente del volumen de sus muslos, evitan alimentos que engordan o están siempre a dieta para no engordar, es posible que tengamos una predisposición a seguir su ejemplo. Si nuestras madres comen siempre que están enojadas o que necesitan consuelo o desean recompensarse por algún motivo, es muy posible que como hijas sigamos el mismo camino.

La influencia que ejerce la conducta materna puede conducir a una hija a imitar los hábitos y las actitudes maternas ante la comida, pero también puede ocurrir que la hija como reacción se comporte del modo contrario, es decir, que coma compulsivamente. Si la madre tiene problemas de peso, es posible que la hija se obsesione con la dieta para no terminar también sufriendo problemas de peso, pero si la madre está siempre a dieta, la hija puede reaccionar comiendo en exceso.

Dado el valor que nuestra sociedad confiere a la delgadez y a la esbeltez, es menos frecuente una reacción de falta de control en el sentido de comer compulsiva y desenfrenadamente.

Con seguridad, una madre que siempre está a dieta contribuirá a que su hija se ponga precozmente a dieta. Y algunos datos sugieren que las mujeres que inician muy temprano una dieta hipocalórica tienen muchas probabilidades de seguirla toda su vida.

La presión añade kilos

Por supuesto, las opiniones de nuestra madre sobre nuestros hábitos alimentarios y nuestro peso también nos afecta y nos influye. Incluso los comentarios hechos con la mejor intención pueden producir como consecuencia graves problemas de la conducta alimentaria. Los diferentes estudios de investigación sugieren que las bromas o las críticas relacionadas con el peso de una mujer producen una sensación de insatisfacción física que a su vez propicia que la mujer se ponga a dieta con los consiguientes problemas que esto puede acarrear.

En Japón, un grupo de investigadores comparó una serie de adolescentes con trastornos de la alimentación con adolescentes que no presentaban estos problemas. Los investigadores llegaron a la conclusión de que entre las adolescentes del primer grupo era más probable identificar a madres críticas con respecto a su peso o que las hubieran alentado a seguir una dieta. En este grupo, más de la mitad de las madres de las adolescentes les habían sugerido que siguieran una dieta para perder peso. Los investigadores identificaron casos en que la sola sospecha de que su madre consideraba que comían demasiado o que tenían problemas de peso había producido como consecuencia estos trastornos de la alimentación.

Este tipo de influencia puede originar una situación en la que la niña o adolescente decida seguir una dieta de por vida o puede provocar un patrón de un trastorno de la alimentación caracterizado por episodios de restricción alimentaria seguidos de bulimia. Pero, por el contrario, también puede propiciar en la adolescente una actitud de autoafirmación, no cediendo ante la insistencia materna de que debe seguir una dieta, sino tomando la decisión de comer todo lo que le apetezca.

Demasiadas normas

En general cuantas menos normas establezca la madre con respecto a la alimentación, mucho mejor. La mayoría de las familias tienen unas normas establecidas con respecto a las comidas. Por ejemplo: «sólo puedes comer a las horas de las comidas» o «tienes que comerte *todo* lo que tienes en el plato».

Los diferentes estudios al respecto indican que demasiadas normas son contraproducentes. En un estudio llevado a cabo en una universidad norteamericana se puso de manifiesto que los niños en edad preescolar cuyas madres les permitían decidir la cantidad de comida que podían consumir eran menos propensos a comer en exceso que aquellos cuyas madres les obligaban a comer una cantidad determinada de comida.

Si se les ofrecen alimentos nutritivos y se les deja que coman a su aire, los niños tienen una capacidad innata para interpretar las señales de hambre de su organismo y de comer las cantidades apropiadas, según opinan diversos investigadores.

Las personas cuyos padres siempre las obligaron a acabarse lo que tenían en el plato o a comer según un horario estricto, por ejemplo a las 8 de la mañana, a la 1 del mediodía y a las 8 de la tarde y no según las señales del organismo, que se activan cada 4 horas, probablemente habrán perdido esta capacidad de respuesta, afirma un experto, el doctor Schlundt. Lo mismo les sucede a las personas a las que sus padres las han recompensado continuamente con dulces, ya que su forma de demostrarles cariño y ternura era ofrecerles golosinas, leche y galletas.

Hasta cierto punto, obligar a un niño a comer cuando no tiene hambre puede provocar problemas a la larga y conducir a trastornos de la alimentación con un patrón de consumo de alimentos compulsivo y emocional.

La carga emocional

El clima emocional en la familia también puede influir en nuestra relación con la comida a medida que crecemos, aunque las pruebas al respecto son menos evidentes.

Las mujeres que no han recibido comprensión y afecto de sus padres pueden comer compulsivamente o incluso ser bulímicas, puesto que buscan en la comida el cariño y la ternura que no encontraron de pequeñas en sus padres.

Por otra parte, si una mujer crece en un ambiente de conflictos familiares permanentes es mucho más probable que esto fomente una mala relación con la comida de por vida. En un hogar donde no existe control alguno, especialmente de los alimentos que consumen los hijos, para una niña, seguir una dieta puede convertirse en una forma de sentir que ejerce un control como mínimo en una parcela de su vida.

Abandonar los problemas con la comida

Muchos de los hábitos alimentarios adquiridos durante la infancia persisten en la vida adulta. Por consiguiente, subconscientemente, nuestras madres u otras personas que han tenido una influencia en nuestra vida continuarán influyendo en ella cuando iniciemos nuestra vida adulta.

Sin duda, podemos impedirlo. Si no desea estar toda su vida a dieta como su madre, puede dejar de hacerlo. Si no desea seguir atiborrándose de las galletas de chocolate que le prohibían cuando era pequeña, puede hacerlo; siempre es posible modificar los malos hábitos adquiridos y para ello puede seguir los siguientes consejos.

Perdone a su madre. En lugar de culpar a su madre por haberle inculcado la necesidad de seguir una dieta, es mucho mejor que la perdone y siga otro camino. Puede ser útil que hable con su madre para llegar al fondo de la cuestión. En ocasiones se consigue averiguar por qué lo hizo, cuál era la razón de que preparara aquellas comidas tan grasas precisamente cuando usted intentaba perder peso. La doctora Fuchs, experta en nutrición, explica que planteó esta misma pregunta a su madre y la respuesta fue: «Sólo intentaba que la escasa comida de la que disponíamos fuera suficiente para toda la familia».

Si no llega a una conclusión después de hablar con su madre, no se preocupe. No siempre es necesario extraer una conclusión. En ocasiones no deseamos revivir el pasado y dedicar mucho tiempo a ello plantea más dificultades para encontrar una solución.

Admita que usted también comete errores. Esto podrá ayudarla a entender a su propia madre y a perdonarla. Todo el mundo comete errores en algún momento de su vida. Piense en cómo se sentiría si otras personas no le perdonaran ninguno de sus errores.

Líbrese de la carga emocional. El enojo y el resentimiento que acompañan a los sentimientos de culpa en ocasiones se convierten en una carga insoportable. Perdonar puede aligerar esta carga. Así pues, por su propio bien, debería perdonar a su madre.

Recuerde que usted no es su madre. Al menos una vez al día, dígase a sí misma: «No soy mi madre», «Me alimento para conservar la salud de mi cuerpo». O invente una afirmación similar.

Las afirmaciones son declaraciones que expresamos para modificar tanto nuestra conducta como nuestra actitud. Al principio pueden no ser totalmente ciertas pero la idea es que, al repetirlas, modifique su actitud y su conducta de modo que lleguen a ser una realidad.

Valórese a sí misma. Su identidad va más allá del número de kilos que marca una balanza o de la talla que utiliza.

No se defina únicamente en términos de esbeltez o del número de calorías que acaba de consumir. Mucho más valiosos son sus logros y contribuciones en el trabajo, la familia o la comunidad.

Haga una lista de sus contribuciones y cualidades. Es conveniente que confeccione una lista de todas las actividades que realiza en su hogar, como ayudar a sus hijos a hacer los deberes, bañar al perro, cuidar el jardín y todas las actividades que lleva a cabo en el trabajo. Después repase la lista y se dará cuenta de que casi todo lo que hace no tiene nada que ver con el peso o su figura.

Acepte los cumplidos de buen grado. Muchas mujeres no escuchan los cumplidos que reciben. Y es muy importante prestar atención a los cumplidos. Comentarios del estilo de «Has hecho un trabajo brillante», «¿Dónde has aprendido a dibujar así?» no parecen despertar más que indiferencia en un buen número de mujeres. Nunca diga «No tiene ninguna importancia». Agradézcalo, aunque sólo sea con un simple gracias. Es bueno aceptar cumplidos porque nos recuerdan nuestras cualidades personales.

Resérvese tiempo para sí misma. Es importante que se trate como lo que es –una persona valiosa–, por lo que debe reservarse tiempo para usted. Aunque sólo sean 30 minutos a la semana, debe reservarlos para hacer lo que le parezca: leer un libro, tomar un baño con sus sales favoritas o simplemente soñar despierta.

Rompa el círculo. No deje a sus hijos un legado de malos hábitos alimentarios. Ha de ser un buen ejemplo y consumir alimentos nutritivos cuando tenga apetito. Nuestros hijos hacen lo que nosotros hacemos, no necesariamente lo que decimos.

En casa tenga siempre a mano comida «adecuada». Los niños suelen comer lo que está a su alcance. Por consiguiente, si en su casa no hay pastel de chocolate pero sí zanahorias, es más probable que sus hijos se inclinen por las zanahorias y no piensen siquiera en comer un pastel.

Demuestre cariño y ternura a sus hijos. Acuérdese de demostrar ternura y cariño a sus hijos. Es preciso que los escuche y los ayude a hacer sus deberes. Los niños no necesitan un pastel de chocolate; la necesitan a usted.

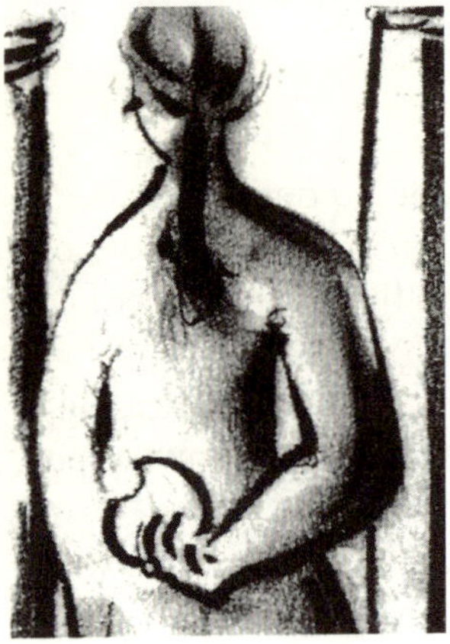

CAPÍTULO NUEVE

TRASTORNOS DE LA ALIMENTACIÓN

Ayuda para la mujer obsesionada por perder peso

Podríamos denominarla fobia a comer. Aunque la mayoría de las mujeres intentan de manera natural disminuir el número de calorías que consumen y perder el exceso de peso para mejorar su salud, las mujeres con anorexia, bulimia o un trastorno mixto de la alimentación caracterizado por episodios de anorexia y de bulimia llegan a situaciones extremas, obsesionándose con la dieta y su peso hasta llegar a poner en peligro su salud e incluso su vida.

Consideremos la historia de Sheri, una de las mujeres que compartió sus experiencias a través del sondeo de *Saber comer*. Sheri nunca se había considerado una mujer delgada ni siquiera cuando ya había perdido tanto peso que no podía mantenerse en pie. La aterrorizaba ganar medio kilo incluso después de haber perdido casi 20 kg de peso.

Durante seis largos años los médicos y terapeutas que visitaron a Sheri le explicaron que sufría un trastorno alimentario, pero Sheri no estaba convencida de estar enferma ya que creía que sólo los adolescentes sufrían esta enfermedad y ella contaba ya 41 años.

NO SÓLO AFECTA A LAS ADOLESCENTES

Aunque en la mayoría de las mujeres con trastornos de la alimentación los síntomas aparecen a los 20 años de edad aproximadamente, cualquier mujer puede experimentar un trastorno de la alimentación como la anorexia, la bulimia o un trastorno mixto de anorexia y bulimia a cualquier edad.

Por el momento, no existen estudios que aporten datos sobre la incidencia de estos trastornos entre las mujeres de más de 30 años de edad, pero según el doctor

Herzog, profesor de psiquiatría y director de un centro de trastornos de la alimentación, una tercera parte de las personas que solicitan ayuda a un centro especializado pertenece a este grupo de edad.

Las mujeres que sufren anorexia nerviosa experimentan un estado de inanición autoinducida. Es decir, no comen. Las anoréxicas muestran unos patrones anómalos de manipulación de los alimentos. Por ejemplo, desmenuzan de manera incesante lo que tienen en el plato, esconden la comida en un bolsillo para tirarla después por el retrete o calculan todas y cada una de las calorías que consumen. No es raro que las anoréxicas muestren talento para la cocina (la mayoría coleccionan recetas) y preparen auténticos banquetes para otras personas sin probar jamás un bocado.

Las mujeres con bulimia se caracterizan por episodios repetidos de consumo excesivo de alimentos, de «atracones» que no pueden controlar y después de los cuales se purgan con laxantes o se inducen el vómito, toman diuréticos o incluso hacen ejercicio hasta el punto de caer rendidas.

Otras mujeres experimentan un trastorno mixto, es decir, episodios de consumo de alimentos de manera incontrolada pero no recurren a laxantes, diuréticos ni se inducen el vómito. Es el trastorno conocido como anorexia-bulimia.

Estas conductas destructivas constituyen algunos de los síndromes más complejos que sufren las mujeres (y también los hombres, aunque la incidencia en el sexo masculino es mucho menor). Las mujeres que sufren estos trastornos se encuentran perdidas en un mundo de imágenes corporales distorsionadas (siempre se ven gordas), de obsesión por la comida y de autoinanición (es decir, durante días y días sólo consumen una manzana, un poco de ensalada o un yogur). Curiosamente, según los expertos, la mayoría de las mujeres afectadas niegan la existencia de un trastorno alimentario. Muchas mujeres pueden percibir que tienen un problema pero evitan reconocer el hecho de que su conducta alimentaria (o su no consumo de alimentos) origina graves alteraciones de su salud.

Muchas de las mujeres que hoy tienen 30-40 años desarrollaron este trastorno de la alimentación durante la adolescencia, mucho antes de que los conceptos de anorexia y bulimia fueran tan populares. En otras mujeres, por el contrario, estos trastornos aparecen precisamente durante la edad adulta, en muchas ocasiones a causa de algún cambio importante en su vida: la ruptura con la pareja, la muerte de un padre, la independización de un hijo o un embarazo.

Otras mujeres recaen durante este período de la vida, frecuentemente debido a alguno de estos acontecimientos cuando ya parecían haber superado el trastorno en la adolescencia.

GRANDES EXPECTATIVAS

Como ya se ha mencionado, los varones también pueden experimentar trastor-

¿Delgada o anoréxica?

Cuanto más precozmente se detectan los trastornos de la alimentación más fáciles son de tratar. Por otra parte, los expertos mencionan una serie de signos y síntomas que pueden ser indicativos de la presencia de anorexia, bulimia o un trastorno mixto de la alimentación del tipo anorexia-bulimia.

No obstante, el problema según los expertos es que la mayoría de las mujeres con trastornos de la alimentación difícilmente reconocen que sufren la enfermedad.

Existe una serie de factores que pueden contribuir a determinar si su conducta alimentaria entraña algún riesgo de sufrir un trastorno alimentario.

Anorexia. Es importante no confundir la anorexia con la delgadez constitucional. Existen mujeres que son delgadas por naturaleza. Las anoréxicas suelen perder peso rápida y espectacularmente (10 a 20 kg en pocos meses). Las mujeres con anorexia están demacradas, están «en la piel y los huesos», pero siguen viéndose gordas. Evitan comer a pesar de sentir hambre y tienden a ser complicadas en sus elecciones de alimentos y acaban seleccionando únicamente unos pocos alimentos con pocas calorías, comen sólo a determinadas horas y cuando comen con los demás dedican más tiempo a cortar y manipular los alimentos que tienen en el plato o a moverlos de un lado para el otro jugando con los cubiertos. Muchas anoréxicas alternan períodos en los que no comen con otros en los que consumen grandes cantidades de alimentos y luego se provocan el vómito o toman laxantes o ambas cosas a la vez.

nos de la alimentación; sin embargo, el 90 % de los casos de anorexia y bulimia, enfermedades que pueden conducir a la muerte, inciden en mujeres. Estos porcentajes no son sorprendentes en absoluto. Las mujeres son el objetivo de la mayoría de los mensajes publicitarios que les recuerdan su «obligación» de ser delgadas y esbeltas. Curiosamente, la irrupción de mensajes publicitarios que hacen hincapié en los hombres esbeltos y en buena forma ha coincidido con el aumento de los casos de trastornos de la alimentación en la población masculina.

Durante los últimos 25 años, la cultura popular occidental ha propuesto un ideal de mujer extremadamente delgada, como indica la doctora Vivian Meehan, presidenta de la asociación nacional de anorexia nerviosa y trastornos asociados y directora de un centro de trastornos de la alimentación de Illinois. Según esta experta,

Trastorno mixto de la alimentación con episodios de anorexia y bulimia. Las mujeres con este problema suelen sufrir unos dos episodios de bulimia a la semana, consumiendo gran cantidad de alimentos de una sola vez (literalmente, saquean la nevera y pueden consumir incluso ¡los alimentos crudos que contenga el frigorífico!) Delante de los demás suelen comer de manera normal pero, finalizada la comida, se acaban los restos que han dejado los comensales (en general a escondidas, por ejemplo, cuando se llevan los platos a la cocina). No pueden evitarlo.

Bulimia. Las mujeres con bulimia, después de cada atracón, se provocan vómitos, toman laxantes o diuréticos y a veces se aplican enemas. Algunas vomitan incluso después de una comida normal, corriendo hasta el baño después del último bocado para provocarse el vómito. En algunos casos, el vómito es involuntario y no pueden evitarlo después de la comida, ya que se convierte en una especie de reflejo condicionado. Por otra parte, las anoréxicas hacen ejercicio compulsivamente para quemar las calorías que acaban de consumir. En ocasiones comen a escondidas en lugares como el baño o su automóvil.

Muchas mujeres con bulimia tienen un peso normal, aunque éste puede experimentar oscilaciones súbitas, muy perjudiciales para su salud.

Si sus amigos o familiares le aconsejan que solicite ayuda para su trastorno alimentario, es prudente que les haga caso.

las revistas destinadas al público femenino contienen hasta 10 veces más artículos y anuncios referentes al control de peso y a dietas para adelgazar que las revistas cuyos lectores son mayoritariamente los hombres.

Otro factor decisivo que explica que este trastorno afecte predominantemente a las mujeres es la diferencia en la educación recibida. A los hombres no se les inculca como a las mujeres la importancia de la figura y la apariencia. Entre las mujeres adultas, la fascinación cultural por la juventud (y el aspecto físico asociado a ella) también puede influir en la aparición de estos trastornos de la alimentación. Nos guste o no, la juventud se asocia con la delgadez, y mucha mujeres que tratan de perder peso con laxantes o siguiendo dietas muy restrictivas que pueden desencadenar posteriores atracones tal vez lo hagan por el temor a envejecer.

LA CULPA NO ES SÓLO DEL PESO

Sugerir que los trastornos de la alimentación están causados únicamente por el deseo de estar delgado puede inducir a error, según afirma el doctor Bloomgarden.

Una mujer puede seguir una dieta porque desea estar más delgada, pero jamás pondría en peligro su salud atiborrándose primero de comida y luego de laxantes o se moriría de hambre, excepto que exista un problema subyacente. Entre las posibles causas de esta conducta cabe mencionar la falta de autoestima, una escasez de habilidades para afrontar el estrés, una sensación de falta de control de la propia vida, un temor a los conflictos familiares o incluso una depresión subyacente.

Un trastorno de la alimentación puede empezar de manera inocente: una mujer pierde unos cuantos kilos al seguir una dieta hipocalórica y sus amigos y familiares la felicitan por su nuevo aspecto. Y a continuación esta mujer «se engancha»: busca un mayor reconocimiento y es posible que continúe con la dieta hasta que esta conducta la lleva a un verdadero estado de inanición. O es posible que empiece con episodios de bulimia, es decir, con atracones de alimentos, seguidos del consumo descontrolado de laxantes y diuréticos. La dieta estricta o la pauta de conducta atracones-laxantes-vómitos le proporciona una sensación de control de su vida, un punto de referencia en medio del caos, lo que la induce a continuar. También puede aferrarse a esta conducta porque la ayuda a evitar otros problemas que le parecen insalvables, como dificultades con su pareja o conflictos laborales.

Algunas mujeres se sienten indefensas, inmersas en una situación que no pueden cambiar. Hay mujeres que se sacrificarían antes de enfrentarse a las personas o situaciones que las hacen infelices. Consideran que carecen del poder necesario para influir en situaciones difíciles o insatisfactorias y la comida les ofrece consuelo o una falsa sensación de control de su vida.

Las mujeres que sufren episodios de bulimia habitualmente comen en exceso para obtener consuelo o para esconder sentimientos «inaceptables», como el enojo, la vergüenza o la soledad.

En algunos casos, el aumento de peso que acompaña a los episodios de bulimia cumple precisamente este objetivo. El aumento de peso progresivo hace que la víctima de esta enfermedad se sienta menos vulnerable a las agresiones sexuales o le puede producir una sensación general de seguridad. El aspecto andrógino de la anoréxica puede producir a estas enfermas una sensación similar de protección.

Las crisis y los cambios importantes de la vida a menudo desencadenan estos trastornos de la alimentación porque acentúan los sentimientos de inseguridad, indefensión, cólera, miedo y falta de habilidad. Por desgracia, muchas mujeres no los reconocen. No son conscientes de que intentan esconder sus sentimientos detrás de esta conducta alimentaria anómala o bien de reforzar su autoestima perdiendo peso o consiguiendo una sensación de control en su vida cuando siguen una dieta estricta.

Simplemente estas mujeres se sienten mejor cuando comen en exceso o se sienten recompensadas cuando pierden peso o siguen una dieta estricta. Por esta razón, mantienen su conducta incluso cuando están al borde de la muerte por inanición o cuando los episodios de bulimia seguidos de laxantes o vómitos se convierten en una obsesión que apenas les permite tiempo para nada más. Dado que no prestan conscientemente atención al peso o a la comida, no se dan cuenta de que sufren una enfermedad y no pueden abandonar sus hábitos.

Muchas mujeres en esta situación no tienen una percepción clara de la razón por la cual sufren la enfermedad y su lucha puede ser angustiosa.

UNA OBSESIÓN SERIA

Sin tratamiento, los trastornos de la alimentación pueden provocar complicaciones de gravedad, según la mayoría de los expertos. La anorexia y la bulimia pueden originar como consecuencia una osteoporosis, pueden afectar al corazón e incluso provocar la muerte. Una dieta deficiente en calcio puede producir una pérdida de hueso. Y tanto el estado caquéctico (delgadez extrema, con pérdida de más del 50 % del peso corporal) como el consumo de laxantes pueden provocar una alteración de los niveles de electrólitos (sobre todo del sodio y del potasio) en el organismo de una mujer. Puesto que estos minerales regulan las funciones vitales como la frecuencia cardíaca, dichos cambios pueden traducirse en anomalías del ritmo cardíaco (lo que los médicos denominan arritmias). Las anomalías del ritmo cardíaco son una de las causas más frecuentes de mortalidad entre las víctimas de los trastornos de la alimentación.

Los trastornos mixtos del tipo de episodios de anorexia y bulimia frecuentemente pueden conducir a la obesidad, que por sí misma y en grados extremos puede ser un riesgo para la vida. Alrededor del 30 % de las mujeres obesas que se someten a dietas hipocalóricas y a programas para perder peso mencionan episodios de bulimia. La obesidad aumenta el riesgo de padecer enfermedades del corazón, diabetes, hipertensión y algunos tipos de cáncer.

Una mujer con anorexia o con bulimia a menudo no reconoce que sufre este tipo de trastorno. Si lo reconoce, no sabe cómo resolver su problema porque no conoce la causa que lo desencadenó. La pérdida muy importante de peso o los laxantes complican todavía más el problema, ya que pueden afectar a la capacidad del cerebro para pensar de forma racional. La única solución es solicitar la ayuda de un experto.

La mayoría de los expertos recomiendan una estrategia combinada de terapia individual, terapia de grupo y psicoterapia familiar así como consejos nutricionales. En ocasiones es necesaria la hospitalización de la paciente para estabilizar el peso y modificar los hábitos alimentarios. Cuanto antes se inicia el tratamiento, mayores son las probabilidades de recuperación de la víctima.

TEST DE AUTOEVALUACIÓN PARA

Este test puede ayudarla a identificar los síntomas del trastorno de la alimentación. Para cada afirmación, seleccione la respuesta que describa con mayor precisión su conducta.

1. Siento un miedo atroz a estar gorda
☐ Siempre ☐ Casi siempre ☐ A menudo ☐ A veces ☐ Rara vez ☐ Nunca
2. Evito comer cuando tengo apetito
☐ Siempre ☐ Casi siempre ☐ A menudo ☐ A veces ☐ Rara vez ☐ Nunca
3. Me preocupa el tema de la comida
☐ Siempre ☐ Casi siempre ☐ A menudo ☐ A veces ☐ Rara vez ☐ Nunca
4. He tenido episodios de bulimia (atracones) en los que no podía parar de comer
☐ Siempre ☐ Casi siempre ☐ A menudo ☐ A veces ☐ Rara vez ☐ Nunca
5. Desmenuzo la comida
☐ Siempre ☐ Casi siempre ☐ A menudo ☐ A veces ☐ Rara vez ☐ Nunca
6. Estoy pendiente del contenido de calorías de los alimentos que consumo
☐ Siempre ☐ Casi siempre ☐ A menudo ☐ A veces ☐ Rara vez ☐ Nunca
7. Evito especialmente los alimentos con un elevado contenido en hidratos de carbono (tales como el pan, el arroz y las patatas)
☐ Siempre ☐ Casi siempre ☐ A menudo ☐ A veces ☐ Rara vez ☐ Nunca
8. Creo que los demás preferirían que comiera más
☐ Siempre ☐ Casi siempre ☐ A menudo ☐ A veces ☐ Rara vez ☐ Nunca
9. Vomito después de comer
☐ Siempre ☐ Casi siempre ☐ A menudo ☐ A veces ☐ Rara vez ☐ Nunca
10. Me siento extremadamente culpable después de haber comido
☐ Siempre ☐ Casi siempre ☐ A menudo ☐ A veces ☐ Rara vez ☐ Nunca
11. Estoy preocupada por el deseo de estar más delgada
☐ Siempre ☐ Casi siempre ☐ A menudo ☐ A veces ☐ Rara vez ☐ Nunca
12. Cuando hago ejercicio pienso que estoy quemando calorías
☐ Siempre ☐ Casi siempre ☐ A menudo ☐ A veces ☐ Rara vez ☐ Nunca
13. Me han comentado que otras personas creen que estoy demasiado delgada
☐ Siempre ☐ Casi siempre ☐ A menudo ☐ A veces ☐ Rara vez ☐ Nunca
14. Me preocupa especialmente la idea de tener grasa en el cuerpo
☐ Siempre ☐ Casi siempre ☐ A menudo ☐ A veces ☐ Rara vez ☐ Nunca

LOS TRASTORNOS DE LA ALIMENTACIÓN

15. Tardo más tiempo que los demás en comer
☐ Siempre ☐ Casi siempre ☐ A menudo ☐ A veces ☐ Rara vez ☐ Nunca
16. Evito los alimentos que contienen azúcar
☐ Siempre ☐ Casi siempre ☐ A menudo ☐ A veces ☐ Rara vez ☐ Nunca
17. Consumo productos dietéticos
☐ Siempre ☐ Casi siempre ☐ A menudo ☐ A veces ☐ Rara vez ☐ Nunca
18. Pienso que mi vida gira en torno a la comida
☐ Siempre ☐ Casi siempre ☐ A menudo ☐ A veces ☐ Rara vez ☐ Nunca
19. Me controlo en el tema de la comida
☐ Siempre ☐ Casi siempre ☐ A menudo ☐ A veces ☐ Rara vez ☐ Nunca
20. Creo que los demás me presionan para que coma
☐ Siempre ☐ Casi siempre ☐ A menudo ☐ A veces ☐ Rara vez ☐ Nunca
21. Dedico demasiado tiempo y excesivos pensamientos a la comida
☐ Siempre ☐ Casi siempre ☐ A menudo ☐ A veces ☐ Rara vez ☐ Nunca
22. Me siento desgraciada después de haber comido dulces
☐ Siempre ☐ Casi siempre ☐ A menudo ☐ A veces ☐ Rara vez ☐ Nunca
23. Me obligo a seguir una dieta
☐ Siempre ☐ Casi siempre ☐ A menudo ☐ A veces ☐ Rara vez ☐ Nunca
24. Me gusta tener el estómago vacío
☐ Siempre ☐ Casi siempre ☐ A menudo ☐ A veces ☐ Rara vez ☐ Nunca
25. Me gusta probar alimentos nuevos y exquisitos
☐ Siempre ☐ Casi siempre ☐ A menudo ☐ A veces ☐ Rara vez ☐ Nunca
26. Siento el impulso de vomitar después de comer
☐ Siempre ☐ Casi siempre ☐ A menudo ☐ A veces ☐ Rara vez ☐ Nunca

Para determinar su puntuación. Para la pregunta número 25 asígnese un 0 si contesta «siempre», «casi siempre» o «a menudo»; 1 punto si contesta «a veces»; 2 puntos por «rara vez» y 3 puntos por «nunca». Para todas las demás preguntas asígnese 3 puntos por cada respuesta «siempre»; 2 puntos por «casi siempre»; 1 punto por «a menudo» y 0 puntos por «a veces», «rara vez» y «nunca».

Para interpretar su puntuación. Un total de 20 puntos o más constituye motivo de preocupación y una buena razón para consultar con su médico o un especialista.

Las posibilidades de recuperación de Sheri eran escasas ya que había dejado prácticamente de comer durante seis largos años, aunque en su caso el tratamiento fue satisfactorio. Después de ingresar en un centro especializado, aumentó 15 kg sólo en 2 meses y, por primera vez en muchos años, fue capaz de razonar con claridad. Lo más importante fue que Sheri aprendió que su problema real era una baja autoestima que se larvó cuando era niña.

«Ahora no tengo la necesidad de llegar a ser perfecta y soy capaz de afrontar los altibajos de la vida», afirma.

PREVENCIÓN

Conocer y comprender los síntomas de la anorexia, la bulimia y los trastornos de la alimentación en general y hallar las causas que conducen a estas enfermedades supone tener ganada media batalla. Para ganar la otra media la víctima debe solicitar ayuda y, en último término, tratar los problemas subyacentes que provocan el trastorno. A continuación se describen los consejos de los expertos para prevenir estos trastornos y posiblemente también para detectar los problemas que pueden conducir a su aparición.

Olvídese de los regímenes bajos en calorías. Alrededor del 80 % de las mujeres que experimentan bulimia confiesan haber sufrido sus primeros episodios de bulimia mientras seguían una dieta muy baja en calorías. Si necesita perder peso por razones de salud, es aconsejable que consulte con un especialista en nutrición. Diseñará un plan dietético que se ajuste a sus necesidades y que no perjudique a su salud.

Establezca objetivos realistas. Solicite a su médico que le indique cuál es su peso adecuado según las tablas de talla-peso. Nunca ha de tratar de alcanzar un peso por debajo de este peso ideal o «normal». (Para conocer el peso ideal, véase capítulo 44.)

Cuando alcance su objetivo, olvídese de la dieta. Si alcanza su objetivo de peso después de seguir una dieta y a continuación decide establecer su objetivo 5 kg por debajo, está usted entrando en una zona de peligro que puede conducirla a un trastorno de la alimentación, en el cual, por mucho que adelgace, siempre deseará seguir perdiendo peso.

Vigile las señales de peligro. Sentir la tentación de utilizar laxantes o de vomitar para perder peso, tomar diuréticos o experimentar sentimientos de culpa cada vez que come son señales de peligro que le están advirtiendo que puede acabar sufriendo un trastorno de la alimentación, como anorexia.

Hablar, hablar, hablar. Si existe algo en su vida que le molesta, la angustia o le preocupa, confíe en un amigo, en un grupo de terapia, en un psicólogo o un psiquiatra. Pero no hable sólo de su dieta, de su cuerpo y de su conducta alimentaria. Es preciso que hable de los problemas que son la base de esta conducta anómala con la comida, como su autoestima, la necesidad de tener control en su vida o de su perfeccionismo (una característica de muchas anoréxicas). Éstos son los problemas que realmente es preciso abordar.

Olvídese de la «supermujer». Nadie es a la vez mujer, madre y trabajadora perfecta y, encima, tiene un cuerpo 10. Es preciso que no espere usted ser perfecta. Es aconsejable que conozca a otras mujeres sometidas a las mismas presiones que usted para poder ayudarse mutuamente. Recuerde que nadie puede serlo todo para todo el mundo y este objetivo conduce a una sensación de falta de control.

Reconsidere su imagen corporal. Cuando se mire en el espejo, fíjese en las cosas de su cuerpo que le gustan y no sólo en las que desearía cambiar. Piense que los demás la ven a usted «en conjunto». A buen seguro es usted más crítica consigo misma de lo que lo son los demás. La mejor alternativa consiste en no juzgarse por lo que el espejo le refleja, ya que, por ejemplo, los estudios sobre el tema han demostrado que las mujeres tienden a sobreestimar su tamaño corporal hasta en un 25 %.

«Saque brillo» a su autoestima. Es importante que identifique características diferentes de su aspecto que la hagan sentir que es usted una persona valiosa y capaz. Es posible que tenga usted sentido del humor, un buen oído musical, que sea audaz, que sea muy hábil en algún deporte o que su vida profesional esté llena de logros.

Considere una terapia. Si usted (o un amigo o familiar) sufre un trastorno de la alimentación, es preciso que solicite ayuda profesional. El problema de estos trastornos de la alimentación es que difícilmente pueden solucionarse sin la ayuda de un experto.

Existen muchos centros que pueden proporcionarle ayuda. Los hospitales o las clínicas universitarias pueden facilitarle una lista de programas y asociaciones dedicados a estos temas. En la mayoría de los países los trastornos de la alimentación están cubiertos por los seguros sanitarios. Muchas compañías aseguradoras incluyen estos trastornos en sus listas de tratamientos autorizados.

Segunda Parte

La comida y la salud

Capítulo Diez

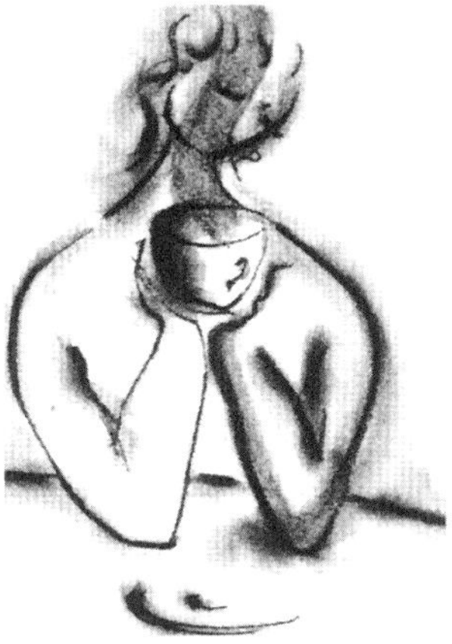

ANEMIA Y DÉFICIT DE HIERRO

Ponga hierro en su vida

La noticia resultó sorprendente. En un estudio clínico, los análisis de sangre de 300 mujeres que trabajaban en el hospital universitario de Texas proporcionaron unos resultados sorprendentes: en una de cada cuatro mujeres, incluida la directora del estudio, se identificó una disminución de los niveles sanguíneos de hierro.

La directora de la investigación indicó que no tenía la más remota idea de sufrir una anemia ferropénica. Sin embargo, había notado «algunos síntomas como una notable intolerancia al frío y una constante sensación de cansancio. Una vez que los niveles de hierro se normalizaron, mi resistencia física volvió a ser la de antes y reemprendí mis carreras diarias de 5 kilómetros».

A pesar de que existen muchos alimentos ricos en hierro, como la carne roja, las judías y otras legumbres y los albaricoques secos (orejones), que en condiciones normales contribuyen a restablecer las pérdidas de este mineral energético, todas las mujeres embarazadas o que lo han estado el año previo y las mujeres que hacen ejercicio de manera regular o siguen dietas hipocalóricas con frecuencia, o sólo comen un tentempié rápido por falta de tiempo, pueden experimentar una notable carencia de hierro.

¿Cansada?

La anemia aparece cuando su sangre no contiene el número suficiente de glóbulos rojos y/o de una proteína que se encuentra dentro de los glóbulos rojos, conocida con el nombre de hemoglobina, cuya misión es transportar el oxígeno hasta todas las células y tejidos del organismo. Cualquier factor que limite el número o el tamaño de los glóbulos rojos también disminuye la capacidad de distribuir oxígeno a las diferentes células del cuerpo. Aquí desempeña un papel esencial el hierro (o la falta de hierro). Las partículas de hierro están fijadas en la hemoglobina que se une con el oxígeno de los pulmones y lo transporta hasta el corazón, los músculos y los restantes tejidos corporales. Si los niveles de hierro (los denominados depósitos de hierro) son bajos, su cuerpo fabrica un menor número de glóbulos rojos, que además son más pequeños y transportan menor cantidad de hemoglobina.

Las mujeres con menstruaciones muy abundantes también pierden grandes cantidades de hemoglobina a través de la menstruación. Las reservas de hierro de una mujer embarazada también disminuyen considerablemente por las demandas de hierro del feto en desarrollo y durante el parto por la pérdida de sangre. Como consecuencia, no resulta nada soprendente que las mujeres con anemia, que representa el estadio final de un déficit de hierro, superen a los hombres en una proporción de 10 a 1. Los médicos y los expertos en nutrición sospechan que entre el 5 y el 65 % de las mujeres pueden padecer una carencia de hierro en sus años fértiles. Menos a menudo la anemia es consecuencia de un déficit de vitamina B_{12} o de ácido fólico, infecciones, inflamaciones como la artritis reumatoide, el lupus eritematoso (una enfermedad autoinmune) o una enfermedad del riñón.

Anemia: difícil de detectar y fácil de curar

Los tres síntomas clave de la anemia por falta de hierro son la somnolencia, una sensación de tener siempre frío y dificultades en los procesos mentales.

Las mujeres con síntomas subjetivos de anemia o de déficit de hierro deben consultar con el médico para que éste solicite unos análisis de sangre para evaluar los niveles de hierro. Si es necesario, el médico puede recetarle suplementos de hierro, de vitamina B_{12} o de ácido fólico, especialmente en el caso de las mujeres que desean tener un hijo. Una mujer embarazada que sufre una anemia puede experimentar complicaciones serias, como alteraciones cardíacas o hipertensión arterial, si no se toman medidas preventivas. Una nutrición adecuada también contribuirá a que la mujer dé a luz a un bebé sano.

Uno de los problemas que plantea la anemia es que los análisis de sangre no ponen de manifiesto la alteración hasta que la mujer se encuentra en muy baja forma, muy cansada.

Cualquier persona que se sienta cansada debe solicitar a su médico un análisis de la ferritina en suero, que sirve para identificar la concentración de hierro en sangre. Si los resultados ponen de manifiesto una disminución del hierro, será necesario que la mujer tome suplementos.

Sin embargo, si está anémica (o sospecha que sufre una anemia) no debe tomar suplementos sin la autorización de su médico. Es preciso detectar las causas de la anemia, por lo que la utilización indiscriminada de suplementos de hierro puede enmascarar la verdadera causa de la anemia y, en consecuencia, prolongar el pro-

PAREJAS PERFECTAS

Los expertos sugieren dos remedios para aumentar la absorción de hierro por el organismo: combinar la carne y las verduras ricas en hierro y consumir alimentos ricos en hierro y en vitamina C en la misma comida. A continuación se enumeran algunos ejemplos.

COMBINACIONES DE CARNE Y LEGUMBRES

- Sopa de guisantes con jamón.
- Pollo con judías.
- Lentejas estofadas con carne.
- Muslo de pollo con ensalada de judías.
- Alubias cocidas con jamón.
- Tofu (queso fresco a base de leche de soja) con pollo.

ALIMENTOS RICOS EN VITAMINA C

- Zumo de naranja.
- Tofu y bróculi.
- Pimientos verdes rellenos de judías.

LAS MEJORES COMBINACIONES

- Pinchitos preparados con carne magra de ternera y pimientos verdes.
- Pollo con pimientos rojos.

blema. Es posible que no esté en absoluto anémica y, en este caso, si toma suplementos, almacenará un exceso de hierro en su organismo.

LOS SECRETOS DE UNA DIETA RICA EN HIERRO

Las mujeres siempre explican su cansancio por el hecho de que compaginan su trabajo fuera del hogar con las tareas domésticas y el cuidado de los hijos, cuando en realidad es probable que su cansancio se deba a una falta de hierro. Cuando se sienten fatigadas, muchas mujeres recurren al café para «reponer energías», cuando lo que deberían hacer es consumir alimentos ricos en hierro.

La cantidad diaria recomendada de hierro es de 18 mg, aunque numerosos expertos coinciden en afirmar que las mujeres en edad fértil y las mujeres con una menstruación muy abundante pueden necesitar una cantidad superior. Por el contrario, las mujeres posmenopáusicas sólo necesitan 10 mg diarios (ya que, al desaparecer la menstruación, pierden menos hierro). Es aconsejable que las mujeres embarazadas que toman los suplementos de hierro prescritos por su médico, que suelen aportar unos 60 mg de hierro, incluyan en su dieta todos los alimentos ricos en hierro.

Algunos especialistas en nutrición afirman que difícilmente las mujeres que consumen una dieta con un número de calorías diarias inferior a 2.000 podrán obtener la cantidad necesaria de hierro a partir de esta dieta. Por consiguiente será necesario que consuman una amplia variedad de alimentos para satisfacer sus necesidades de hierro. Ahora bien, es posible mejorar la absorción de hierro a partir de los alimentos que consume si los escoge cuidadosamente y los combina de la manera apropiada.

CARNE ROJA: HIERRO POR EXCELENCIA

El problema del hierro es que el organismo no absorbe todo el que se consume con los alimentos. La carne y el pescado son las principales fuentes del hierro denominado hem, el tipo de hierro que mejor absorbe el organismo. Aproximadamente la mitad del hierro de la carne corresponde a la forma de hierro hem, de la cual nuestro organismo normalmente absorbe un 20-34 %.

Las mujeres que siguen una dieta hipocalórica, al eliminar las grasas y calorías de la dieta, en ocasiones también suprimen la mejor fuente de hierro, la carne. Sin embargo, existen medios para satisfacer las necesidades de hierro sin consumir grasas adicionales, ya que son suficientes unos 100 g de carne roja magra para mejorar sus niveles de hierro. No es necesario que sea un filete enorme. También existen otras fórmulas para mejorar su nivel de hierro. A continuación se proporcionan algunas.

Compre carne magra. Si a pesar de comprar siempre carne magra, observa grasa en ella, elimínela antes de cocerla. Es una buena estrategia para satisfacer al mismo tiempo sus niveles de hierro y no consumir grasas.

Introduzca pescado y aves en su dieta. Otras fuentes importantes de hierro hem son las ostras (media docena de ostras contienen 5 mg de hierro) o 100 g de pollo o de pavo sin piel (contienen 1 mg de hierro).

También puede añadir atún en conserva a su dieta, escurriendo cuidadosamente el aceite como aderezo de una ensalada o añadir un poco de pollo desmenuzado a la sopa o prepararse unos pinchos de carne de ternera (magra) con pimientos verdes.

Consuma judías y alubias. Además de ser ricas en ácido fólico, son las dos legumbres con el mayor contenido de hierro. Por ejemplo, media taza de judías contiene 3 mg de hierro y la misma cantidad de alubias en conserva contiene 2,3 mg de hierro. Puede preparar una deliciosa ensalada a base de judías o añadirlas a un segundo plato como guarnición.

MÁS HIERRO SIN MÁS CALORÍAS

Las legumbres (alubias, gisantes, garbanzos, etc.) y numerosas verduras contienen hierro no hem, una forma que el organismo absorbe en una proporción del 3-5 %. Es un bajo porcentaje si se compara con el 20 % para el hierro hem, pero por fortuna los investigadores han identificado la forma de aumentar la cantidad de hierro no hem que puede aprovecharse.

Combine las legumbres con carne. Se ha comprobado que combinando estas dos formas de hierro en una comida, aumenta la cantidad de hierro no hem que el organismo absorbe. Los expertos consideran que esto se debe en parte a los ácidos grasos que contiene la carne.

Piense en el zumo de naranja. De acuerdo con los expertos en nutrición, la vitamina C también contribuye a que el organismo absorba mayor cantidad de hierro no hem. Es otra buena razón para tratar de consumir alimentos ricos en vitamina C, como pimientos verdes (muy ricos en esta vitamina), y sin ninguna duda es aconsejable que consuma mucho zumo de naranja.

Los resultados de los estudios sobre la absorción del hierro son muy variables, ya que ésta varía según las necesidades y las circunstancias individuales. En general, cuanto más hierro se necesita, más hierro absorbe el cuerpo.

No se olvide de los cereales. Otra fuente adecuada de hierro pero que muchas veces pasamos por alto son los cereales listos para comer del desayuno. Estos cereales suelen estar enriquecidos con hierro y vitamina C, que es precisamente la combinación que usted necesita para aumentar la absorción de hierro. Si está siguiendo una dieta hipocalórica, seleccione cereales sin azúcar.

Prepare sopas y salsas ácidas como la salsa de tomate en cacerolas de hierro colado. Este simple acto de «alquimia nutricional» añade hierro no hem obtenido directamente del recipiente. Cuanto mayor sea el tiempo de cocción del plato que esté preparando, mayor será la cantidad de hierro que absorberá su organismo.

EVITE LOS PRODUCTOS QUE INTERFIEREN EN LA ABSORCIÓN DE HIERRO

Además de prestar atención a los consejos anteriores, debe tener en cuenta los factores que pueden interferir en la absorción de hierro. A continuación se ofrecen algunos consejos.

Sea prudente con el consumo de taninos. El café y el té contienen unas sustancias denominadas taninos que interfieren en la absorción de hierro, según indican los expertos. Una taza de café probablemente no impedirá la absorción de hierro de los alimentos, pero un consumo exagerado de café o té limitará la cantidad de hierro que su organismo puede absorber.

No consuma simultáneamente suplementos de hierro y leche y otros alimentos ricos en calcio. Estos dos minerales pueden interaccionar bloqueando la absorción de hierro. Los expertos recomiendan consumir los alimentos ricos en calcio y los suplementos de hierro con unas tres horas de diferencia entre sí.

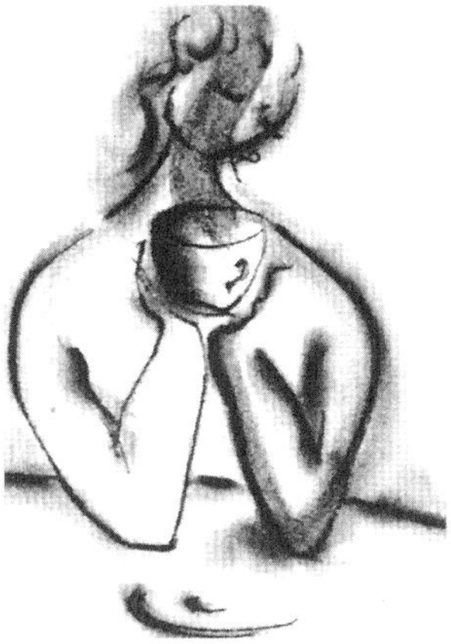

CAPÍTULO ONCE

CÁNCER DE MAMA

Alimentos que disminuyen el riesgo

Pamela siempre desayuna un yogur desnatado, un sobre de sopa instantánea baja en grasas y calorías como almuerzo y para cenar toma pollo asado (sin piel) con verduras. Es un régimen de vida muy saludable, pero para Pamela, una enfermera de 38 años de edad y madre de dos hijos, también es una de sus armas para prevenir el cáncer de mama.

Pamela forma parte del grupo de mujeres consideradas por los expertos con un riesgo elevado de sufrir un cáncer de mama. La hermana de su madre falleció como consecuencia de un cáncer de mama, dos hermanas de su padre fallecieron por la misma causa y una tercera hermana sufrió la enfermedad pero por fortuna sobrevivió. Cuando la mamografía que los radiólogos practicaron a Pamela puso de manifiesto algunos cambios patológicos en las células de la glándula mamaria, Pamela decidió que era necesario tomar medidas al respeto.

En el centro donde visitaron a Pamela, los médicos le explicaron que si seguía una dieta con un contenido elevado de fibra y baja en grasas, además de perder los kilos de más, se produciría una disminución de los niveles de estrógenos de su organismo, un factor que parece asociarse con el cáncer de mama.

«Y ésta ha sido mi dieta desde aquel momento. Tengo que ayudarme a mí misma y no puedo esperar», asegura Pamela.

CONSEJOS PARA UNA DIETA ANTICÁNCER

Pamela no es la única mujer en estas circunstancias, ya que debido a la incidencia cada vez mayor o a una detección cada vez más precoz del cáncer de mama, en la actualidad, están aumentando las posibilidades de que una mujer de 45 años de edad se enfrente a un cáncer de mama (una de cada 96 mujeres, según las últimas estadísticas publicadas por el Instituto Nacional del Cáncer de Estados Unidos). Por fortuna, las tasas de supervivencia con un tratamiento precoz parecen prometedoras, pero cualquier mujer, si puede elegir entre la prevención y la supervivencia a un cáncer de mama, sin duda deseará adoptar un estilo de vida de prevención, por lo que las mujeres empiezan a prestar mayor atención a las medidas que pueden tomar para evitar esta devastadora enfermedad.

Aunque los investigadores todavía no han identificado todos los elementos que pueden contribuir a prevenir el cáncer de mama, muchos coinciden en afirmar que determinados alimentos y regímenes dietéticos parecen conferir una protección además de beneficios para la salud general. Por el momento se sabe que:

- Diversas pruebas sugieren convincentemente que disminuir el consumo de alcohol, y consumir cantidades suficientes de vitamina A, cereales, fruta y verdura (en especial col, bróculi y coles de Bruselas) contribuye a prevenir el cáncer de mama.
- Disminución del consumo de grasas. La tasa de cáncer de mama es mucho menor en Japón, China y en general en todas las regiones del mundo con niveles socioeconómicos más bajos, en las que el consumo de grasas es muy inferior. Aunque todavía no existen pruebas clínicas ni estudios controlados que hayan confirmado dicha asociación, la mayoría de los expertos en nutrición aconsejan a las mujeres disminuir el consumo de grasas totales, sobre todo las grasas de origen animal, hasta menos del 30 % del número diario total de calorías.

Disminuir el consumo de grasas, añadir fibra a la dieta y consumir fruta y verduras parece influir positivamente en los niveles de estrógenos del organismo, con un efecto protector frente al cáncer de mama. Sin embargo, todavía no sabemos cuál es el mecanismo de acción de esta estrategia.

UNA DETENIDA OJEADA A LA RELACIÓN GRASA-ESTRÓGENOS

Los estrógenos son las hormonas de la reproducción responsables del ciclo menstrual y de la fertilidad. Gracias a los estrógenos, producimos óvulos, los cuales pueden ser fecundados y, en consecuencia, producirse el embarazo. Los estrógenos también son responsables del crecimiento de la glándula mamaria y, por este motivo, pueden facilitar el crecimiento anárquico de las células de la glándula mamaria hasta convertirlas en cálulas cancerosas en determinadas circunstancias. Según los expertos, cuanto más tiempo circulan los estrógenos por el organismo, mayores son las posibilidades de desarrollar un cáncer de mama. Los estudios ponen de manifiesto que las mujeres que tienen la menstruación precozmente, las que son madres a una edad avanzada, las que no tienen hijos y las que tienen la menopausia de manera muy tardía son las que presentan mayor riesgo de ser víctimas de un cáncer de mama precisamente por la influencia de los estrógenos.

Cada vez que los estrógenos alcanzan las células de la glándula mamaria provocan una división adicional de las células. La división celular no es un proceso perfecto, sobre todo en el caso de las células de la glándula mamaria. Cuando se divide, la célula mamaria puede cometer muchos errores, lo que a su vez pueden originar como consecuencia células cancerosas.

Sin embargo, los investigadores no están de acuerdo en si existe una relación entre la grasa de la dieta, los estrógenos y el cáncer de mama. En un estudio comparativo llevado a cabo en la Universidad de Harvard, en 115.000 mujeres se analizó el consumo de grasas y el porcentaje de mujeres con cáncer de mama, y no se identificó ninguna relación. En realidad, en las mujeres que consumían menor cantidad de grasas (menos del 29 % del total de calorías) fue mayor la tasa de cáncer de mama que en aquellas en que la grasa representaba el 49 % de las calorías totales.

No obstante, otros expertos en cáncer consideran que existe una relación innegable. Como prueba señalan los resultados de los estudios de la población y de investigación sobre grasas dietéticas-estrógenos. Por ejemplo, si se analizan los estudios llevados a cabo en mujeres japonesas se comprueba que las tasas de cáncer de mama son muy bajas cuando el consumo de grasa de la dieta es del 15 %. El aumento de la proporción de grasa en la dieta durante los últimos años ha coincidido con un incremento de las tasas de cáncer de mama y otros cánceres. Muchos expertos consideran que existe una relación entre el consumo de grasa y el cáncer y que dicha relación es una buena razón para que las mujeres disminuyan el consumo total de grasa hasta un 20-25 % de las calorías totales.

Otro estudio llevado a cabo en Boston midió los niveles de estrógenos de las mujeres cuya dieta contenía un 20-40 % de calorías procedentes de la grasa. En las mujeres premenopáusicas del grupo con un bajo consumo de grasas se hallaron niveles de estrógenos un 30-75 % inferiores a los de las mujeres del grupo con un consumo elevado de grasas. Entre las mujeres posmenopáusicas que consumían alimentos bajos en grasas, los niveles de estrógenos eran un 300 % inferiores.

Una buena razón para eliminar las grasas

Así pues, ¿cuál es la conducta que se ha de seguir? La Sociedad Americana del Cáncer recomienda disminuir el consumo de grasas desde la media actual, que es del 40 %, hasta el 30 % o menos del número total de calorías. Según algunos expertos, sería incluso mejor que el consumo de grasas se acercara al 20 %.

Disminuir el consumo de grasas y aumentar el contenido de fibra también es beneficioso para la salud por otras razones, por ejemplo prevenir las enfermedades cardiovasculares. Las investigaciones llevadas a cabo no ponen de manifiesto que necesariamente proteja frente al cáncer de mama, pero puede contribuir a prevenirlo.

En la quinta parte de este libro encontrará varios capítulos dedicados a la dieta baja en grasas. A continuación se describen algunas estrategias simples que puede empezar a utilizar de inmediato:

- Consuma siempre pollo y otras aves sin piel.
- Utilice siempre aceite vegetal (p. ej., de oliva) y nunca mantequilla para cocinar.
- En lugar de leche entera o semidesnatada, consuma siempre productos lácteos desnatados.
- Para preparar salsas y aliñar sus ensaladas, utilice mayonesas de las denominadas «ligeras», que son bajas en calorías y contienen menos grasas.
- Consuma raciones pequeñas de carne (alrededor de 100 g como máximo), preferiblemente acompañadas de arroz y pasta integral, y verdura.

Las verduras crucíferas

Son todas las verduras de la familia de la col, bróculi, col de Bruselas y coliflor, que pueden ser muy beneficiosas ya que contienen una serie de sustancias que según los expertos contribuyen a disminuir los niveles de estrógenos. Las frutas y las verduras contienen más de 1.000 sustancias químicas diferentes que parecen ejercer un efecto preventivo.

Una serie de investigaciones llevadas a cabo en la Universidad Johns Hopkins de Baltimore han puesto de manifiesto que el sulforafano, una sustancia química que se encuentra en el bróculi, protege a los animales frente al desarrollo de cáncer de mama, ya que activa la secreción de enzimas anticancerosas que el cuerpo utiliza para desintoxicarse de las sustancias extrañas, incluyendo a los agentes que inducen cáncer.

Pero... todavía hay más

Las frutas y hortalizas con un elevado contenido en fibra y en vitaminas antioxidantes (vitaminas A, C y E) deberían ser los alimentos «estrella» de cualquier dieta de una mujer que vela por su salud.

Un estudio llevado a cabo en una universidad de Toronto en Canadá, que incluyó a 56.837 mujeres, puso de manifiesto que el riesgo de padecer cáncer fue un 30 % menor en las mujeres que consumían mucha fibra y en las que ingerían fruta y verdura ricas en vitaminas A y C.

El consumo de frutas y verduras con un elevado contenido de vitamina A, como espinacas, patatas y zanahorias, parece disminuir el riesgo de sufrir cáncer de mama. De hecho, el consumo de alimentos integrales, cereales y verduras y fruta fresca parece tener un impacto mucho mayor que tomar suplementos vitamínicos.

Lo ideal sería consumir fruta y verdura 5 o 6 veces al día.

OTRAS FORMAS DE PROTECCIÓN

Los expertos también sugieren las siguientes estrategias alimentarias para disminuir el riesgo de cáncer de mama.

La soja. La soja es una legumbre muy rica en proteínas, por lo que puede sustituir a la carne en muchos de sus platos. Incluso puede consumir leche de soja. La soja contiene fitoestrógenos que pueden contribuir a bloquear los efectos de los estrógenos circulantes por el organismo.

Estudios de experimentación llevados a cabo en animales de laboratorio alimentados con una dieta rica en soja han puesto de manifiesto una disminución del 50 % en la tasa de tumores mamarios. Aunque los investigadores no lograron explicar la razón de esta disminución, consideran que las fibras insolubles de la soja serían capaces de absorber los carcinógenos.

Consuma aceite de oliva. Cuando tenga que aliñar una ensalada o cocinar con aceite, es aconsejable que utilice aceite de oliva en lugar de otros aceites o de mantequilla.

Las grasas moninsaturadas paracen conferir un efecto protector frente al cáncer. En un estudio llevado a cabo en España, entre las mujeres que consumían aceite de oliva se identificó una menor tasa de cáncer de mama. Aunque los investigadores desconocen la razón de esta menor incidencia, podría ser un efecto de los antioxidantes contenidos en el aceite de oliva.

Consuma pescado. Es aconsejable consumir arenque, salmón (de lata, fresco o ahumado) y atún, ya que contienen ácidos grasos omega 3. Según los diferentes ensayos clínicos, los ácidos grasos omega 3 inhiben el crecimiento del tejido canceroso mamario.

Condimente con ajo. Los investigadores todavía no conocen bien el papel del ajo en la dieta humana, pero han identificado algunos componentes que parecen combatir el cáncer. Por ejemplo, en el ajo se ha identificado un derivado del azufre que inhibe la unión de los carcinógenos a las células de la glándula mamaria y otras sustancias que pueden destruir las células cancerosas. Por consiguiente, parece que el ajo y los alimentos relacionados desempeñan un papel dietético muy importante en el proceso del cáncer.

Disminuya el consumo de alcohol o, mejor aún, no consuma alcohol. Si es usted abstemia, mucho mejor. De lo contrario, trate de limitar el consumo de cerveza, vino y otras bebidas alcohólicas y resérvelos para las grandes ocasiones. Se ha demostrado que incluso el consumo moderado de alcohol (varios vasos de vino a la semana) puede aumentar el riesgo de padecer cáncer hasta un 70 %. No parece ser importante el tipo de alcohol que se consume.

El alcohol aumenta los niveles circulantes de estrógenos, de modo que parece claro que la disminución del consumo de alcohol debería reducir el riesgo de una mujer de sufrir un cáncer de mama.

Disminuya el número de calorías diarias. Existen pruebas crecientes de que una dieta rica en calorías puede estimular el crecimiento de las células cancerosas en la glándula mamaria. Si se limita el consumo de calorías a las necesarias para mantener un peso normal o se practica ejercicio para quemar las calorías adicionales, es posible frenar el desarrollo de un cáncer de mama.

Los estudios de experimentación animal son tan convincentes que los investigadores creen que en las mismas condiciones el cuerpo humano actuaría de la misma forma. Por consiguiente, la disminución como media de un 20-30 % de la cantidad de alimentos que consume, combinada con una disminución del consumo de grasas, también disminuirá el riesgo.

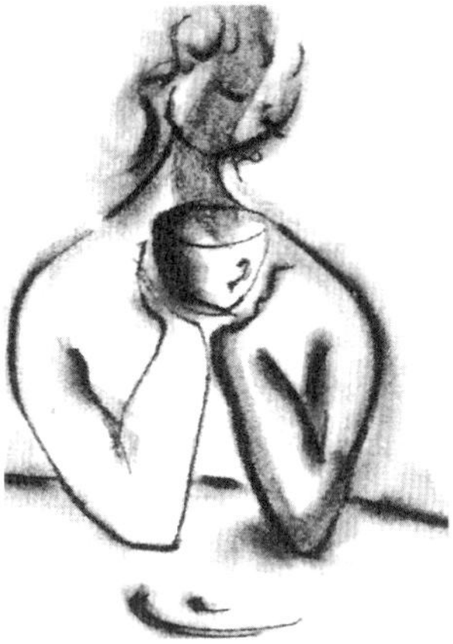

Capítulo Doce

DOLOR MAMARIO

Estrategias para el dolor cíclico

¿Cuántas veces ha pensado: «seguro que estoy a punto de tener la regla.....»? Y lo sabe porque experimenta un síntoma característico: le duelen los pechos, lo que le recuerda de manera desagradable la proximidad de la menstruación. Cualquier roce incluso de la ropa más fina sobre los senos le provoca dolor y por la noche, cuando se acuesta, no sabe cómo dormir. Dormir boca abajo es impensable, pero en cualquier posición se encuentra incómoda.

Aunque los expertos no saben con certeza cuál es la causa del dolor mamario, los clínicos sospechan que las hormonas femeninas desempeñan un importante papel puesto que el dolor mamario es cíclico, como también los son los otros cambios provocados por las hormonas (estrógenos y progesterona) en el organismo femenino, que se suceden cada mes (retención de líquidos y aumento de peso, dolor de cabeza y mayor irritabilidad o sensación de estar deprimida).

Las mamas se hinchan y parecen más voluminosas de lo habitual cuando las glándulas y los conductos galactóforos (que producen la leche durante la lactancia) aumentan de tamaño y llenan de líquido la glándula mamaria. La tumefacción y la turgencia pueden provocar un dolor leve o intenso, que varía en cada mujer. Una vez se inicia la menstruación, el líquido suele reabsorberse y el dolor desaparece, al igual que la retención de líquidos general, ya que la mujer orina más a menudo.

Frecuentemente el dolor mamario periódico es más pronunciado entre los 30 y los 40 años de edad. En un estudio, 2 de cada 3 mujeres que contestaron a un sondeo indicaron que cada mes experimentaban dolor mamario. Y, a pesar de que habitualmente el dolor mamario cíclico finaliza con la menopausia, el dolor localizado en el pecho también puede ser un efecto secundario del tratamiento de sustitución hormonal (el tratamiento que algunos médicos prescriben a las mujeres después de la menopausia para sustituir los estrógenos, cuya secreción disminuye considerablemente).

Las mujeres también pueden experimentar dolor mamario durante el embarazo, a causa de una infección de los conductos galactóforos –denominada mastitis– que puede producirse durante la lactancia y debido a heridas o contusiones del tejido de la glándula mamaria (p. ej., el impacto de algún objeto en el pecho). En ocasiones la causa del dolor es un cáncer. Si bien hay que investigar en profundidad cualquier dolor mamario, no se alarme, ya que muchos tumores que aparecen en la glándula mamaria no son cancerosos.

Un temor habitual en la mujer con dolor mamario es que esté causado por un cáncer de mama, pero en la mayoría de las ocasiones el dolor simplemente traduce una retención normal de líquidos. No obstante, siempre que experimente dolor mamario, es aconsejable consultar con el médico.

SOLUCIONES

¿Qué puede hacer? Un buen baño de agua caliente la ayudará a aliviar el dolor. Cuando experimente dolor mamario, es aconsejable que utilice un sujetador una talla mayor de lo habitual. Aunque no alivie el dolor, al menos no lo incrementa, como sucedería con uno ceñido en exceso. También puede hacerse sujetadores a medida de modo que no le compriman los pechos ni los hombros.

Consuma menos grasas. Limitar el consumo de grasas a no más del 20 % del consumo total de calorías contribuye a aliviar el dolor, ya que esto disminuye los niveles de hormonas, incluyendo los estrógenos y la prolactina. Estas hormonas influyen en los niveles de líquidos de la glándula mamaria. Cuando el nivel de líquidos aumenta, produce una distensión de las estructuras de la glándula mamaria.

Consuma menos cafeína. Muchas mujeres indican que cuando consumen menos cafeína o cuando la eliminan completamente de su dieta, observan un alivio del dolor mamario.

En un estudio de la Universidad de Duke, en Carolina del Norte, se aconsejó a 113 mujeres con dolor mamario que disminuyeran el consumo de cafeína a 2 tazas de café diarias o menos durante 6 meses. El 61 % de las mujeres mencionaron un alivio del dolor. Es posible que una sustancia contenida en la cafeína, la trimetilxantina, estimule el tejido mamario y provoque dolor. No obstante, algunas mujeres no advirtieron cambio alguno del dolor mamario.

Alivie el dolor con aceite de prímula. En el Reino Unido, algunos médicos afirman que las mujeres que utilizan aceite de prímula para el dolor mamario consiguen un alivio del dolor. En su opinión, el aceite de prímula alivia el dolor mamario porque produce un equilibrio de los niveles de ácidos grasos en sangre. La dosis recomendada es de 500 mg al día.

Pruebe la vitamina E. Esta vitamina también puede aliviar el dolor mamario. Aunque la dosis diaria recomendada para adultos es de 8 mg, en caso de dolor mamario es aconsejable tomar 20 mg o 30 unidades internacionales (UI). El límite máximo recomendado es de 400 UI, aunque algunos expertos recomiendan dosis mayores. En cualquier caso consulte con su médico y nunca se automedique.

Dé una oportunidad a los cambios que ha introducido en su dieta. Cuando se introducen cambios en la dieta, se requiere cierto tiempo para que éstos surtan efecto. Para distinguir entre las variaciones normales del dolor mamario de un mes a otro y los efectos de las medidas dietéticas, debe anotar cada día la intensidad del dolor, su nivel de actividad, la dieta que ha seguido y las medicaciones que ha tomado (si ha tomado alguna) como mínimo durante 3 meses consecutivos. Sólo así podrá comprobar si experimenta alguna mejoría y si merece la pena continuar con estos cambios introducidos en su estilo de vida.

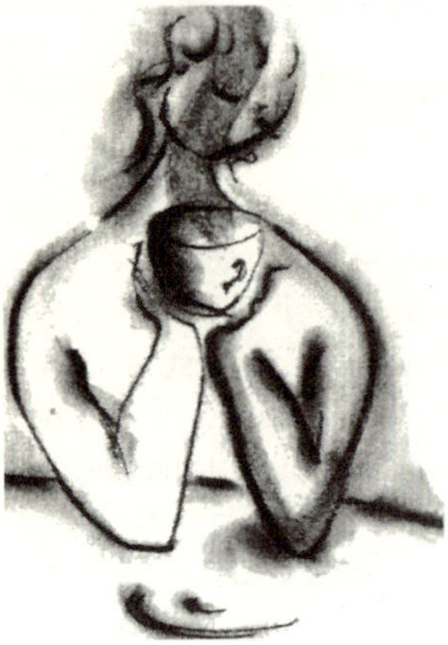

Capítulo Trece

ALTERACIONES DEL CUELLO UTERINO

Un trío de nutrientes protectores

En la actualidad las noticias sobre el cáncer de cuello uterino no pueden ser mejores. En Estados Unidos y en la mayoría de los países europeos, el número de mujeres que padecen cáncer de cuello uterino es menor que 40 años atrás. Los investigadores creen que han identificado un factor asociado muy frecuentemente con esta enfermedad: una enfermedad de transmisión sexual producida por el papilomavirus humano. Además, al parecer el riesgo es mayor en las mujeres que han tenido varios hijos o múltiples parejas sexuales o que han tenido su primera relación sexual antes de los 18 años de edad.

Sin embargo, el cáncer de cuello uterino sigue siendo la tercera causa de muerte por cáncer entre las mujeres norteamericanas y europeas, sólo superado por el cáncer de pulmón y el de mama. Por esta razón, los médicos recomiendan a las mujeres que visiten a sus médicos de manera regular (la frecuencia depende de la edad de la mujer) para determinar si existe algún indicio de riesgo de padecer este cáncer. El médico la examinará en busca de una displasia cervical, es decir, una disposición anómala de las células de la superficie del cuello uterino que puede conducir (aunque no siempre) a un cáncer del cuello uterino.

El poder protector de las frutas y las verduras

Cuando investigaban cuál era la base de los cambios cervicales, los científicos descubrieron una fascinante relación con la dieta. En varios estudios, las mujeres que consumían mayores cantidades de vitamina C, betacaroteno y ácido fólico tenían una menor incidencia de displasia y de cáncer cervical.

Estos resultados se observaron incluso entre las mujeres fumadoras que consumían alimentos ricos en vitamina C. Entre las fumadoras se comprobó un efecto ligeramente protector y unas tasas más bajas de cáncer de cuello uterino, a pesar de que el hábito tabáquico conlleva un mayor riesgo de este tipo de cáncer.

En la Universidad de Alabama se comparó la dieta de 257 mujeres con displasia del cuello uterino con la de 113 mujeres sin este proceso y se identificó una relación entre la enfermedad y la dieta: en las mujeres que consumían menor cantidad de vitamina A, vitamina C y ácido fólico se comprobó una mayor incidencia de displasia cervical.

Entre las mujeres que consumían menor cantidad de vitamina C, el riesgo de displasia cervical fue un 60 % mayor que en aquellas que ingerían mayores cantidades de dicha vitamina. Asimismo, en las mujeres que consumían menor cantidad de ácido fólico, el riesgo fue un 40 % mayor, y en las que consumían menor cantidad de vitamina A, el riesgo fue el doble que en las mujeres con un mayor consumo de esta vitamina.

Los investigadores postulan que la ausencia de ácido fólico podría desempeñar un papel cuando se están formando las células cancerosas y que un déficit de vitaminas A y C podría facilitar el desarrollo de cáncer.

En un estudio similar llevado a cabo en Chicago, los investigadores llegaron a conclusiones parecidas. Las mujeres con niveles más bajos de ácido fólico y vitamina C en la dieta tuvieron 2,5 y 5 veces más probabilidades, respectivamente, de presentar una displasia cervical comparadas con las mujeres con un mayor consumo.

FACTORES DE LA DIETA QUE DISMINUYEN EL RIESGO DE PADECER CÁNCER DE CUELLO UTERINO

¿Cómo puede disminuir el riesgo de padecer displasia y cáncer de cuello uterino? Los expertos ofrecen las siguientes sugerencias.

Consuma abundantes legumbres y verduras. Todas las legumbres, desde las lentejas hasta las judías, así como el germen de trigo y todas las verduras de hoja verde como las espinacas, además de los espárragos y los nabos, constituyen las mejores fuentes de ácido fólico y, además, son bajas en calorías.

Debe prestar especial atención al consumo de alimentos ricos en ácido fólico si está tomando anticonceptivos orales, ya que en general éstos disminuyen el nivel de ácido fólico.

Consuma alimentos ricos en vitamina C. Consuma alimentos ricos en vitamina C, como naranjas (p. ej., en zumo), pimientos rojos, papaya, fresas, bróculi y melón. Si es usted fumadora, aumente el consumo de vitamina C, puesto que el hábito tabáquico se asocia con unos menores niveles de esta vitamina.

Prepare verduras «amarillas» y «verdes». Para consumir vitamina A (o betacaroteno) escoja zanahorias, boniatos, calabaza, espinacas, mango y melón. Existen pruebas de que estas frutas y verduras ricas en carotenos actúan como antioxidantes y favorecen las reacciones inmunológicas.

Combine los diferentes nutrientes. No existe ningún nutriente individual que sea la clave. Los nutrientes interaccionan biológicamente. Por ello, una dosis muy elevada de un solo nutriente, por ejemplo, tomado como suplemento en las comidas, podría ser perjudicial.

No consuma alimentos preparados. En las comidas preparadas se pierden el ácido fólico y otras vitaminas. Por consiguiente, es importante que la dieta se base en alimentos frescos o congelados de primera calidad. Los procesos de conservación de muchos nutrientes no se conocen todavía pero es posible que, al igual que el ácido fólico, se pierdan durante el procesamiento de los alimentos.

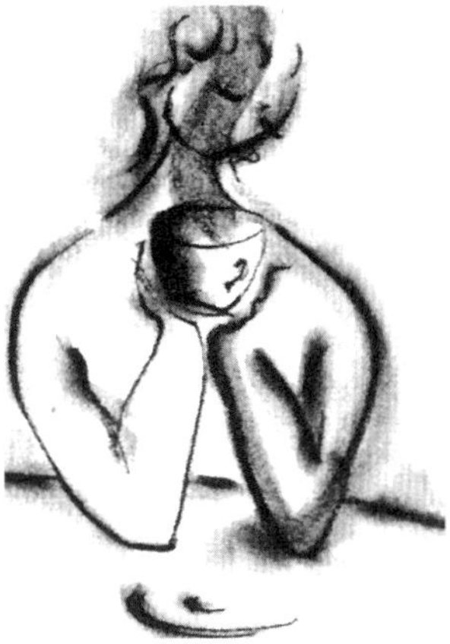

CAPÍTULO CATORCE

COLESTEROL

Alimentos que disminuyen el riesgo

A Terry le chiflaban los filetes, le encantaba el queso –cuanto más curado y graso mejor– y no resistía la tentación de los helados. Durante el sondeo de *Saber comer*, Terry refirió que solía desayunar huevos con beicon, acompañado de verduras fritas. Como almuerzo, elegía una hamburguesa gigante con queso y una ración adicional de mayonesa y para cenar tomaba un buen filete con patatas fritas o al horno, una buena porción de queso y para finalizar, como postre, una generosa porción de helado o natillas.

Terry también explicó que cuando su médico comprobó en un análisis de sangre que sus niveles de colesterol eran demasiado elevados, le recomendó que modificara su dieta. Así pues, Terry abandonó estos hábitos alimentarios poco saludables como quien deja plantado a un novio que no le gusta.

Fue una suerte que Terry tomara esta decisión, comentaba su médico, ya que el aumento de los niveles de colesterol en sangre, lo que se conoce con el nombre de hipercolesterolemia, es una de las causas principales de enfermedades cardíacas y de apoplejía (por embolia o trombosis). Y una dieta rica en alimentos grasos como el queso, los filetes, las salsas y los helados, es una de las causas principales del aumento de los niveles sanguíneos de colesterol.

¿POR QUÉ TANTO ALBOROTO?

El colesterol es una sustancia necesaria para muchas funciones básicas del organismo. Nuestro cuerpo utiliza el colesterol, una sustancia grasa que es transportada a través de la sangre, para fabricar las membranas de las células, algunas hormonas y otras importantes sustancias corporales.

No obstante, unos niveles excesivos de colesterol pueden traducirse en enfermedades. En el torrente circulatorio, el exceso de colesterol puede depositarse en el interior de las paredes de las arterias. Según los expertos, en las arterias que conducen la sangre al corazón o al cerebro, el colesterol puede acumularse, en forma de placas (aterosclerosis), y obstruir el riego sanguíneo. Como consecuencia, puede producirse un ataque cardíaco (que los médicos denominan infarto de miocardio) o una apoplejía (p. ej., una embolia).

Colesterol bueno frente a colesterol malo

Una parte del colesterol de la sangre procede del colesterol que contienen los alimentos que consumimos. Nuestro organismo fabrica el resto del colesterol a partir de los ácidos grasos.

De hecho, el organismo produce dos tipos de colesterol. Antes de enviar el colesterol a la sangre, el organismo introduce las partículas de grasa en unas cápsulas de naturaleza proteica, que pueden ser gruesas y densas, o bien mucho más finas y con menor densidad. Las cápsulas que contienen mayor cantidad de colesterol se denominan lipoproteínas de baja densidad (LDL, siglas que corresponden a los términos en inglés *low density lipoprotein*), y las que contienen menor cantidad de colesterol se denominan lipoproteínas de alta densidad (HDL, siglas que corresponden a los términos en inglés *high density lipoprotein*).

Una vez en la sangre, el colesterol de las LDL se deposita en las arterias, ocluyéndolas. Las HDL, por el contrario, contribuyen a eliminar de la sangre el exceso de colesterol, ya que mediante un proceso denominado transporte inverso del colesterol, las cápsulas de HDL eliminan el colesterol de las paredes arteriales y lo conducen hasta el hígado, donde es degradado en forma de bilis y luego es expulsado a través del intestino.

La dieta, la herencia genética y diferentes circunstancias individuales, como el hábito tabáquico, la práctica de ejercicio, la hipertensión arterial, la diabetes y el sobrepeso, determinan la cantidad de cada tipo de colesterol que el cuerpo produce.

Los números hablan por sí solos

Un simple análisis de sangre revelará la cantidad de colesterol (colesterol total, colesterol-HDL y colesterol-LDL) y de triglicéridos y otro tipo de grasas (lípidos) presentes en la sangre. La Asociación Americana de Cardiología recomienda realizar el primer análisis de sangre para evaluar los niveles de los lípidos a los 20 años y, a partir de esta edad, aproximadamente cada 5 años. Los expertos recomiendan una valoración de los niveles de colesterol total, colesterol-HDL, colesterol-LDL y triglicéridos. Los resultados se proporcionan en miligramos de colesterol por decilitro de sangre (mg/dl).

Dado que el colesterol-HDL contribuye a eliminar el colesterol-LDL, unos valores bajos de colesterol-HDL constituyen una indicación de que su organismo no está reparando los estragos producidos por los depósitos de colesterol-LDL y que es necesario tomar medidas. Los datos de diversos ensayos clínicos sugieren que por cada 10 mg/dl de disminución del colesterol-HDL, las mujeres experimentan un aumento del 40-50 % del riesgo de padecer enfermedades coronarias.

De acuerdo con muchos expertos, necesariamente el colesterol total debe ser inferior a 200 mg/dl, el colesterol-HDL superior a 35 mg/dl y el colesterol-LDL inferior a 130 mg/dl para los individuos sin enfermedades coronarias e inferior a 100 mg/dl para los que han sufrido un infarto o padecen una enfermedad cardíaca o coronaria. De acuerdo con la Asociación Americana de Cardiología, los triglicéridos deben ser inferiores a 200 mg/dl. Algunos expertos señalan que dado que los valores medios de colesterol-HDL en las mujeres son de 50-60 mg/dl, unos niveles «deseables» óptimos de colesterol-HDL serían superiores a 50 mg/dl y es aconsejable que las mujeres traten de conseguir este objetivo.

Unos valores de colesterol total superiores a 200 mg/dl o unos valores de colesterol-HDL inferiores a 35 mg/dl, o ambos, justifican cambios dietéticos y del estilo de vida, por ejemplo, hacer más ejercicio (cualquiera que sea). Unos valores de colesterol total superiores a 240 mg/dl pueden justificar unos cambios en los hábitos dietéticos y de estilo de vida y además un tratamiento con fármacos, es decir, con fármacos hipocolesterolemiantes, según el nivel de riesgo de enfermedades cardíacas, en especial si el médico identifica unos valores muy elevados de colesterol-LDL.

Es importante que su médico controle los niveles de colesterol-HDL antes de recetarle un fármaco hipocolesterolemiante. Aunque un colesterol total superior a 200 mg/dl puede parecer peligroso a primera vista, simplemente puede reflejar unos valores elevados de colesterol-HDL, que son beneficiosos.

Hoy día la mayoría de los médicos valoran no sólo el colesterol total, sino el denominado cociente colesterol total/colesterol-HDL. Puede calcular su propio cociente dividiendo los valores de colesterol total por los valores de colesterol-HDL. Un cociente de 3,5:1 o inferior es beneficioso porque protege de la arteriosclerosis.

DESPUÉS DE LA MENOPAUSIA: ¡OJO AVIZOR!

Antes de la menopausia las mujeres presentan como media un nivel de colesterol-HDL superior al de los hombres: 55 mg/dl para las mujeres frente a 45 mg/dl para los varones; ésta puede ser una de las razones por las cuales las mujeres premenopáusicas tienen menos probabilidades de padecer enfermedades cardíacas y coronarias.

NO SE OLVIDE DE LOS TRIGLICÉRIDOS

Si el médico ha solicitado un análisis del colesterol sanguíneo, posiblemente también habrá incluido una determinación de los valores de los triglicéridos, grasas que circulan por la sangre y que, junto con el colesterol, parecen aumentar el riesgo de sufrir enfermedades cardíacas y coronarias.

Al igual que el colesterol, los triglicéridos se encuentran en las grasas y los aceites de la dieta. Por esta razón, una dieta rica en grasas puede aumentar los niveles tanto de colesterol como de triglicéridos. El organismo también produce triglicéridos a partir de los azúcares, incluyendo los que contiene el alcohol. Por esta razón, incluso si sus niveles de colesterol total son bajos, es posible que presente unos niveles elevados de triglicéridos (hipertrigliceridemia), lo que podrá identificarse mediante un análisis de sangre.

El aumento de los niveles de triglicéridos es perjudicial porque disminuye la velocidad a la cual el hígado elimina el colesterol-LDL de la sangre. Esto significa que tendrá una cantidad considerablemente mayor de colesterol en sangre, que puede depositarse en las paredes de las arterias y desencadenar las apoplejías e infartos de miocardio. En otras palabras, un aumento de los niveles de triglicéridos y de colesterol-LDL es una combinación muy peligrosa.

En condiciones ideales, los niveles de triglicéridos deberían ser inferiores a 200 mg/dl, según indican los expertos. Niveles superiores a 200 mg/dl constituyen una causa de preocupación si los niveles de colesterol-LDL también son elevados (superiores a 160 mg/dl). Y con independencia de los niveles de colesterol-LDL, una concentración de triglicéridos superior a 500 mg/dl puede ser muy peligrosa y conlleva un riesgo tanto de enfermedades cardíacas como de pancreatitis, una inflamación del páncreas que puede conducir a la muerte.

La mejor forma de disminuir los niveles de triglicéridos, y también de disminuir los niveles de colesterol-LDL, es reducir el consumo de grasas.

La principal fuente de colesterol y triglicéridos en sangre procede de la dieta.

No obstante, después de la menopausia, los niveles de colesterol-HDL disminuyen hasta alcanzar prácticamente los de los varones, mientras que los niveles de colesterol-LDL aumentan, al igual que los de los triglicéridos. Las mujeres no son inmunes a las enfermedades cardíacas y coronarias, simplemente experimentan estos problemas una década más tarde que los varones.

A continuación se ofrecen algunos consejos que es conveniente seguir.

Examine las etiquetas de los alimentos que consume. Lea siempre las etiquetas de los alimentos que consume. Siempre deberíamos saber qué estamos comiendo. Si compra una bolsa de cortezas de maíz puede suponer que está comiendo maíz cuando, en realidad, come grasas. Entre el 50 y el 60 % de las calorías de los aperitivos de tipo cortezas de maíz y patatas fritas proceden de la grasa que contienen y lo mismo puede decirse de las calorías de los aliños de las ensaladas. En realidad, en la mayoría de los países occidentales, el principal origen de la grasa de la dieta es precisamente el aliño de la ensalada envasado industrialmente. El beicon contiene más del 65 % en grasa. Un filete de buey contiene más del 50 % de grasa oculta y la mayoría de los productos de bollería industrial están repletos de grasa oculta. Por esta razón, leer la etiqueta de los alimentos que adquiere le dará una idea exacta de lo que está a punto de consumir.

Olvídese de las comidas grasas. Una vez identificados los alimentos «peligrosos», olvídese de ellos. Recuerde que las grasas son un 99 % de triglicéridos puros y, consumidos en grandes cantidades, lo único que conseguirá es aumentar los niveles de triglicéridos y colesterol en sangre.

Disminuya también el consumo de azúcar. Dado que su organismo puede fabricar triglicéridos a partir de los azúcares, una dieta rica en hidratos de carbono simples (como el azúcar o la mermelada) puede aumentar los niveles de triglicéridos (aunque el efecto es menos pronunciado que en el caso de la grasa). Al contrario, disminuir el consumo de azúcar contribuye a reducir los niveles sanguíneos de triglicéridos. Es preferible consumir hidratos de carbono complejos (p. ej., cereales, fruta, patatas, etc.).

¿No consigue que los niveles de triglicéridos disminuyan? Consulte a su médico. Si, a pesar de estos cambios en la dieta, sus niveles de triglicéridos y colesterol siguen siendo elevados, es posible que tenga una predisposición genética a presentar unos niveles elevados de colesterol y triglicéridos y en su caso será aconsejable un tratamiento con fármacos.

La producción de estrógenos parece proteger a las mujeres frente a las enfermedades cardíacas y coronarias, ya que los estrógenos simultáneamente aumentan los niveles de colesterol-HDL (el bueno) y mantienen bajos los niveles de colesterol-LDL (el malo). Los estrógenos también normalizan el tono de los vasos sanguíneos, lo que disminuye la probabilidad de espasmos o irritación de cualquier placa de colesterol existente. Cuando, después de la menopausia, los niveles de estrógenos disminuyen, la mujer puede ser más propensa a las enfermedades cardiovasculares a menos que el médico le recete un tratamiento de sustitución hormonal (para reemplazar los estrógenos que pierde después de la menopausia).

Como dificultad añadida, los cambios hormonales que experimenta la mujer durante la menopausia también pueden favorecer el aumento de peso, el cual, a su vez, puede aumentar los niveles de colesterol-LDL y disminuir los de colesterol-HDL.

Por esta razón, después de la menopausia, la mujer debe tener un especial cuidado con su peso y con sus niveles de colesterol.

¿CUÁLES SON LOS ALIMENTOS INDICADOS?

Mediante diversos cambios en la dieta, las mujeres como Terry pueden disminuir significativamente sus niveles de colesterol. Los estudios ponen de manifiesto que una dieta saludable disminuye los niveles de colesterol y retrasa la progresión de las enfermedades cardíacas y coronarias. Y, aún más importante, comer de manera saludable también revierte la acumulación de placas de colesterol que se asocian con las enfermedades de las arterias coronarias.

Los especialistas en enfermedades cardíacas y otros expertos aconsejan a las mujeres que desean disminuir sus niveles de colesterol las siguientes medidas:

Vigile el colesterol de los alimentos. El consumo de alimentos con un contenido excesivo de colesterol aumenta el nivel de colesterol-LDL, es decir, el colesterol malo. Por esta razón, es aconsejable limitar el consumo de productos de origen animal, en especial yema de huevo, vísceras como riñón, hígado y otras carnes orgánicas, muy ricas en colesterol.

La Asociación Americana de Cardiología sugiere limitar el consumo diario de colesterol a 300 mg. Una yema de huevo contiene 213 mg de colesterol. Si ya padece una enfermedad cardíaca o de las arterias coronarias o tiene unos niveles elevados de colesterol que no responden a los cambios de la dieta, no debe consumir más de 200 mg de colesterol diarios.

En un estudio clínico, las mujeres menopáusicas que durante 3 meses disminuyeron el consumo de grasas y colesterol en la dieta hasta los niveles recomendados por la Asociación Americana de Cardiología presentaron una disminución media de los niveles sanguíneos de colesterol de 11 mg/dl.

Consuma menos grasas (sobre todo, grasas saturadas). Los programas nacionales de educación sobre el colesterol en Estados Unidos y diversos países europeos recomiendan una dieta que limite el consumo de grasa total a menos del 30 % de las calorías totales y el de grasa saturada a menos del 10 % de las calorías totales. Después de la menopausia, se recomienda disminuir el consumo de grasas totales a menos del 25 % y el de grasas saturadas a menos del 7 %.

¿QUÉ ES EL COLESTEROL?

Al igual que numerosas mujeres que contestaron al sondeo de *Saber comer*, Celeste se sometió a un análisis de sangre para conocer sus niveles de colesterol y triglicéridos. El médico le indicó que sus niveles de colesterol eran «algo elevados». No obstante, los resultados del análisis mostraron que los niveles de colesterol-HDL (el bueno) eran de 62 mg/dl, suficientes para conferirle cierto grado de protección frente a las enfermedades cardíacas y coronarias.

¿Es necesario efectuar un análisis del colesterol y los triglicéridos? La Asociación Americana de Cardiología aconseja a todas las mujeres de 20 años y mayores someterse a un análisis de colesterol y triglicéridos. Los resultados deben incluir como mínimo el colesterol total y el colesterol-HDL. Si el colesterol total es superior a 240 mg/dl o el colesterol-HDL es inferior a 35 mg/dl, es necesario un análisis de colesterol-LDL (el colesterol malo).

Si sus niveles sanguíneos de colesterol total se encuentran entre 200 y 240 mg/dl y los de colesterol-HDL son óptimos, no se preocupe. Es necesario que hable de los resultados del análisis con su médico. Según el número de otros factores de riesgo coronario, como hábito tabáquico, obesidad, diabetes, hipertensión arterial o antecedentes familiares (p. ej., un familiar que haya sufrido un infarto de miocardio), que usted presente, su médico solicitará otro análisis de sangre más detallado y otras pruebas. Sin embargo, si usted tiene menos de dos factores de riesgo, sólo será necesario un análisis de sangre todos los años.

Si sus niveles de colesterol son inferiores a 200 mg/dl y el colesterol-HDL se encuentra a un nivel óptimo, enhorabuena. Lo único que hay que hacer es repetir el análisis cada 5 años.

Por otra parte, si usted sufre una enfermedad coronaria, su objetivo debe ser un nivel de colesterol-LDL igual o inferior a 100 mg/dl.

Colesterol total (mg/dl)	**Colesterol-HDL (mg/dl)**	**Colesterol-LDL (mg/dl)**	**Triglicéridos (mg/dl)**
Indeseable			
⩾ 240	< 35	⩾ 160	⩾ 400
En los límites			
200-239		130-159	200-399
Deseable			
< 200	> 45 (media para los varones); > 55 (media para las mujeres); ⩾ 60 es protector	⩽ 130 (⩽ 100 para los individuos con una enfermedad cardíaca)	< 200

¿Por qué razón? La grasa y en especial las grasas saturadas que se encuentran en la carne, la piel de las aves o algunos aceites como el de coco, la leche entera, la mantequilla y otros productos lácteos aumentan los niveles del colesterol-LDL en sangre. En realidad, según los expertos, disminuir el consumo de grasas saturadas puede ser incluso más importante para la disminución del colesterol en sangre que la supresión de alimentos ricos en colesterol de la dieta. Puesto que los alimentos de origen animal son la principal fuente de grasas saturadas y de colesterol, disminuir el consumo de carne y de productos lácteos enteros logra ambos objetivos.

Para disminuir el consumo de grasas y de grasas saturadas de la dieta puede seguir el ejemplo de Terry. Terry sustituyó la leche entera por leche desnatada y el helado o las natillas por yogur desnatado. Empezó a comer verduras aliñadas con zumo de limón y pimienta pero sin mantequilla y ensaladas aliñadas con vinagreta en lugar de salsas. Aprendió a preparar caldo con poca grasa, a quitar la piel de las aves y en general a cocinar sin grasas. También suprimió la carne de la cena, sustituyéndola por pollo, pescado y verduras. Cuando comía carne, jamás consumía más de 150 g diarios y se acostumbró a consumir las carnes menos grasas. En realidad, aprendió a disfrutar de la comida vegetariana, como un pastel de verduras o espaguetis con champiñones.

Consuma soja en lugar de carne. Según ensayos clínicos recientes llevados a cabo en Estados Unidos, sustituyendo aproximadamente 50 g de proteínas animales (carne) por soja, una legumbre muy rica en proteínas, es posible disminuir el nivel de colesterol total alrededor del 9 %, el colesterol-LDL casi un 13 % y el de triglicéridos aproximadamente un 10 %. El consumo de 2 o 3 raciones de soja al día (como el tofu, un queso fresco elaborado con leche de soja) puede ser suficiente para alcanzar sus objetivos por lo que respecta al colesterol.

Utilice siempre aceite vegetal. La mayoría de los aceites vegetales apenas contienen grasas saturadas. El aceite de oliva y el de cacahuete contienen principalmente grasa monoinsaturada que disminuye el colesterol-LDL y, de acuerdo con algunos expertos, contribuye a que el colesterol-LDL sea menos susceptible a la oxidación que los aceites poliinsaturados. (La oxidación produce la acumulación del colesterol-LDL en la pared de las arterias.) Los aceites de maíz, girasol y soja contienen principalmente grasas poliinsaturadas, que también disminuyen su colesterol-LDL. Recuerde que debe controlar el consumo total de grasas, ya que la grasa es muy densa desde un punto calórico y, consumida en exceso, puede provocar un aumento de peso y efectos adversos sobre los lípidos sanguíneos.

Un estudio efectuado en Estados Unidos puso de manifiesto que la utilización de aceites vegetales junto con una dieta baja en grasas puede disminuir el colesterol total un 11 % y el colesterol-LDL, un 13 %. Otros estudios han demostrado que son posibles disminuciones similares o incluso mayores del colesterol total.

Tenga precaución con la margarina. La mantequilla, rica en grasas saturadas, no es beneficiosa, pero los estudios indican que la margarina no es mucho mejor.

La margarina, fabricada con aceites vegetales principalmente saturados, contiene menos grasas saturadas que la mantequilla, pero también contiene ácidos grasos denominados trans, que son residuos formados durante el proceso de fabricación que hacen que la margarina se vuelva sólida a temperatura ambiente. Los ácidos grasos trans tienen tendencia a aumentar los niveles de colesterol, de modo que pueden ser perjudiciales para el corazón y las arterias.

En un estudio realizado en Estados Unidos se describió que los ácidos grasos trans pueden aumentar los de colesterol-LDL y disminuir los niveles de colesterol-HDL, lo que es muy poco deseable.

La margarina puede ser algo mejor que la mantequilla, pero no mucho mejor, según los expertos. Si utiliza margarina en lugar de mantequilla, es recomendable que consuma una margarina baja en grasas, de las llamadas ligeras, ya que contienen menos cantidad de grasa.

Consuma legumbres. Las legumbres, como alubias, lentejas, garbanzos, etc., contienen mucha fibra que contribuye a disminuir los niveles de colesterol sanguíneo, según las investigaciones más recientes.

Para lograr una disminución del 15-23 % del colesterol es aconsejable tomar a diario una taza de legumbres. Es preferible añadir las legumbres de forma gradual a la dieta y beber agua en abundancia para evitar trastornos gástricos ya que las legumbres pueden producir flatulencia.

Al empezar el día, acuérdese de la avena. Consuma pan de avena, o galletas o cereales ricos en este cereal. La avena es rica en un tipo de fibra soluble denominada betaglucano. Si no le gusta la avena, puede consumir pan de varios cereales, que suele llevar avena.

Coma mucha fruta y verdura. Las naranjas, las manzanas y los pimientos favorecen un buen estado de salud por dos razones. Por una parte, son ricos en fibra soluble (pectinas) y son fuentes importantes de vitaminas antioxidantes y, por otra, son protectoras del corazón debido a su contenido en unas sustancias denominadas flavonoides. Estos importantes compuestos pueden contribuir a prevenir algunos cambios químicos que permiten que el colesterol-LDL se deposite en las paredes arteriales.

Un estudio llevado a cabo en la India demostró que una dieta rica en frutas y verduras, junto con la práctica de ejercicio moderado, disminuyó un 16,9 % los niveles de colesterol-LDL y aumentó ligeramente los de colesterol-HDL. La práctica de ejercicio parece aumentar, según los expertos, los niveles de colesterol-HDL.

Consuma ajo. Diversas investigaciones norteamericanas han demostrado que el consumo de ajo podría disminuir los niveles de colesterol-LDL. Para que sus efectos sean óptimos, es necesario triturar el ajo. Puede incorporarlo a gran variedad de platos. Si le preocupa tener problemas de aliento, puede adquirir comprimidos de ajo, sin olor.

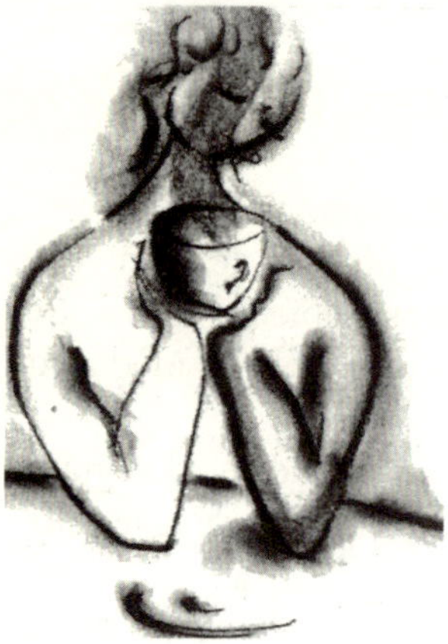

CAPÍTULO QUINCE

ESTREÑIMIENTO

El remedio tiene un nombre: fibra

Cuando el poeta Yeats escribió «las mujeres sanas siempre toman una ensalada con la carne», sin duda, no se estaba refiriendo a un remedio para luchar contra el estreñimiento, pero muy bien podría haber sido así.

Y es que una ensalada crujiente y tierna junto con la fruta, verdura, legumbres y cereales, muy ricos en fibra, son la piedra angular para luchar contra las desagradables sensaciones que produce el estreñimiento en 9 de cada 10 mujeres.

Además de la dieta, para luchar contra el estreñimiento es indispensable hacer ejercicio, beber líquido en abundancia y acostumbrarse a ir regularmente al baño. Los expertos consideran que con esta estrategia nunca será necesario recurrir a un laxante.

LA CLAVE DEL PROBLEMA

Los médicos estiman que el 10 % de la población de los países occidentales sufre estreñimiento, es decir, la evacuación de las heces difícil o poco frecuente (2 veces a la semana o menos). Cuando consiguen evacuar, sus deposiciones son duras o tienen la sensación de una evacuación incompleta. ¿Qué puede alterar el curso normal de la naturaleza? Sin duda, una dieta pobre en fibra, un consumo excesivo de laxantes, los problemas y trastornos que ocasionan los viajes, el embarazo o los cambios hormonales durante el ciclo menstrual, las hemorroides o el consumo de suplementos de hierro o calcio, los medicamentos antiácidos, los antidepresivos y otros fármacos pueden ser responsables del estreñimiento. Si siente dolor al evacuar, el estreñimiento se prolonga más de 7-10 días u observa sangre en las heces, consulte con su médico. También debe consultar con su médico si sospecha que algún medicamento o suplemento de hierro o calcio puede ser la causa de esta irregularidad. En este caso, bastaría con interrumpir o moderar el consumo del suplemento para aliviar el estreñimiento.

De lo contrario, lo más probable es que su dieta no contenga la cantidad suficiente de fibra, es decir, la parte indigerible de la verdura y la fruta que actúa aumentando el volumen de las heces y facilita su evacuación.

La fibra es de dos tipos: soluble o insoluble. La fibra soluble se encuentra en la piel y la cáscara de la fruta (pectina), y la fibra insoluble en las verduras (celulosa, hemicelulosa y lignina) y en el salvado de trigo; la envoltura que recubre este cereal y su consumo es indispensable para el sistema digestivo. Una dieta rica en fibra contribuye a que el contenido fecal avance en los intestinos. Cuando la fibra insoluble absorbe líquido, aumenta de volumen, ablanda las heces y las hace más voluminosas, de modo que las contracciones del intestino son más eficaces y los movimientos intestinales contribuyen a la progresión del contenido fecal.

Aunque la Asociación Americana de Dietética recomienda el consumo de 20-35 g diarios de fibra, la mayoría de las mujeres norteamericanas apenas consumen la mitad de esta cantidad. Consumimos demasiados alimentos procesados de los que se ha extraído la fibra.

UN MENÚ PARA LA REGULARIDAD

Para aliviar el estreñimiento, seleccione para desayunar pan y cereales integrales, consuma fruta y hortalizas crudas en el almuerzo y en la cena consuma regularmente legumbres y verduras, ricas en residuos.

Para consumir fibra en abundancia es aconsejable que en el desayuno incluya una taza de cereales ricos en salvado, que le aportará unos 5 g de fibra. Si los mezcla con un plátano troceado, obtendrá 3 g de fibra. También puede llevarse a la oficina galletas integrales, palomitas de maíz o una zanahoria cruda. Si a la hora del almuerzo escoge una ensalada, elija espinacas o acelgas en lugar de lechuga cuyo contenido en fibra es menor. Si toma carne, acompáñela siempre de legumbres, bróculi o coliflor cruda.

Si a la hora de cenar no tiene nada preparado, es muy recomendable recurrir a la verdura congelada. Después de un día de trabajo agotador, limpiar y cortar la verdura puede desalentar a cualquiera, por muy buenos propósitos que se haya hecho al levantarse. Si dispone de verdura congelada, simplemente puede cocerla durante unos minutos en el microondas.

Los expertos sugieren las siguientes estrategias adicionales para aumentar el consumo de fibra.

Seleccione los alimentos más ricos en fibra. Consuma garbanzos (media taza contiene 7 g de fibra), judías (media taza contiene 6,9 g de fibra), frambuesas (una taza contiene 6 g de fibra), o una pera (4,3 g de fibra por unidad).

Siempre que sea posible consuma legumbres, verduras y frutas sin pelar.

Recuerde que la fibra está en la guarnición. Por ejemplo, puede añadir un cuarto de taza de pasas al arroz o a los cereales, con lo que consumirá 2 g más de fibra. También puede añadir germen de trigo (4 g de fibra por cuarto de taza) a los cereales.

Consuma ciruelas e higos. Cinco ciruelas contienen 5 g de fibra (con razón tienen la reputación de ser un laxante natural). Y para que no sea tan monótomo, consuma higos secos. Tres unidades aportarán 5 g de fibra.

Pruebe un preparado de fibra en polvo o granulada. Consuma una o dos cucharadas de fibra natural en polvo (p. ej., goma guar, fibra de soja) junto con una cantidad abundante de líquido (agua o un zumo) y de este modo se asegurará una cantidad suficiente de fibra. También puede adquirir suplementos de fibra en forma de un granulado (que contienen psilio, pectina, etc.) o en comprimidos, aunque no debe abusar de ellos porque pueden producir irritación intestinal y flatulencia. Es aconsejable tomar estos preparados antes de las comidas, acompañados de un gran vaso de agua.

Añada fibra a la dieta de manera gradual. Sea cual fuere la forma de fibra que escoja, añádala a la dieta de manera progresiva para que su organismo pueda adaptarse a ella.

Beba mucho líquido. Beba 8 vasos de agua al día. Sin este líquido, la fibra que consuma puede causarle un mayor estreñimiento.

LA SOLUCIÓN VEGETARIANA

Los médicos han observado que los vegetarianos rara vez experimentan estreñimiento. La gran cantidad de fibra que consumen los vegetarianos les ayuda a evacuar con regularidad, según explican los especialistas gastrointestinales.

El menú vegetariano, que da preferencia a las legumbres, cereales integrales y frutos secos, proporciona 2 o 3 veces más cantidad de fibra que cualquier dieta basada en carne y alimentos con pocos residuos.

Pero, por supuesto, puede aprovechar las ventajas de la dieta vegetariana y seguir comiendo carne, pollo o pescado 2 veces a la semana. En muchas comidas puede prescindir de la carne y sustituirla por legumbres o verduras. Por ejemplo, puede sustituir la carne de la salsa boloñesa de los espaguetis o de la lasaña por espinacas y otras verduras ricas en fibra. No hace falta ser un vegetariano estricto para introducir estos cambios en su modo de comer.

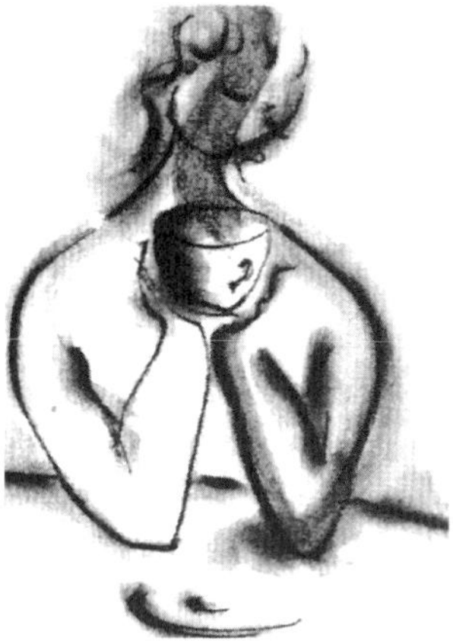

CAPÍTULO DIECISÉIS

DIABETES

Una dieta moderna para controlar mejor el azúcar sanguíneo

Laura, de 34 años de edad y preocupada por la perspectiva de una diabetes, decidió que tenía que modificar su dieta. Sustituyó el zumo de manzana por té helado sin azúcar. Cada mañana, para untar las tostadas del desayuno, en lugar de mantequilla, empezó a consumir margarina baja en grasas (ligera), y sustituyó el chocolate caliente, por leche desnatada, acompañada de varias cucharadas de cereales ricos en salvado de trigo y sin azúcar añadido.

El médico le había explicado que tenía un 50 % de posibilidades de padecer una diabetes en el futuro. Por esta razón, cambió sus hábitos alimentarios y su estilo de vida.

La diabetes es una enfermedad que afecta a la capacidad del organismo para producir insulina o para responder a ella. La insulina es una hormona que permite que el azúcar de la sangre (o glucosa) penetre en las células del organismo y sea utilizado para obtener la energía necesaria para todas las funciones y reacciones corporales. El médico consideró que en el caso de Laura el riesgo de sufrir una diabetes era mayor que el de otras personas por cuatro razones: presentaba un ligero sobrepeso, tenía una historia familiar de diabetes, era de origen afroamericano y previamente había sufrido una diabetes gestacional. Cada factor aumentaba las posibilidades de que algún día Laura padeciera una diabetes crónica.

Si esto ocurría, el organismo de Laura sería incapaz de fabricar y utilizar correctamente la insulina, lo que a su vez produciría un aumento de las grasas perjudiciales para el sistema cardiocirculatorio, como el colesterol y los triglicéridos, con un mayor riesgo de sufrir enfermedades coronarias, enfermedades renales, ceguera y problemas circulatorios. En realidad, el riesgo de padecer enfermedades coronarias es de 2 a 4 veces superior en los pacientes diabéticos que en las personas sanas. Por esta razón, Laura hizo muy bien al tomar medidas para prevenir la aparición de la enfermedad.

Menstruación, fatiga y control del azúcar en sangre

La diabetes mellitus se considera entre la cuarta y octava causas de muerte en los países desarrollados. La esperanza de vida de una persona diabética comparada con una no diabética es menor cuanto más temprana es la aparición de la enfermedad.

En Europa la incidencia de la diabetes es de 8-30 por cada 100.000 habitantes. En Estados Unidos, aproximadamente 8,4 millones de mujeres padecen diabetes. Alrededor de la mitad de ellas saben que sufren la enfermedad y pueden controlarla gracias a la dieta y el ejercicio físico y/o las inyecciones de insulina (diabetes insulinodependiente) o fármacos tomados por vía oral, es decir, los denominados hipoglucemiantes orales (diabetes no insulinodependiente). La otra mitad de las mujeres diabéticas pueden casi superar la diabetes si prestan atención a los factores de riesgo y toman medidas precozmente.

En cierto sentido, la diabetes afecta de manera diferente a las mujeres y a los hombres. Algunas mujeres observan que necesitan mayor cantidad de insulina alrededor de 1-2 semanas antes de que se inicie la menstruación. Los anticonceptivos orales (la «píldora») pueden influir negativamente en los niveles de azúcar en sangre, pero a menudo las diabéticas han de utilizar este método anticonceptivo, ya que su riesgo de infecciones es mayor y los dispositivos intrauterinos (DIU) pueden propiciarlas, por lo que los médicos aconsejan a la mayoría de las diabéticas que no utilicen un DIU como método anticonceptivo.

A pesar de las múltiples señales de alarma –apetito y sed desmesurados, visión borrosa, sensación de fatiga extrema y necesidad más frecuente de orinar–, más de la mitad de las mujeres que sufren diabetes no saben que son diabéticas.

En todo el mundo existen muchos casos de diabetes no diagnosticada. Por ello, toda persona con factores de riesgo debe someterse a un análisis de sangre para verificar el estado de la glucosa.

¿Cuáles son los factores de riesgo? El sobrepeso, pero sobre todo la obesidad (cuanto mayor es el grado de obesidad, más fácilmente se agota la secreción de insulina), una historia familiar de diabetes, la diabetes gestacional durante un embarazo previo, ser afroamericano o asiático, el estilo de vida sedentario, el aumento de los niveles de colesterol y/o triglicéridos y una hipertensión arterial.

Bebés más sanos y corazones más sanos

Tiempo atrás se creía que el consumo excesivo de azúcar era la causa de la diabetes y que para controlar la enfermedad, bastaba con evitar el consumo de azúcar. Sin duda, el control dietético es una de las bases del tratamiento de la enfermedad, pero no es tan sencillo como parece. El objetivo es conseguir que los niveles de azúcar en sangre sean lo más normales posible, lo que puede lograrse si se tienen en cuenta todos los alimentos de la dieta y no sólo los alimentos dulces o el azúcar.

La ingesta del diabético es una de las piedras angulares de la prevención y/o el control de la diabetes. Las recompensas obtenidas desde el punto de vista de la salud hacen que los esfuerzos dietéticos y dirigidos a la práctica de ejercicio físico valgan la pena. Tendrá mucha mayor energía y además dejará de sentirse sedienta a todas horas. Su sueño será más reparador, ya que no estará interrumpido por la necesidad frecuente de ir al baño a orinar.

Además, según los expertos, la dieta le proporcionará beneficios a largo plazo, ya que unos niveles elevados de glucosa en sangre a la larga pueden originar complicaciones muy graves para la salud (como ceguera, enfermedades renales, cardiopatías y alteraciones circulatorias). Si una mujer con diabetes se queda embarazada y la diabetes no se trata, peligra la salud de su futuro hijo.

No obstante, siempre que la diabetes se controle antes de la concepción y durante todo el embarazo, una mujer diabética puede dar a luz a un niño completamente sano. En un estudio patrocinado por los Institutos Nacionales de Salud norteamericanos, 386 mujeres con diabetes fueron seguidas durante todo el embarazo y los investigadores llegaron a la conclusión de que las mujeres con unos niveles de glucosa sanguínea controlados no tuvieron mayores probabilidades de abortar o dar a luz a recién nacidos muertos que las mujeres sin diabetes. Aunque el riesgo de defectos congénitos sigue siendo 2-5 veces mayor, las mujeres que antes del embarazo y durante él siguen los consejos nutricionales tienen mayores probabilidades de controlar su diabetes y de dar a luz a un bebé sano. Es esencial un control óptimo del azúcar en sangre antes del embarazo para dar a luz a un niño sano. Los riesgos reales de defectos congénitos al nacer se producen en las primeras 6-10 semanas cuando se está formando el futuro niño.

En el caso de que la diabetes se desarrolle cuando ya está embarazada (es decir, una diabetes gestacional, una enfermedad que suele resolverse después del embarazo), los riesgos son diferentes. Su futuro hijo pesará más al nacer, por lo que podrá ser necesario un parto por cesárea. Otras complicaciones para el futuro niño incluyen una disminución de los niveles de azúcar en sangre (hipoglucemia), dificultades respiratorias e ictericia. Además, las madres con diabetes gestacional pueden presentar hipertensión arterial e infecciones urinarias más frecuentes.

Qué puede (y debe) comer

Tanto si está embarazada como si no, para controlar la diabetes, los expertos defienden unas normas dietéticas cuyo objetivo es disminuir los riesgos de enfermedades cardíacas (la denominada cardiopatía isquémica) y, al mismo tiempo, controlar los niveles de glucosa en sangre y mantener un peso corporal ideal.

DIETA MEDITERRÁNEA

Aceite de oliva virgen, el característico sabor a ajo, panes integrales y de varios cereales crujientes y dorados, pasta, legumbres y una variedad de verduras de todos los colores. La dieta mediterránea –francesa, italiana, griega y española– es un placer para los ojos y una fiesta para las papilas gustativas.

Según las conclusiones de un grupo de expertos de la universidad de Texas, la dieta mediterránea puede ser la mejor estrategia alimentaria posible para una mujer y para cualquier persona con diabetes.

En un estudio, 42 varones y mujeres con diabetes siguieron una de dos dietas durante 6 semanas. Una de ellas aportaba el 55 % de calorías procedentes de los hidratos de carbono y el 30 % de la grasa. La otra dieta proporcionaba menor número de hidratos de carbono y mayor cantidad de grasas: 40 % a partir de los hidratos de carbono y 45 % a partir de las grasas. En el segundo grupo la grasa procedía en parte de la grasa monoinsaturada (aceite de oliva y aguacates), es decir, simulaba la dieta mediterránea.

El resultado de esta investigación fue que con ambas dietas disminuyeron los niveles de colesterol-LDL, es decir, el colesterol responsable de la aparición de coronariopatías. Sin embargo, la dieta que incluyó aceite de oliva produjo beneficios adicionales: los investigadores observaron una disminución de los niveles sanguíneos de glucosa, triglicéridos y de colesterol-VLDL, que contribuye a la formación del colesterol-LDL, al mismo tiempo que se mantuvieron los niveles de colesterol-HDL, es decir, el colesterol

En lugar de centrarse en el consumo de azúcar, los expertos hacen hincapié en el consumo de hidratos de carbono o glúcidos de absorción lenta (p. ej., pan, legumbres, pasta y arroz), ricos en fibra así como proteínas con poca grasa. Además, los diabéticos han de limitar el consumo hidratos de carbono o glúcidos de absorción rápida (frutas y leche).

En 1994, la Asociación Americana de Diabetes recomendó a los pacientes con diabetes la siguiente distribución de calorías diarias totales: el 10-20 % de las calorías provenientes de las proteínas, menos del 20 % de las grasas saturadas e insaturadas y el 60-70 % de los hidratos de carbono y de las grasas monoinsaturadas por el efecto beneficioso de estas últimas sobre la salud del corazón y el sistema circulatorio. Por otra parte, la dieta de cada paciente varía según los objetivos del peso, el nivel de actividad y los valores de colesterol y triglicéridos individuales. Por esta razón, los expertos no aconsejan una «dieta diabética» única para todo el mundo.

bueno, que disminuye el riesgo de enfermedades cardíacas y coronarias. Lo que es más importante todavía, otro estudio basado en la misma investigación puso de manifiesto que siguiendo una dieta rica en aceite de oliva, los pacientes con diabetes precisaron casi un 13 % menos de insulina.

Por esta razón, los expertos consideran que la dieta mediterránea es muy apropiada para los pacientes con diabetes y sus familias, ya que, además de beneficiosa, es fácil de seguir y agradable para el paladar. Cuando establezca su plan alimentario no olvide incluir otros alimentos característicos de esta dieta, como cereales, fruta, verdura y legumbres como las judías o las lentejas y pequeñas cantidades de carne y pescado.

La dieta mediterránea contiene fibra en abundancia e hidratos de carbono de absorción lenta (los complejos o polisacáridos) que constituyen elecciones óptimas para las personas con diabetes. Por otra parte, recuerde que es importante controlar el consumo de calorías totales, ya que si consume un exceso de aceite de oliva, corre el riesgo de aumentar de peso.

De esta dieta, los expertos sólo desaconsejan el vino ya que añade calorías «vacías» y aumenta el riesgo de obesidad. Por otra parte, el vino y el alcohol en general aumentan los niveles sanguíneos de triglicéridos y en algunas personas predispuestas pueden aumentar la presión arterial.

Por último, no olvide que el ejercicio físico es fundamental para cualquier diabético.

A continuación se ofrecen algunos de los consejos de los expertos.

Planifique el consumo de hidratos de carbono o glúcidos. Todo el mundo necesita cierta cantidad de hidratos de carbono como suministro de energía, pero en una mujer con diabetes el consumo excesivo puede aumentar los niveles de glucosa en sangre.

Los expertos recomiendan a las mujeres con diabetes tomar 3 o 4 raciones de hidratos de carbono (preferentemente, polisacáridos de absorción lenta) en cada comida, pero no una cantidad mayor. Cada ración equivale a unos 15 g de hidratos de carbono, cantidad que se encuentra en un vaso de leche, una pieza de fruta pequeña a mediana, media taza de pasta, una patata mediana, media taza de arroz o tres cuartos de taza de cereales. Controlar la cantidad de hidratos de carbono que se consumen contribuye a mantener unos niveles constantes de azúcar en sangre. ¿Cuáles son los hidratos de carbono óptimos? Los mejores son los menos procesados, es decir, cereales, verduras, pasta y, por último, fruta. Si como postre tiene que elegir entre una galleta, un vaso de zumo de naranja o una naranja, escoja la naranja.

Coma a menudo. Para controlar mejor los niveles de glucosa en sangre, es aconsejable tomar pequeños tentempiés entre el desayuno, el almuerzo y la cena. Es posible que no produzca la cantidad suficiente de insulina para procesar una comida copiosa, pero su páncreas puede producir la cantidad suficiente de insulina para procesar tentempiés más ligeros. La clave está en no comer demasiado.

Para comer más a menudo sin comer en exceso, es necesario planificar de antemano sus comidas. Por ejemplo, a media mañana puede tomar una pieza de fruta. El pan del almuerzo puede convertirse en una merienda óptima acompañado de queso bajo en grasas o de un yogur o incluso de otra pieza de fruta. En lugar de tomar un vaso de leche con la cena, resérvelo para la hora de acostarse, acompañado de pan o de galletas integrales.

Acuérdese de la fibra. Los expertos en nutrición consideran que la fibra soluble, como la contenida en la fruta, tiende a disminuir la absorción de glucosa y colesterol en el torrente sanguíneo. No obstante, una persona diabética necesita más de los 30 g recomendados para la dieta occidental. Además, las personas con diabetes deberían consumir fibra por las mismas razones que las personas sanas, es decir, para facilitar los movimientos intestinales, disminuir el riesgo de cáncer de colon y mantener unos niveles saludables de colesterol para luchar contra las cardiopatías, las enfermedades coronarias y el infarto de miocardio.

Sacie la sed. Los expertos han observado que los diabéticos que no consumen una cantidad suficiente de líquidos presentan niveles más altos de azúcar en sangre. Por consiguiente, el mejor consejo es consumir como mínimo 2 l diarios de líquidos, de preferencia agua, y consumir café o té con moderación.

Sea prudente con la sal. El exceso de sal puede traducirse en un aumento de la presión arterial, y las mujeres con diabetes tienen el doble o el triple de probabilidades de sufrir hipertensión arterial. Y la combinación de hipertensión y niveles elevados de azúcar en sangre es una bomba de relojería. Para prevenir estos problemas, la Asociación Americana de Diabetes recomienda limitar el consumo de sal (sodio) a una cantidad no superior a 3 g al día, o inferior si ya es usted diabética o sufre hipertensión arterial. Cuando compre comida preparada, lea bien las etiquetas que normalmente indican el contenido de sodio en miligramos. Y cuando cocine recuerde que 3 g de sodio equivalen a una cucharadita y media de sal.

Evite el postre. Las mujeres con diabetes pueden tolerar un postre dulce como una galleta o una ración de helado, pero no son postres aconsejables. Incluso los postres endulzados con fructosa pueden aumentar los niveles de azúcar en sangre de manera espectacular y, además, la mayoría de los postres tienden a ser ricos en grasas, es decir, proporcionan calorías «vacías» sin apenas valor nutritivo.

Para perder el exceso de peso, camine. Si presenta sobrepeso u obesidad, perdiendo sólo 2-5 kg su diabetes puede controlarse espectacularmente. El ejercicio ayuda a las personas diabéticas a perder peso, aumenta la capacidad del organismo de utilizar la glucosa sanguínea para los procesos energéticos y contribuye a la producción de musculatura que a su vez ayuda al organismo a gastar más calorías. Juntos, el control del peso y el ejercicio son un medio muy eficaz de prevenir la diabetes para cualquier mujer. Es muy simple: 30-40 minutos de ejercicio, 3-4 veces a la semana queman calorías y disminuyen el riesgo.

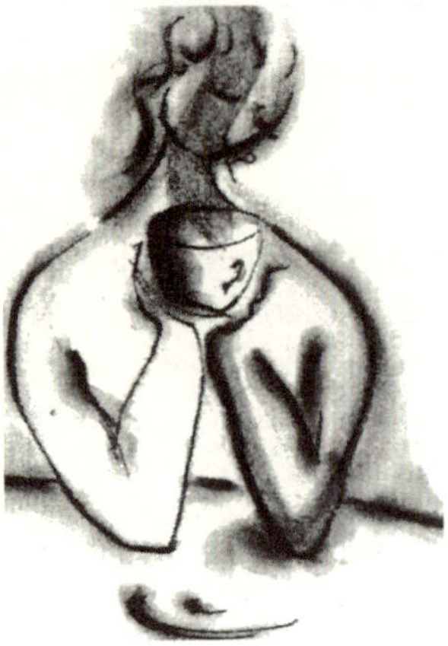

Capítulo Diecisiete

FATIGA

Consejos para afrontar el día pletórica de energía

Seguramente a veces piensa que sus días parecen una carrera contra reloj: levantarse muy temprano cuando aún está casi dormida, preparar los desayunos, despedir a la familia y tomarse un café rápido y un bocado que muchas veces engullirá mientras conduce camino de la oficina. Después, con una tarde entera de trabajo por delante, todo lo que puede tomar a la hora del almuerzo es una hamburguesa o un perrito caliente. Más tarde, mientras intenta vencer el sueño que la acecha a las tres de la tarde, de repente se da cuenta de que ya es hora de regresar a casa, preparar la cena y sobrevivir a una noche agotadora a base de pasar la aspiradora, poner lavadoras, ayudar a sus hijos a hacer los deberes y revisar las facturas que ha de pagar al día siguiente.

Con este panorama, es completamente normal que se sienta irritable, frustrada y decididamente nada cariñosa, como si su cerebro funcionara en cámara lenta. Está cansada y su dieta puede ser, al menos en parte, responsable de esta sensación de agotamiento. Si es así, no está sola; millones de personas como usted se sienten cansadas e incluso los expertos consideran que el 2-3 % de la población del mundo occidental experimenta un cansancio casi incapacitante para trabajar y llevar una vida normal (el denominado síndrome de la fatiga crónica). En este porcentaje, la proporción de mujeres supera con creces la de varones. Parte de la causa de dicho cansancio puede ser la dieta, como lo demuestra el hecho de que una de cada cuatro mujeres afectadas por esta sensación de fatiga recuperan la energía con una modificación sensata de la dieta.

¿Por qué las mujeres están más cansadas?

¿Por qué la fatiga es una de las diez quejas principales que las mujeres refieren a su médico? Nuestro estilo de vida ajetreado es el responsable. Las mujeres que trabajan fuera y dentro del hogar, cuidan de su familia, cocinan, hacen la compra y se ocupan de las tareas domésticas, muchas veces duermen poco y por supuesto no hacen ejercicio. En lugar de intentar consumir alimentos nutritivos que les proporcionen energía, «tragan» una ensalada o recurren a las comidas preparadas, lo que se traduce en déficit de vitaminas y minerales esenciales, sobre todo de hierro, vitaminas del grupo B, magnesio y ácido fólico, necesarios para mantener unos niveles adecuados de energía.

Son muchas las mujeres que voluntariamente siguen una dieta muy baja en calorías con el objetivo de perder peso y, como consecuencia, su dieta es carencial. Otras mujeres se sienten agotadas por causas diversas como un embarazo, el parto o la menopausia.

Otras mujeres comen en exceso y se sienten cansadas porque su organismo necesita mucho tiempo para digerir y almacenar el exceso de grasas. En consecuencia, disminuye la circulación de la sangre, que distribuye una menor cantidad de oxígeno a las células de todo el organismo. Por último, existen mujeres que escogen alimentos equivocados en el momento equivocado y se sienten incapaces de hacer nada, totalmente desprovistas de energía.

Además, el consumo de tabaco, alcohol y drogas también puede ser responsable de la fatiga, al igual que algunas enfermedades que fluctúan desde la anemia hasta la diabetes pasando por la depresión. Si súbitamente se siente cansada sin una razón aparente o se da cuenta de que es incapaz de seguir su ritmo normal durante un mes, ha llegado el momento de que consulte con su médico. De lo contrario es posible que sólo necesite modificar su dieta para recuperar la vitalidad.

ALIMENTO PARA EL CEREBRO

La experiencia ha enseñado a muchas mujeres lo que la investigación pone de manifiesto sobre el poder de los alimentos para aumentar o disminuir los niveles de energía.

Un almuerzo copioso puede producir fatiga mental durante toda la tarde. Es preferible tomar varias comidas ligeras a lo largo del día. Con toda seguridad, se sentirá con más energía.

Si desea que su energía mental sea óptima para terminar un informe urgente o para quedarse a trabajar hasta tarde o acabar su declaración de la renta, incluir pequeñas cantidades de proteínas como parte de una dieta baja en grasas puede ayudar a su cerebro a producir mayor cantidad de los neurotransmisores que favorecen la alerta y la vigilancia mental.

Por ejemplo, puede empezar el día desayunando una tostada de pan integral acompañada de queso bajo en grasas (tipo requesón); como almuerzo puede escoger un sándwich de pan integral de pavo bajo en grasas con unas rodajas de tomate, lechuga y aliño bajo en grasas, y para la cena, puede tomar pescado a la plancha o al vapor. De este modo, podrá hacer caso omiso de los ritmos naturales de su cuerpo y luchar contra la tendencia a sentirse cansada mentalmente a medida que avanza el día, ya que prolongará unas 3 horas el tiempo de pleno rendimiento de su cerebro.

Cuando nuestras madres nos decían «cómete el pescado que tiene fósforo y es bueno para el cerebro», ¡cuánta razón tenían!

Sin duda, necesitamos hidratos de carbono complejos (recuerde, los polisacáridos) como la pasta y pan integral para las reacciones energéticas de los músculos. Sin embargo, de acuerdo con las investigaciones clínicas de los expertos, los hidratos de carbono consumidos sin proteínas aumentan la disponibilidad de triptófano, un aminoácido, para nuestro cerebro. El cerebro utiliza el triptófano para producir serotonina, un neurotransmisor que proporciona una sensación de menor estrés, menor ansiedad y mayor relajación.

En comparación, las proteínas proporcionan a las células cerebrales mayor cantidad de tirosina, otro aminoácido. La tirosina se transforma en dopamina y en noradrenalina, que son dos de los neurotransmisores que contribuyen a la transmisión de impulsos nerviosos de una terminación nerviosa a otra durante las funciones mentales. La agudeza del pensamiento, la elección precisa de las palabras y la agilidad mental dependen del consumo de proteínas. Si apenas consume proteínas, probablemente notará menor agilidad mental.

No obstante, este consejo no es válido para todo el mundo, según mencionan los expertos. Algunas personas experimentan fatiga junto con depresión, tensión o ansiedad si no satisfacen sus necesidades de hidratos de carbono. Cuando estas personas consumen hidratos de carbono se sienten mejor y manifiestan mayor capacidad de concentración.

HIDRATOS DE CARBONO PARA UN DÍA LARGO Y DIFÍCIL

Los hidratos de carbono también constituyen la energía básica del cerebro y son vitales para el mantenimiento de las funciones corporales. Aunque los hidratos de carbono se encuentran en numerosos alimentos –desde las judías, el arroz, frutas y verduras hasta los dulces y los refrescos– no hay que olvidar que todos los hidratos de carbono no son iguales.

Algunos hidratos de carbono, como el azúcar, la miel, los dulces, los caramelos y los pasteles (los hidratos de carbono simples o monosacáridos), aportan energía inmediata, pero poco después de consumirlos reaparecen el cansancio y el hambre.

En comparación, los hidratos de carbono complejos que también son muy ricos en fibra, como judías, guisantes y otras legumbres, verduras y todos los cereales, proporcionan una energía más constante. El organismo los absorbe más lentamente. Las comidas y los tentempiés que combinan hidratos de carbono con pequeñas cantidades de grasas o proteínas también representan una liberación constante de energía por la misma razón.

Puede combinar hidratos de carbono, proteínas bajas en grasa y fibra en forma de una pieza de fruta junto con pan integral, mantequilla baja en grasas, queso o yogur desnatado, una patata al horno o al vapor con queso fresco bajo en grasas, una ensalada de legumbres, etc.

Igualmente importante es proporcionar al organismo una fuente de energía constante desde la primera comida del día, el desayuno: después de 8-10 horas de ayuno, si no desayuna, le faltará la energía necesaria para mantener el ritmo de actividad durante todo el día.

Para suministrar a su cuerpo una energía constante, lo mejor es comer a menudo, pero poca cantidad. Una comida copiosa que le proporcione 1.000 calorías de una sola vez se traducirá con toda seguridad en cansancio a los 30 o 60 minutos. Esto se debe a los cambios neuroquímicos del cerebro que se relacionan con el aminoácido mencionado previamente, el triptófano. Por otra parte, algunas personas experimentarán el denominado efecto rebote «hipoglucémico» 3 o 4 horas más tarde y se sentirán cansadas e irritables.

MICRONUTRIENTES PARA OBTENER MACROENERGÍA

Por naturaleza, las mujeres tienen necesidades específicas de vitaminas y minerales. La menstruación y el parto, por ejemplo, producen depleción de los depósitos de hierro, que se traduce en cansancio e incluso anemia. Lo mismo sucede si la dieta es deficitaria en los alimentos más ricos en hierro, como carne roja magra, legumbres, frutos secos, pescado y marisco.

Las mujeres que toman anticonceptivos orales pueden tener un déficit de vitamina B_6 y de ácido fólico, que se manifiesta por una sensación de cansancio e incluso depresión. Si está tomando la píldora, asegúrese de consumir alimentos ricos en vitamina B_6, como germen de trigo, plátanos, aguacates, col y coliflor, y alimentos ricos en ácido fólico, como albaricoques, calabaza, zanahorias, judías verdes y verduras de hoja verde como espinacas o acelgas.

Tomar diuréticos y consumir demasiado alcohol puede producir un déficit de potasio y de magnesio, asimismo responsable de la sensación de cansancio que se acompañará de debilidad muscular y falta de concentración. Para corregirlo, es aconsejable consumir frutos secos, cítricos, plátanos y verdura, para reponer las pérdidas de potasio, y nueces, cereales y verduras, ricos en magnesio. Si toma diuréticos, consulte con su médico, que puede solicitar un análisis de sangre para controlar los niveles de potasio o recetarle diuréticos que no provoquen una pérdida de potasio (los denominados diuréticos ahorradores de potasio).

BEBIDAS DEPORTIVAS Y BARRITAS ENERGÉTICAS

La comida es suficiente

Cada día aparecen nuevas bebidas deportivas con etiquetas de colores llamativos y sabor a fruta que prometen un elevado rendimiento a los deportistas. Lo mismo puede decirse de las barritas energéticas. Imposible hacer caso omiso, ya que son muy atractivas, sin ninguna duda, pero ¿las necesitamos? Probablemente, no.

Si no practica ejercicio durante más de 90 minutos, no necesita recurrir a estas bebidas y barritas energéticas. Las personas que practican aeróbic y *footing* y las personas que hacen ejercicio para perder peso o para estar en forma pueden satisfacer sus necesidades energéticas y de líquidos con agua y tentempiés saludables.

Las bebidas deportivas son eficaces. Algunas de ellas contienen mezclas preparadas científicamente de hidratos de carbono, sodio y naturalmente agua, para reemplazar rápidamente a los líquidos, minerales y calorías perdidos durante el ejercicio. Pero sin duda no son mágicas. Estos mismos ingredientes se encuentran en los alimentos que consumimos en la dieta habitual.

No se ha demostrado que una mujer con una actividad moderada que practica ejercicio una hora o menos al día por debajo del 85 % de la frecuencia cardíaca máxima necesite hidratos de carbono o minerales adicionales para reponer las pérdidas de energía o para rehidratarse. A menos que sea deportista y practique deporte durante más de una hora o, por ejemplo, juegue al tenis durante más de una hora seguida un día muy caluroso, todo lo que una mujer necesita es agua en abundancia más un tentempié o una comida varias horas después de haber practicado ejercicio.

Para mantener el organismo hidratado de forma óptima, alrededor de una hora antes de hacer ejercicio basta beber dos vasos de agua y un vaso cada 20 minutos mientras se practica. Después es aconsejable pesarse y beber el agua suficiente para reemplazar el peso perdido. Puede perder fácilmente 1 litro de líquido después de una hora de ejercicio. Incluso una pérdida tan insignificante puede provocar un aumento de la temperatura corporal y la frecuencia cardíaca, lo que puede dificultar el rendimiento físico.

Por lo que respecta a las barritas energéticas, el consumo de un plátano grande o cualquier otro tentempié similar le suministrará las mismas 200 calorías que proporcionan. Y, sin duda, estas alternativas resultan mucho más económicas.

No se olvide de beber como mínimo 2 l de agua al día. Los expertos afirman que la fatiga es un signo de deshidratación leve. Tenemos tendencia a consumir café o té porque producen una falsa sensación de energía, pero la cafeína en realidad actúa como un diurético y hace perder mayor cantidad de agua. La mayoría de las mujeres no beben la suficiente cantidad de agua.

¿No siente deseos de hacer nada? Evite el café

El café es un viejo recurso para cualquier persona que necesita un estimulante, ya que produce la falsa sensación de levantar el ánimo, pero la mayoría de los expertos advierten que el café puede influir negativamente en los niveles de energía.

El café es un arma de dos filos: la cafeína aumenta el estado de alerta, pero el consumo de más de tres tazas diarias, sobre todo después del mediodía, puede afectar el sueño. Y dormir poco se traduce en un nivel de energía todavía menor.

Evitando el café, recuperará los bríos. Diversos estudios efectuados en Estados Unidos han comprobado que las mujeres y los hombres deprimidos que eliminaron el azúcar y la cafeína de su dieta se sentían rebosantes de energía y mucho menos deprimidos.

Si está deprimida o siente fatiga constante, merece la pena intentar consumir menos café, aunque recuerde que al eliminar el azúcar y el café de su dieta puede experimentar una especie de síndrome de abstinencia. Es muy difícil abandonar estos hábitos alimentarios tan arraigados en nuestro estilo de vida.

En otro estudio norteamericano, 8 voluntarios que consumían bebidas con cafeína (el equivalente a 2-3 tazas de café) experimentaron mareos, temblores y otros síntomas típicos de la hipoglucemia cuando su nivel de azúcar en sangre disminuyó hasta aproximarse al de la hipoglucemia, un nivel que habitualmente no produce síntomas. ¿Cuál es la razón? La cafeína en realidad disminuye el flujo sanguíneo al cerebro, probablemente reduciendo la disponibilidad de glucosa que éste puede utilizar. Si consume menos café o lo sustituye por café descafeinado o toma un alimento sólido junto con el café podrá prevenir la disminución del azúcar en sangre.

Si desea eliminar el café, no intente hacerlo de manera brusca. Es mejor suprimir semanalmente una taza hasta eliminarlo de la dieta. Otra posibilidad es sustituirlo por café descafeinado. También es preciso que el cambio sea gradual para deshabituarse a la cafeína a su propio ritmo.

ALIMENTOS Y BEBIDAS CONTRA

Para mantener un estado de alerta y concentración mental óptimo y una energía plena, a continuación se describe un plan dietético muy energético diseñado por una nutricionista, la doctora Somer.

Los principios básicos de esta dieta son los siguientes: tome pequeños tentempiés cada 3 o 4 horas. Escoja hidratos de carbono complejos, ricos en fibra, combinados con proteínas bajas en grasas. Recuerde que los hidratos de carbono consumidos solos pueden producirle somnolencia. En el caso de las mujeres en edad fértil, es esencial un suplemento adecuado de alimentos ricos en hierro para combatir el cansancio. Al mismo tiempo, recuerde que es preciso limitar los alimentos que le roban energía: las grasas, el azúcar y la cafeína.

DESAYUNOS ENERGÉTICOS

Para empezar el día con energía, seleccione uno de los siguientes desayunos:

1. Un panecillo de pan integral con una cucharadita de mantequilla baja en grasas; un vaso de leche desnatada; un plátano.
2. Una taza de copos de avena con leche desnatada y una cucharada de germen de trigo, una cucharadita de miel o azúcar moreno, una cucharadita de nueces picadas y otra cucharadita de pasas. Un vaso de zumo de manzana.
3. Un huevo escalfado, hervido o pasado por agua; un zumo de naranja.
4. Una o dos rebanadas de pan integral con 100 g de requesón y un vaso de zumo de piña. Un vaso de leche desnatada.

DESAYUNOS QUE LE ROBAN ENERGÍA

A continuación unos cuantos ejemplos de desayunos que le roban energía o que a media mañana pueden producir una disminución de los niveles de glucosa en sangre, por lo que se sentirá hambrienta:

1. Galletas con mantequilla y café con un chorrito de crema de leche.
2. Tostadas con mantequilla y mermelada y un café.
3. Un perrito caliente o un bocadillo caliente de jamón y queso y un *croissant*.
4. Fruta y té.

LA FATIGA Y EL ESTRÉS

TENTEMPIÉS ENERGÉTICOS PARA MEDIA MAÑANA

A continuación se indican algunas opciones:

1. Medio melón de Cantalupo lleno de yogur desnatado con sabor a limón.
2. Magdalena o bollo integral con dos cucharadas de compota de manzana y un vaso de leche desnatada.
3. Macedonia de frutas con zumo de naranja.
4. Dos lonchas de pavo bajo en grasa con una rebanada de pan integral; un vaso pequeño de zumo de manzana.

TENTEMPIÉS QUE NO LE PROPORCIONAN ENERGÍA

Los siguientes tentempiés son desaconsejables en cualquier momento del día pero especialmente a media mañana:

1. Una barrita de galleta recubierta de chocolate.
2. Un *croissant* o un donut y un café.
3. Una bebida de cola y caramelos de goma.

EJEMPLOS DE ALMUERZOS PARA UNOS NIVELES MÁXIMOS DE ENERGÍA

Con unas cuantas horas de trabajo por delante, a continuación se indican ejemplos de almuerzos que le proporcionan la energía necesaria:

1. Un plato de sopa tipo minestrone, baja en grasas, y 60 g de pavo con una rebanada de pan integral, lechuga y mostaza; un vaso de leche desnatada.
2. Una ensalada de judías y 30 g de queso bajo en grasas cortado a dados con tres cucharaditas de aliño bajo en grasas; dos rebanadas de pan integral y agua mineral con una rodajita de limón.
3. Un sándwich de mantequilla baja en grasas con una cucharada de germen de trigo y dos cucharadas de miel; un vaso de leche desnatada y 100 g de fresas.
4. 80 g de rosbif con un panecillo integral, tomate, lechuga y mostaza; una pieza de fruta; el equivalente a una taza de coliflor, zanahoria rallada y bróculi crudos.

ALMUERZOS QUE LE ROBAN ENERGÍA

A continuación se proporcionan ejemplos de almuerzos que pueden producirle somnolencia y sensación de fatiga:

1. Hamburguesa doble con queso y salsa, patatas fritas y un refresco.
2. Ensalada mixta con mayonesa y espaguetis a la marinera.
3. Verduras fritas o rebozadas (p. ej., calabacín o alcachofa acompañadas de pescado o pollo frito).

TENTEMPIÉS PARA SUPERAR EL CANSANCIO A MEDIA TARDE

Para evitar la sensación de cansancio a media tarde, es aconsejable uno de estos tentempiés:

1. Dos tazas de zanahoria rallada junto con 100 g de queso fresco.
2. Un panecillo integral acompañado de puré de garbanzos; una manzana.
3. Un yogur desnatado con un kiwi cortado en dados; una rebanada de pan integral.
4. Un yogur desnatado con una taza de muesli y un puñado de orejones, pasas u otros frutos secos picados.
5. Un panecillo de maíz con mermelada baja en azúcar; un vaso de leche desnatada.

TENTEMPIÉS DE MEDIA TARDE QUE NO PROPORCIONAN ENERGÍA

No caiga en la tentación de la comida basura como la siguiente:

1. Galletas de chocolate.
2. Una bolsa de patatas fritas.
3. Un café y una barrita de caramelo.

CENAS PARA ESTAR EN FORMA POR LA NOCHE

Las siguientes sugerencias pueden proporcionarle la energía que necesita después de cenar:

1. 120-180 g de salmón al vapor o a la plancha con limón y eneldo; una patata al horno con aliño bajo en grasas; una taza de bróculi al vapor y una taza de ensalada mixta con dos cucharadas de aliño bajo en grasas. Como postre, una porción de melón o 100 g de fresas.

2. 120-180 g de pollo a la parrilla; una taza de pasta en ensalada con ajo picado y una cucharadita de aceite de oliva; 10 espárragos trigueros, una taza de ensalada de espinacas con dos cucharadas de aliño bajo en grasas; como postre, 100 g de fresas o un mango cortado en dados.
3. Verdura hervida con 100 g de queso fresco y una taza de arroz; una ensalada de judías aliñadas con vinagre; un vaso de leche desnatada.
4. Sopa de pescado con dos rebanadas de pan integral; ensalada de espinacas con dos cucharadas de aliño bajo en grasas; una ensalada de zanahorias y pasas con mayonesa baja en grasas; un vaso de leche desnatada.

Cenas que no proporcionan energía

Recuerde que una cena copiosa minará su energía. Por consiguiente evite este tipo de comidas:

1. Un filete con patatas fritas o al horno, gratinadas; verduras con mantequilla.
2. Pasta gratinada con bechamel.
3. Pavo relleno con salsa y patatas fritas.

Un tentempié antes de acostarse

Después de un día en el que ha disfrutado de energía plena, uno de los siguientes tentempiés contribuirá a que su sueño sea reparador y al día siguiente se levante llena de energía:

1. Leche de almendras (o varias gotas de extracto de almendras añadidas a un vaso de leche desnatada, caliente); dos o tres higos secos.
2. Dos tazas de fruta, como fresas o kiwi, plátano o naranjas.
3. Medio panecillo de pan integral tostado con mermelada dietética o compota de fruta.
4. Medio plátano y una cucharada de compota o puré de manzana.

Tentempiés que no la dejarán dormir

Si lo que desea es un sueño reparador, no es aconsejable que tome tentempiés como los siguientes:

1. Té, café, bebidas de cola o chocolate caliente.
2. Los restos de la cena que conserva en la nevera (recuerde que un estómago lleno es incompatible con un sueño reparador).

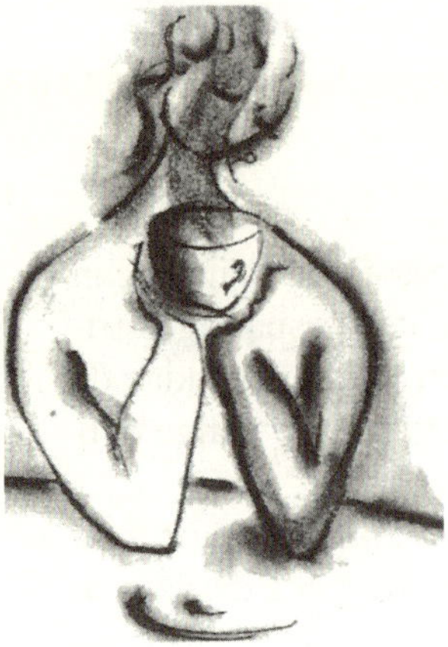

Capítulo Dieciocho

ALERGIAS ALIMENTARIAS

Resolver el problema sin renunciar a una nutrición adecuada

Una mujer que se quejaba de dolor de cabeza crónico advirtió que cuando suprimió de su dieta los tomates, los huevos y el maíz, el dolor de cabeza casi desapareció como por ensalmo. Otra mujer, cuando eliminó el trigo de su dieta, comprobó que los accesos de tos incontenible desaparecían de la noche a la mañana. Los cambios bruscos de humor de una adolescente mejoraron cuando el médico suprimió de su dieta todos los alimentos con levadura y los productos lácteos.

¿Reacciones alimentarias? Sin duda alguna. ¿Alergias alimentarias? Probablemente no.

¿Qué está sucediendo? Estas historias reales publicadas en varios artículos de una revista médica sobre reacciones alimentarias ilustran la enigmática y poderosa relación entre lo que consumimos y cómo nos sentimos, una relación que crea tanta confusión que una cuarta parte de los adultos norteamericanos y muchas personas del mundo occidental creen que padecen una alergia alimentaria, aunque en realidad esto sólo es cierto en 1 de cada 100 individuos.

«Muchas personas presentan reacciones adversas a los alimentos que son reales», indican los expertos en alergia e inmunología. Pero estas reacciones no son alergias reales a los alimentos. En el caso de la alergia alimentaria, el sistema inmune reacciona frente a una proteína de un alimento determinado (que se denomina *alergeno*) y en ocasiones la reacción puede suponer un riesgo para la vida.

El «lado femenino» de la alergia alimentaria

Aunque las mujeres y los hombres parecen presentar la misma predisposición a las alergias alimentarias, las mujeres pueden experimentar reacciones físicas más intensas a los alimentos durante la segunda mitad del ciclo menstrual.

No obstante, no es sólo un fenómeno relacionado con la menstruación sino que también se ha observado que las mujeres desarrollan nuevas alergias y reacciones alimentarias después de iniciar un tratamiento con anticonceptivos orales o un tratamiento de sustitución hormonal tras la menopausia. Ningún clínico conoce con seguridad la causa de estas alergias.

Sin embargo, para cualquier mujer con una alergia o intolerancia alimentaria, prescindir de una serie de alimentos puede traducirse en problemas nutricionales y emocionales. Por ejemplo, si no consume leche y productos lácteos debido a una alergia a la leche, no aprovecha una de las principales fuentes de calcio, y si evita los cítricos por la misma razón, pierde una importante fuente de vitamina C y de ácido fólico.

Si experimenta una grave alergia al pescado, sin duda, no se le ocurrirá salir a cenar con unos amigos si la cena va a ser a base de pescado, incluso aunque sus amigos se sientan decepcionados si usted no les acompaña.

¿ALERGIA O INTOLERANCIA?

Como ya se ha mencionado, las alergias alimentarias se producen cuando el sistema inmunitario confunde una proteína alimentaria con un peligroso invasor. La primera vez que su organismo se enfrenta al «invasor», un sistema inmunitario propenso a la alergia produce anticuerpos para luchar contra él. La segunda vez emplea los anticuerpos en un ataque bioquímico que se manifiesta por una inflamación (edema) de los labios, la boca y la lengua, malestar en el estómago, gases o diarrea, prurito (picor), la aparición de erupción o de ronchas o incluso simplemente una rinorrea o congestión nasal. En casos raros, la reacción es una anafilaxia, que constituye una amenaza para la vida y cuyos síntomas son un dolor súbito en el pecho, una disminución súbita de la presión arterial y una dificultad muy notable para respirar.

Los alimentos que más frecuentemente provocan reacciones alérgicas de gravedad son los huevos, la leche de vaca, las nueces, el trigo, la soja y el marisco. Sin embargo, también se han descrito reacciones anafilácticas después de consumir cebada, arroz, frutos cítricos, melones, plátanos, tomates, espinacas, maíz, patatas, etc.

¿Cuál es la mejor defensa? Evitarlos.

«Si un médico le ha diagnosticado una verdadera alergia alimentaria, es preferible que evite los alimentos en cuestión» indican los expertos de los Institutos Nacionales de Alergia y Enfermedades Infecciosas de Estados Unidos. Si sabe que cada vez que come arroz le aparecen ronchas, probablemente no se trata de una alergia alimentaria, pero si los cacahuetes le producen estas ronchas, pueden ser una advertencia de reacciones futuras más graves. Y si ha experimentado alguna vez una reacción grave, debe ser prudente. El tratamiento, mediante adrenalina por vía parenteral, suele producir la remisión inmediata de la reacción, pero es necesario que lleve consigo la medicación y que alguien le administre la inyección tan pronto como inadvertidamente consuma algún alimento al que sea alérgico. Si el médico le indica que es usted alérgico a un alimento concreto, es más seguro que suponga que será alérgico a él durante toda su vida.

En comparación, una intolerancia alimentaria rara vez es peligrosa, pero suele ser desagradable. Los síntomas característicos incluyen gases, diarrea o una sensación de plenitud o distensión abdominal. La causa de la intolerancia alimentaria no siempre es evidente. Por ejemplo, una persona puede presentar un déficit congénito de las enzimas necesarias para digerir la leche, una enfermedad que se denomina intolerancia a la lactosa y se describe en el capítulo 25. También puede tener dificultades para digerir el gluten que se encuentra en el trigo, la avena, el centeno y la cebada, una enfermedad denominada celiaquía. O el responsable de su dolor de cabeza puede ser un aditivo alimentario como el glutamato monosódico (un aditivo característico de la comida oriental, incluyendo las sopas) y que produce un trastorno denominado síndrome del restaurante chino, o los nitratos (que se encuentran en los perritos calientes y en otras carnes curadas).

¿Frustrada? Lea este apartado

Si no está segura de sufrir una alergia o una intolerancia alimentaria o cualquier otro problema o necesita ayuda para decidir qué puede comer o no, es importante que solicite el consejo de un profesional.

Consulte con un alergólogo. Para determinar si sufre una alergia o una intolerancia a los alimentos, consulte con un alergólogo que llevará a cabo una historia dietética y médica detallada y probablemente le practicará pruebas cutáneas o solicitará análisis de sangre y posiblemente valorará su reacción a alimentos específicos.

Consulte con un dietista. Las personas con síntomas imprecisos que están convencidas de que son alérgicas a muchos alimentos y en consecuencia los evitan pueden sufrir déficit nutricionales graves. Si padece una alergia alimentaria o sospecha que es la causa de su malestar, consulte con un dietista, que la ayudará a determinar los alimentos a los que reacciona y a garantizar que su alimentación es la adecuada desde un punto de vista nutritivo. El dietista la ayudará a determinar sus intolerancias alimentarias mediante pruebas de eliminación y provocación. Durante 5 días se eliminan todos los alimentos desencadenantes de la alergia alimentaria y después se introducen uno por uno para identificar el alergeno responsable.

Un plan de refuerzo nutricional

Los médicos insisten en el hecho de que si suprime los alimentos esenciales a causa de reacciones adversas, a la larga padecerá un déficit de diversos nutrientes importantes.

¿Alergia al polen?

Preste atención a lo que come

Si es usted alérgico al polen y presenta síntomas como rinorrea, lagrimeo ocular y estornudos, debe prestar atención a la reacción de su organismo cuando consume plátano, melones, pipas de girasol o incluso una infusión de manzanilla.

Las personas alérgicas al polen pueden ser sensibles a alimentos específicos, un fenómeno denominado reactividad cruzada (también conocido como síndrome de alergia oral). Los alimentos responsables contienen una sustancia que su organismo confunde con los alergenos presentes en el polen. Los síntomas típicos incluyen prurito o edema (inflamación) de labios, lengua, garganta o paladar.

Las mujeres alérgicas al polen de la ambrosía también pueden ser alérgicas a los plátanos, diferentes variedades de melón, manzanilla y a las pipas. Una persona alérgica al polen de algunos árboles como el abedul puede experimentar reacciones cruzadas al consumir manzanas, zanahorias, avellanas o patatas.

Es un fenómeno peculiar, en el cual los síntomas se inician de 5 a 30 minutos después de consumir el alimento responsable. El cuadro suele remitir sin tratamiento y sólo excepcionalmente progresa hasta convertirse en una reacción que representa una amenaza para la vida.

En la mayoría de los casos las reacciones cruzadas son insignificantes y pueden resolverse con antihistamínicos, pero lo más aconsejable es evitar los alimentos que las desencadenan.

La primera vez que aparece una reacción cruzada puede ser difícil distinguir entre una reactivación y una reacción alérgica completamente desarrollada. Si experimenta síntomas y no está seguro de lo que le ocurre, los médicos aconsejan tratar cualquier reacción alimentaria, incluyendo las reacciones cruzadas, como procesos de potencial gravedad. Consulte con el médico o acuda a un centro médico.

Si es alérgica a la leche, necesita fuentes alternativas de calcio y de vitamina D que contribuyan a protegerla frente a la osteoporosis y posiblemente frente a la hipertensión arterial. ¿Experimenta una intolerancia al gluten o una alergia al trigo? El pan y la pasta que debe excluir de su dieta son fuentes óptimas de las vitaminas del complejo B que son esenciales para gozar de unos niveles adecuados de energía y para sentirse en plena forma. ¿Tiene que evitar los huevos? Los bizcochos, pasteles y las galletas elaborados con huevo pueden ser problemáticos, pero si los elimina se privará de una importante fuente de hidratos de carbono. A continuación se describen algunas directrices y consejos.

Cuidado con la soja. Las mujeres con alergia a la soja pueden tener problemas nutricionales si eliminan todos los alimentos que contienen soja. La soja forma parte de muchos productos alimentarios. Por ejemplo, la mayoría de los panes contienen harina de soja, y ésta forma también parte de muchos alimentos como condimento porque sus proteínas son un buen sustituto de las de la carne. En estos casos, para cocinar lo mejor es utilizar condimentos naturales.

Busque sustitutos

Para el alivio de una alergia o intolerancia a los alimentos, es aconsejable sustituir los alimentos que no tolera. Por ejemplo, puede sustituir el chocolate por algarroba cuando prepare un pastel o utilizar productos de maíz o de arroz si sufre intolerancia al gluten y harinas de arroz, centeno, cebada, patata o maíz si es alérgica al trigo. En lugar de pasta de trigo, puede consumir pasta a base de arroz y maíz.

Si acude a un restaurante, escoja platos sencillos sin salsas o un exceso de ingredientes. También puede preguntar al camarero cuáles son los ingredientes utilizados para preparar el plato.

Saboree los alimentos permitidos. Por lo que respecta a la frustración experimentada cuando una persona se enfrenta a una alergia alimentaria, es importante prestar atención a lo que *puede* comer y no a los alimentos a los que ha tenido que renunciar. Es preciso que trate de encontrar nuevas ideas para sus menús de modo que sean variados.

Llevar siempre la medicación (por si acaso)

Evitar los alimentos que no tolera es la conducta más sensata, pero a veces la vigilancia no es suficiente. Una persona con una alergia alimentaria que puede poner en peligro su vida ha de estar preparada para la exposición inadvertida a uno de estos alergenos, por lo que debe llevar consigo adrenalina en ampollas para frenar la reacción anafiláctica en el caso de que se produzca un episodio de alergia. El médico le recetará la adrenalina.

Actúe con rapidez. Tratar una reacción alérgica cuando la vida de una persona está en juego puede ser una cuestión de segundos. En ocasiones no hay tiempo para trasladar a la víctima de la reacción a un centro médico y por esta razón es necesario que lleve consigo un medicamento antialérgico.

Acuérdese de los antihistamínicos. Para reacciones alérgicas alimentarias de menor gravedad, es aconsejable un tratamiento con antihistamínicos.

Un curso acelerado para detectives

El reto para las personas alérgicas a los alimentos es detectar los ingredientes ocultos.

Si es alérgico a los cacahuetes o a las nueces, puede suponer que el chocolate no entraña peligro alguno y experimentar una reacción porque la barrita de chocolate que se acaba de comer contenía nueces u otro alergeno. Por consiguiente, debe leer con atención los ingredientes que contienen los alimentos. Por ejemplo, si no puede ingerir huevos, compruebe que lo que va a consumir no contiene ovoalbúmina, la albúmina deshidratada del huevo, presente en muchos alimentos.

A continuación se incluye una lista de varios de los ingredientes que debe evitar en algunos tipos de dietas. Es una lista parcial, pero la ayudará a identificar alguno de los ingredientes más problemáticos cuando lea las etiquetas de los alimentos.

Dietas sin leche. Es preciso evitar la caseína y sus derivados, los quesos frescos como cuajada, mantequilla clarificada, hidrolizados, lactalbúmina, lactoglobulina, turrón, al igual que todos los productos lácteos como yogur, queso, mantequilla y crema de leche.

Dietas sin trigo. Debe evitar el salvado, el cuscús, los extractos de cereales, el gluten, el pan rallado, la sémola y todos los derivados del trigo (vinagre blanco, sucedáneos del café a base de cereales, bebidas instantáneas de malta, cerveza y algunas levaduras en polvo así como la salsa de soja).

Dietas sin cacahuete. Hay que evitar los cacahuetes, las mezclas de frutos secos y el aceite de cacahuete. Los alimentos que pueden contener proteínas derivadas de los cacahuetes incluyen productos de pastelería, caramelos, chile, chocolate, mazapán, turrón y alimentos con proteínas hidrolizadas o vegetales.

Dietas sin huevos. Evite: albúmina, apovitelina, globulina, mayonesa, ovoalbúmina y ovomucina.

Dietas sin soja. Evite: miso, salsa de soja, tamari, proteínas vegetales y tofu.

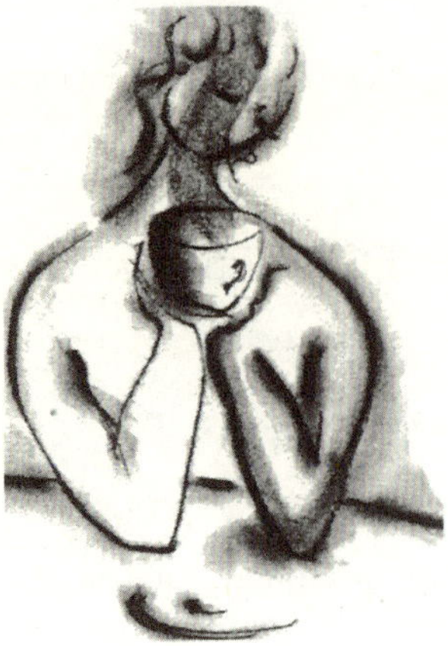

CAPÍTULO DIECINUEVE

CÁLCULOS DE LA VESÍCULA BILIAR

Una defensa dietética frente a los trastornos biliares

Una mujer entrevistada durante el sondeo de *Saber comer* sabía que el sobrepeso aumentaba el riesgo de padecer cálculos biliares. Con la esperanza de adelgazar, esta mujer siguió una dieta líquida muy baja en calorías y, con gran asombro por su parte, precisamente en ese momento presentó un cólico biliar por cálculos.

El peso excesivo aumenta el riesgo de padecer cálculos de la vesícula biliar, pero aunque le parezca una ironía, una dieta muy restrictiva en la que se pierde peso muy rápidamente también aumenta dicho riesgo.

Las mujeres de 20-60 años de edad tienen el doble de probabilidades que los hombres de presentar cálculos biliares. Las mujeres embarazadas y las que toman anticonceptivos orales o siguen un tratamiento de sustitución hormonal también son más propensas a ellos. A partir de los 75 años de edad, aproximadamente una de cada 3 mujeres y uno de cada 5 varones sufren cálculos de la vesícula biliar. Los indios americanos, especialmente los de la tribu pima y los de origen mexicano, también son especialmente propensos a los cálculos de la vesícula biliar.

Sin embargo, es preciso mencionar que si el cólico biliar, es decir, la manifestación clínica del cálculo, conduce a la extirpación de la vesícula, su organismo seguirá funcionando sin problemas.

La vesícula biliar concentra la bilis y la envía al intestino delgado para la digestión de los alimentos. Sin embargo, el hígado también produce bilis constantemente, casi siempre en la cantidad suficiente para satisfacer las necesidades digestivas.

¿POR QUÉ RAZÓN LAS MUJERES ESQUIMALES NO PADECEN CÁLCULOS BILIARES?

Un grupo de investigadores norteamericanos llevaron a cabo un estudio clínico y observaron que los ácidos grasos omega 3, un tipo de grasa dietética que se encuentra en los pescados de agua fría como el arenque, las anchoas, el salmón y las sardinas, parecen impedir la aparición de cálculos biliares.

En este estudio, 17 pacientes, la mayoría de los cuales eran mujeres programadas para la extirpación quirúrgica de la vesícula biliar, tomaron unas cápsulas de aceite de pescado. Después de 2 semanas, los médicos observaron que en la bilis de estos pacientes los cristales que formaban los cálculos se producían con mayor lentitud.

Uno de los indicios fue que los esquimales, cuya dieta se basa principalmente en el pescado, apenas presentan cálculos biliares aun cuando son genéticamente similares a los indios americanos, que son mucho más propensos a los cálculos biliares.

Según los expertos, es demasiado pronto para hacer recomendaciones dietéticas firmes a las mujeres con riesgo de cálculos biliares, pero consideran que el aceite de pesacado podría ser beneficioso.

¿Cuál es la dosis óptima de aceite de pescado? En el estudio mencionado, los pacientes tomaron 960 mg de ácidos grasos omega 3, 3 veces al día, es decir, un total de 2,8 g al día.

Consumir pescado puede ser tan eficaz como tomar aceite de pescado. Por ejemplo, 180 g de salmón aportan 2,9 g de ácidos grasos omega 3.

UNOS CÁLCULOS SILENCIOSOS

La mayoría de los cálculos, con independencia de que sean del tamaño de una pelota de golf o tan pequeños como el punto al final de esta frase, son silenciosos (los médicos los llaman «silentes»), no producen dolor ni necesitan tratamiento.

Casi todos los cálculos están constituidos por colesterol y se desarrollan a partir de pequeños cristales de colesterol de forma similiar al «crecimiento» de las perlas en el interior de las ostras. Aproximadamente el 20 % de los cálculos que aparecen se deben a enfermedades como la cirrosis del hígado o enfermedades hereditarias de la sangre como la anemia drepanocítica.

¿Cuándo provoca dolor un cálculo biliar? Cuando se aloja en el conducto existente entre el hígado y el intestino delgado (el colédoco). Aunque el dolor en ocasiones se experimenta en el tercio superior del abdomen, también puede percibirse entre los omóplatos. Una vez que el dolor es persistente, el único recurso suele ser un tratamiento quirúrgico.

Los expertos consideran que es posible tomar medidas para disminuir el riesgo de un cólico biliar o incluso evitarlo.

UN PLAN PARA PERDER PESO QUE SU VESÍCULA BILIAR AGRADECERÁ

Recordemos la paradoja mencionada al principio de este capítulo: la obesidad aumenta el riesgo de sufrir cálculos biliares, pero la pérdida de peso excesivamente rápida, también. A continuación se enumeran los consejos que ofrecen los expertos.

Pierda peso, pero no siga una dieta excesivamente hipocalórica. Los estudios clínicos ponen de manifiesto que los individuos que siguen dietas líquidas muy bajas en calorías, de unas 520 calorías diarias, tienen una posibilidad del 10-25 % de padecer cálculos biliares. Es aconsejable mantener un consumo de 1.000-1.200 calorías diarias.

Tome comidas frecuentes y ligeras. Las personas que no prueban bocado desde la hora de la cena hasta el almuerzo del día siguiente presentan un mayor riesgo de sufrir cálculos biliares. El ayuno que se prolonga durante 14 horas puede propiciar la aparición de cálculos. Además de las tres comidas principales, es necesario tomar dos tentempiés, especialmente si por cualquier razón ha de cenar tarde.

Evite las pérdidas y los aumentos de peso bruscos y sucesivos (las «dietas yoyó»). Una vez que ha perdido peso, es indispensable que no lo recupere. Los cambios bruscos de peso son muy poco saludables en general, pero especialmente para la vesícula biliar. Los expertos consideran que es un factor de riesgo de cálculos biliares.

Disminuya el consumo de grasas. Los expertos indican que seguir el mismo plan dietético recomendado para combatir las cardiopatías y enfermedades coronarias puede contribuir a prevenir las enfermedades de la vesícula biliar. Los expertos recomiendan el seguimiento de una dieta baja en calorías y en grasas. Las personas con niveles sanguíneos elevados de triglicéridos parecen ser más propensas a los cálculos biliares. Por esta razón, es aconsejable que el consumo de grasas no supere el 30 % de las calorías totales diarias. Además, debe recordar que una comida copiosa y abundante en grasas es un estímulo para la aparición de un cólico biliar.

Consuma aceite, pero con moderación. Los expertos aconsejan consumir una pequeña cantidad de grasa, ya que la vesícula biliar necesita unos 10 g de grasa (cantidad correspondiente a dos cucharaditas de aceite de oliva) para contraerse después de una comida. Con un consumo menor de grasa, la bilis podría acumularse y generar condiciones óptimas para la aparición de cálculos biliares. El consumo de 10 g de grasa por comida garantiza el funcionamiento de la vesícula biliar y, por otra parte, sólo suministra unas 270 calorías diarias. No obstante, si ya ha sufrido un cólico biliar, y el médico ha programado una intervención quirúrgica, lo más probable es que le haya aconsejado evitar el consumo de grasa hasta después de la intervención. La grasa provoca la contracción de la vesícula biliar y estas contracciones pueden conducir a otro cólico biliar.

Preste atención a la fibra. Está demostrado que la fibra puede prevenir los cálculos biliares. La fibra soluble en agua, el tipo de fibra que se encuentra en las legumbres y la fruta, es muy beneficiosa. Aumente la cantidad diaria de fibra hasta 20-35 g, dosis que corresponde a la cantidad recomendada por la Asociación Americana de Dietética.

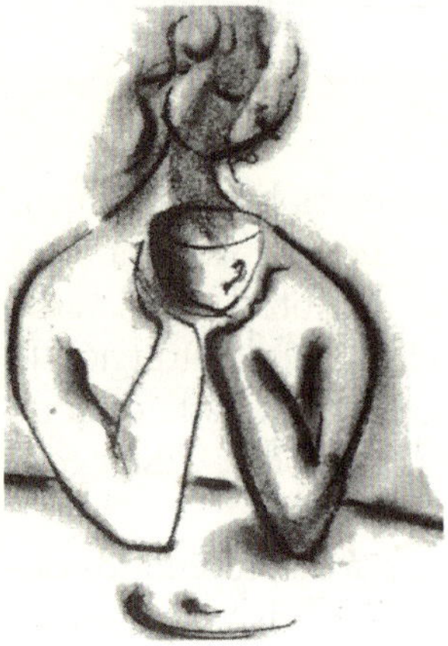

Capítulo Veinte

CARDIOPATÍAS Y ENFERMEDADES CORONARIAS

Dieta para evitar la arteriosclerosis

Si tratamos de imaginar una mujer con un riesgo de sufrir una cardiopatía, nunca pensaríamos en Lois, una de las mujeres entrevistada en el sondeo de *Saber comer*.

Lois es una mujer delgada y activa, de ojos vivos y tez radiante. A sus 49 años no aparenta más de 40. No obstante, cinco años atrás, esta ejecutiva de una importante compañía comprendió que la historia de cardiopatía de su familia también podía afectarla.

«Mi madre sufría hipertensión arterial y arteriosclerosis y mi tía también era hipertensa –refería Lois–. Mi padre falleció de un infarto de miocardio a los 51 años. Cuando los médicos me comunicaron que mi presión era muy alta y que los valores de colesterol eran superiores a 200 mg/dl, decidí que había llegado el momento de tomar medidas.»

Lois empezó eliminando de su dieta la mantequilla, la carne roja y los quesos grasos. Además, empezó a cocinar con aceite de oliva y a consumir exclusivamente quesos bajos en grasa. También aumentó el consumo de frutas, verduras y legumbres. El resultado fue que, gracias a esta nueva forma de comer, acompañada de la práctica de ejercicio regular, su nivel de colesterol regresó a la normalidad al igual que los valores de la presión arterial.

Preste atención a la salud de su corazón y de sus arterias

Tiempo atrás, los médicos consideraban que sólo los hombres sufrían enfermedades cardíacas y coronarias, pero lo cierto es que en las mujeres las enfermedades cardiovasculares son responsables de una mortalidad 10 veces mayor que la atribuida al cáncer de mama, lo que las convierte en la causa principal de mortalidad entre las mujeres adultas de los países occidentales. A pesar de esto, en un sondeo reciente, el 80 % de las mujeres entrevistadas no conocía este dato. No resulta extraño que la mayoría de las asociaciones médicas de cardiología de todo el mundo se refieran a las enfermedades cardíacas y a la coronariopatía en las mujeres como la «epidemia silenciosa».

Las enfermedades coronarias no sólo no discriminan a las mujeres, sino que, además, la presencia de ciertos factores de riesgo hace que las mujeres sean más susceptibles que los hombre de contraerlas.

¿Es usted fumadora? La mitad de las cardiopatías y coronariopatías en las mujeres de 30-55 años de edad guardan relación con el hábito tabáquico. Si es usted fumadora y toma anticonceptivos orales, su riesgo de infarto de miocardio es 40 veces mayor. Sin ninguna duda, el mejor consejo es que deje de fumar, como afirman todos los expertos.

¿Es usted obesa o presenta sobrepeso? Un sobrepeso o un peso superior al 30 % del peso ideal, triplica el riesgo de cardiopatías y enfermedades coronarias. En general, un aumento de peso de 8 kg o más en el momento de cumplir los 40 años de edad duplica el riesgo. Los investigadores han llegado a la conclusión de que la grasa acumulada en la cintura constituye un factor de riesgo mayor que la grasa acumulada en las caderas.

¿Es usted hipertensa? En un estudio clínico se observó que el riesgo de cardiopatía fatal era 10 veces mayor en las mujeres hipertensas que en las que no sufrían hipertensión.

¿Sufre usted hipercolesterolemia? Unos valores de colesterol total superiores a 200 mg/dl y unos valores de colesterol-HDL (el bueno) inferiores a 45 mg/dl constituyen factores de riesgo significativos de cardiopatías en una mujer.

¿Es usted diabética? La diabetes aumenta cinco veces el riesgo de una mujer de padecer enfermedades cardiovasculares.

¿Sufrieron su padre o su madre una cardiopatía antes de los 60 años de edad? En caso afirmativo, el riesgo de seguir sus pasos es 2,8 veces mayor, de acuerdo con los diferentes estudios clínicos.

¿Ha llegado ya a la menopausia? Antes de la menopausia, los estrógenos confieren cierto grado de protección frente a las enfermedades cardiovasculares y coronarias. Los estrógenos contribuyen a evitar la arteriosclerosis, en parte, porque mantienen unos niveles elevados de colesterol-HDL, el bueno y protector, y unos niveles bajos de colesterol-LDL, el malo que se deposita en forma de placas. Según algunos estudios, el tratamiento de sustitución hormonal con estrógenos después de la menopausia puede disminuir desde un tercio a la mitad el riesgo de sufrir un infarto de miocardio.

No es una idea sensata esperar a que el riesgo sea mayor para empezar a preocuparse. Las enfermedades cardiovasculares son procesos que tardan muchos años en desarrollarse. Por consiguiente, dispone de mucho tiempo por delante para tomar medidas preventivas.

Los alimentos amigos del corazón

A continuación se citan los alimentos cuyas características, según los expertos, son óptimas para prevenir las enfermedades cardiovasculares. Estos alimentos no contienen colesterol y además:

- Son ricos en fibra, que contribuye a disminuir los niveles de colesterol.
- Son bajos en grasas: disminuyen el colesterol total y el colesterol LDL (el malo).
- Contienen antioxidantes: los nutrientes que captan el colesterol LDL antes de que se deposite en forma de placa en las paredes arteriales.

Nota: el betacaroteno se expresa en unidades de vitamina A, la forma que adopta después de la digestión. Los valores de caroteno proporcionados a continuación se han calculado a partir de los valores de vitamina A de los alimentos.

1. **Moras:** una taza contiene 7,2 g de fibra, 0,6 g de grasa, 30,2 mg de vitamina C y 0,9 mg de vitamina E.
2. **Garbanzos:** media taza de garbanzos cocidos contiene 7 g de fibra, 1,4 g de grasa y 4,6 mg de vitamina C.
3. **Guisantes:** media taza de guisantes hervidos contiene 2,4 g de fibra, 0,2 g de grasa y 11,4 mg de vitamina C.
4. **Fruta de la pasión:** cinco frutos de tamaño mediano contienen 1,7 g de fibra, 0,7 g de grasa, 30 mg de vitamina C y 233,1 unidades internacionales (UI) de vitamina A (0,1 mg de betacaroteno).
5. **Frambuesas:** una taza contiene 6 g de fibra, 0,7 g de grasa y 30,7 g de vitamina C.
6. **Albaricoques:** 3 piezas de tamaño mediano contienen 2 g de fibra, 0,4 g de grasa, 110,6 mg de vitamina C y 921,4 (UI) de vitamina A (0,6 mg de betacaroteno).
7. **Manzana:** una pieza de tamaño mediano (de unos 150 g) contiene 3 g de fibra, 0,5 g de grasa, 7,9 mg de vitamina C y 0,8 mg de vitamina E.

8. **Pimientos rojos:** media taza de pimientos troceados contiene 0,8 g de fibra, 0,1 g de grasa, 95 mg de vitamina C y 949,1 (UI) de vitamina A (0,6 mg de betacaroteno).
9. **Papaya:** media pieza contiene 2,6 g de fibra, 0,2 g de grasa y 93,9 mg de vitamina C.
10. **Pasas de Corinto:** una taza contiene 4,4 g de fibra, 0,5 g de grasa, 202,7 mg de vitamina C y 1,1 mg de vitamina E.
11. **Melón:** una taza de fruta troceada contiene 1,3 g de fibra, 0,5 de grasa, 67,5 mg de vitamina C y 1.715,6 (UI) de vitamina A (1 mg de betacaroteno).
12. **Bróculi:** media taza de bróculi troceado y hervido contiene 2 g de fibra, 0,3 g de grasa, 58,2 mg de vitamina C y 361 (UI) de vitamina A (0,2 mg de betacaroteno).
13. **Coles de Bruselas:** media taza de coles hervidas contiene 3,4 g de fibra, 0,4 g de grasa, 48,4 g de vitamina C y 187,1 (UI) de vitamina A (0,1 mg de betacaroteno).
14. **Pomelo:** la mitad de un pomelo rosado o rojo contiene 0,7 g de fibra, 0,1 g de grasa y 46,9 mg de vitamina C.
15. **Zanahorias:** una zanahoria mediana (80 g) contiene 2,3 g de fibra, 0,1 g de grasa, 6,7 mg de vitamina C y 6.744,6 (UI) de vitamina A (4 mg de betacaroteno).
16. **Espinacas:** media taza de espinacas hervidas contiene 2 g de fibra, 0,2 g de grasa, 8,8 mg de vitamina C y 2.454,5 (UI) de vitamina A (1,5 mg de betacaroteno).
17. **Boniato:** un boniato cocido (de unos 120 g) contiene 3,4 g de fibra, 0,1 g de grasa, 28 mg de vitamina C y 8.285 (UI) de vitamina A (5 mg de betacaroteno).
18. **Fresas:** una taza contiene 3,9 g de fibra, 0,6 g de grasa y 84,5 g de vitamina C.
19. **Germen de trigo:** un cuarto de taza contiene 3,7 g de fibra, 3 g de grasa y 4 mg de vitamina E.

Ante todo, preste atención a las grasas

La mantequilla de las tostadas, el queso fundido, las pizzas y una buena ración de helado como postre. ¿Se ha preguntado alguna vez adónde va a parar todo este exceso de grasa?

Pues... directamente a su sangre.

Para la mayoría de las mujeres, el consumo excesivo de grasas en la dieta es una causa importante de cardiopatías. El exceso de grasas, especialmente las saturadas, tiende a aumentar los niveles de colesterol en sangre y, cuanto mayor sea el colesterol total, más probable es que la grasa se acumule en el interior de las paredes de las arterias. Si a ello se añade una tendencia hereditaria a producir un exceso de colesterol, una dieta rica en grasas aumenta dicho riesgo.

Por consiguiente, ¿es necesario eliminar toda la grasa de la dieta? No exactamente.

Las mujeres (y los hombres) necesitan consumir cierta cantidad de grasa y deben mantener un consumo de grasas de un 25-30 % del número total de calorías diarias. Si se limita más la cantidad de grasas, existe el riesgo de disminuir excesivamente los niveles de colesterol-HDL.

El colesterol-HDL es beneficioso porque permite conservar unas arterias permeables, sin placas arterioscleróticas, ya que el colesterol-HDL transporta la grasa hasta el hígado, responsable de eliminarlo del organismo. Por esta razón, se considera que unos niveles de colesterol-HDL de 60 mg/dl son protectores y unos niveles inferiores a 45 mg/dl constituyen un factor de riesgo de cardiopatía.

No obstante, hay que prestar atención a los valores de colesterol total. Unos valores de colesterol total superiores a 200 mg/dl pueden indicar un riesgo mayor, aunque hay que tener en cuenta los valores de colesterol-HDL.

¿Cuál es la estrategia más adecuada para la salud del corazón?

Elimine las grasas saturadas. Las grasas de origen animal, como las carnes grasas y la mantequilla, el queso curado u otros productos lácteos sin desnatar, contienen un elevado índice de grasas saturadas. Por consiguiente, la primera medida es limitar el consumo de alimentos ricos en grasas saturadas. Es aconsejable limitar el consumo de grasas saturadas a no más del 7 % del número diario total de calorías para disminuir los niveles de colesterol total y de colesterol-LDL, responsable de la arteriosclerosis.

Si no limita el consumo de grasas saturadas, nunca podrá mejorar los niveles de colesterol.

Seleccione grasas insaturadas. Es aconsejable consumir aceites de oliva, maíz y girasol. Aunque tiempo atrás los investigadores consideraban que los aceites ricos en grasas monoinsaturadas como el de oliva eran más adecuados que los aceites ricos en grasas poliinsaturadas (de maíz, girasol, pepitas de uva, etc.) por su efecto protector o para aumentar los niveles de colesterol-HDL, en la actualidad se ha demostrado que ambos tipos de aceite tienen el mismo efecto beneficioso. Lo aconsejable es utilizar diversos aceites.

En un estudio que comparó los niveles de colesterol de 15 mujeres y varones de edad avanzada que consumían cantidades moderadas de aceite de oliva o de maíz, los investigadores no hallaron diferencias en los efectos del aceite sobre los niveles de colesterol HDL.

Evite la margarina. La hidrogenación, el proceso que solidifica los aceites vegetales y los transforma en margarina y grasas de fritura semisólidas, produce unos cuerpos conocidos como ácidos grasos trans y transforma los ácidos grasos insaturados en ácidos saturados. En comparación con los aceites líquidos, las grasas sólidas aumentan los niveles de colesterol total y de colesterol-LDL. Cuanto menos sólida sea la grasa, mucho mejor para la salud de sus arterias. Por consiguiente, evite además los alimentos fritos y consuma preferentemente alimentos cocidos al horno o al vapor: el 75 % de los ácidos grasos trans de la dieta proceden de dichas fuentes. Además, para cocinar es preferible utilizar aceite y nunca margarina.

Si presenta sobrepeso, pierda peso. Por cada 5 kg de peso que pierda, puede aumentar los niveles de colesterol-HDL, el bueno, dos o tres puntos.

Haga ejercicio. La actividad aeróbica 4 días a la semana durante como mínimo 40 minutos aumenta los niveles de colesterol-HDL.

Las delicias de la fibra

La fibra soluble, que se encuentra en el salvado de trigo, la avena, legumbres como las judías y la fruta rica en pectina, puede contribuir a disminuir los niveles de colesterol como parte de una dieta baja en grasas. La forma más sensata de disminuir los niveles de colesterol en sangre es reducir el consumo de grasas saturadas y de colesterol, pero la adición de fibra soluble puede contribuir a disminuir todavía más los niveles de colesterol. Por ejemplo, un estudio que incluyó a pacientes con hipercolesterolemia puso de manifiesto que el consumo de 100 g diarios de alubias disminuyó un 15-23 % los niveles de colesterol total al cabo de 3 semanas.

Toda la fibra no es igual. La fibra insoluble contenida en las verduras o los cereales (como el trigo) no parece disminuir los niveles de colesterol, pero es importante para mantener un buen estado de salud. Se ha demostrado que la fibra soluble, que se encuentra en el salvado de avena, la harina de avena, la cebada y las alubias, disminuye eficazmente los niveles de colesterol-LDL.

Aunque los investigadores no están seguros de su mecanismo de acción, consideran que la fibra simplemente elimina la grasa del intestino antes de su absorción. También creen que es posible que la fibra contribuya a una producción eficaz de bilis y a unos jugos digestivos con abundante colesterol, de modo que el organismo no produce colesterol adicional.

Como media es aconsejable consumir 2 o 3 raciones de fibra soluble. A continuación se ofrecen algunas sugerencias para aumentar el consumo de fibra soluble en la dieta.

Para desayunar, consuma copos de avena con leche desnatada o galletas de avena. Además, puede combinar los copos de avena con pera o manzana troceada, pasas o ciruelas picadas.

Consuma pan a base de avena. Además, puede sustituir la harina de trigo o parte de la harina de trigo por harina de avena.

Consuma garbanzos. Otra forma de consumir fibra es añadir garbanzos cocidos a la ensalada o como guarnición de un plato de carne. También puede consumirlos en puré con ajo picado y un chorrito de aceite de oliva.

En su despensa, tenga siempre a mano legumbres cocidas. Es aconsejable que en la despensa guarde varios botes de garbanzos y judías cocidos para añadirlos como guarnición a un plato de carne o a una sopa.

Prescinda de la carne. Puede preparar infinidad de platos sin carne mediante diferentes legumbres y servirlos junto con arroz integral, croquetas de verduras o queso fresco bajo en grasas.

Tentempiés de fruta. Como merienda o tentempié puede elegir entre una gran variedad de frutas, como manzanas, naranjas, peras, ciruelas, etc.

PROTEJA SUS ARTERIAS CON ANTIOXIDANTES

Un estudio realizado en una universidad norteamericana en el que se comparó la dieta de 87.245 enfermeras reveló que las mujeres que consumían mayores cantidades de vitamina E tenían un riesgo de cardiopatía un 34 % menor. El riesgo disminuyó hasta el 22 % en el caso de las que consumían mayores cantidades de betacaroteno, un compuesto presente en alimentos como espinacas, zanahoria, bróculi, melones y que confiere el color anaranjado o verde característico. El riesgo de cardiopatía disminuyó hasta el 20 % entre las mujeres cuya dieta contenía mayores cantidades de vitamina C, que se encuentra en cítricos, pimientos, fresas, tomates y melón. En las mujeres que consumían las mayores cantidades de estos nutrientes antioxidantes se identificó un riesgo de cardiopatía un 46 % menor.

¿Qué tienen en común la vitamina E, la vitamina C y el betacaroteno que les confiere este efecto protector? Estos nutrientes constituyen los antioxidantes dietéticos más habituales de la dieta humana. Los antioxidantes nos protegen de los estragos producidos por el colesterol-LDL cuando se oxida, acumulándose en forma de placas en las arterias.

La mejor solución es consumir alimentos como zanahorias, naranjas, espinacas y cereales. Los datos de los estudios clínicos demuestran que las personas que consumen grandes cantidades de fruta y verdura sufren menor número de cardiopatías. Y, lo que es más importante, el consumo abundante de frutas y verduras le aporta muchas otras sustancias antioxidantes que también confieren protección.

A continuación se ofrecen los consejos de los investigadores para que su dieta incluya una cantidad suficiente de estos antioxidantes.

Consuma aceites vegetales, cereales, frutos secos y verduras de hoja verde. Son las mejores fuentes de vitamina E. Limite el consumo de aceites vegetales a menos de tres cucharadas diarias incluyendo el aceite utilizado para cocinar.

Consuma zanahorias, calabaza, espinacas, melón y bróculi. Las frutas y hortalizas son una fuente muy importante de betacarotenos.

Consuma cítricos, zumo de grosella, fresas, guayaba, papaya, kiwi y pasas de Corinto. Son fuentes muy sabrosas de vitamina C.

LA PROTECCIÓN COMESTIBLE

Un grupo de investigadores holandeses ha descubierto que algunos flavonoides, las sustancias naturales presentes en las frutas y verduras, pueden disminuir el riesgo de cardiopatías. ¿Cuál es su mecanismo de acción? Estos antioxidantes pueden disminuir la adherencia de las plaquetas, por lo que es menos probable que se acumulen formando coágulos y obstruyan el flujo sanguíneo. Según los estudios de laboratorio, los flavonoides captan los radicales libres, que son formas muy reactivas de oxígeno que atacan el colesterol-LDL y pueden conducir a la formación de placas arteriales. Un menor número de radicales libres puede significar una menor acumulación de placa, con lo que evita la arteriosclerosis y las enfermedades coronarias.

Para aprovechar los beneficios de los flavonoides de los alimentos, los expertos aconsejan las siguientes estrategias.

Consuma zumo de uva. Tanto el vino como el zumo de uva contienen flavonoides. Los estudios clínicos que han investigado su efecto han demostrado que el consumo de zumo de uva negra puede tener un efecto beneficioso sobre la arteriosclerosis idéntico al del vino tinto.

Consuma manzanas, cebollas y beba té. El consumo de manzanas, cebolla y té, que contienen flavonoides, parece proteger frente a las enfermedades coronarias. Es aconsejable el consumo medio diario de cuatro tazas de té, una manzana y unas rodajas de cebolla.

OTROS ALIMENTOS PROTECTORES DE LAS ARTERIAS Y EL CORAZÓN

Algunos de los alimentos más antiguos conocidos por la mujer (y el hombre) confieren una protección extraordinaria frente a las enfermedades del corazón y las coronarias.

Consuma ajo a diario. Diversos estudios sobre el efecto de una dosis diaria de ajo en los hombres y mujeres con los niveles elevados de colesterol indican que el equivalente a la mitad de un diente de ajo podría disminuir los valores de colesterol total.

Añada un poco de soja. Otro estudio norteamericano puso de manifiesto que en un grupo de voluntarios con un ligero aumento de los niveles de colesterol el consumo de alimentos a base de soja disminuyó los niveles de colesterol total y colesterol-LDL sin que se modificaran los niveles de colesterol-HDL.

La mayoría de los médicos e investigadores coinciden en afirmar que el consumo de una mayor cantidad de frutas, verduras y legumbres, la disminución de las grasas y un mayor consumo de fibra en el desayuno, el almuerzo y la cena constituyen importantes cambios para la salud del corazón y las arterias que pueden disminuir el riesgo de cardiopatías.

Una dieta baja en grasas y con gran cantidad de fibra, más la práctica de ejercicio aeróbico, puede mejorar espectacularmente los niveles de colesterol y disminuir las posibilidades de una cardiopatía o una coronariopatía. Pero, recuerde que si es fumadora, además, debe abandonar para siempre el hábito.

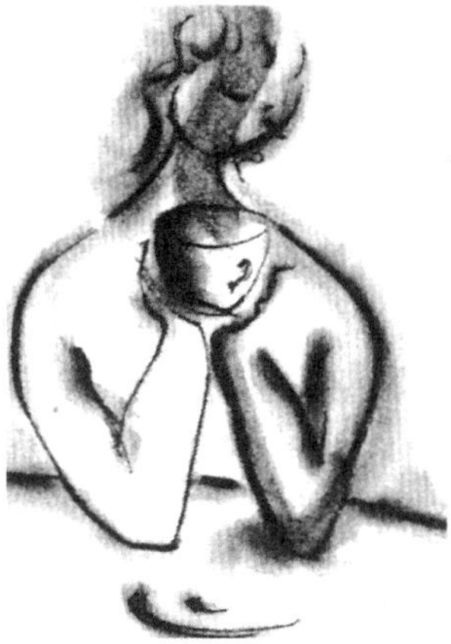

Capítulo Veintiuno

HEMORROIDES

Alivio natural del tenesmo y el dolor

Para las víctimas de las hemorroides, las visitas al lavabo acaban convirtiéndose en una experiencia muy desagradable y penosa. El dolor es insoportable y, lo que es todavía peor, cada vez que utilizan el váter, comprueban que el papel higiénico queda teñido de rojo. Así pasan a engrosar las filas de un club que cuenta con muchos socios. A los 50 años de edad, aproximadamente la mitad de las personas que viven en el mundo occidental sufren hemorroides. Las hemorroides son engrosamientos (técnicamente se denominan protuberancias) de tejido vascular en el conducto anal. El tejido de las hemorroides está constituido por una especie de «almohadillas» vasculares formadas por una red de arterias. Estas almohadillas están sostenidas por haces de músculos. Durante el esfuerzo de la defecación, se relaja el esfínter del ano y las almohadillas se llenan de sangre. La incidencia de las hemorroides aumenta con la edad y predominan en el sexo masculino. Sin embargo, las mujeres frecuentemente ingresan mucho antes en este club a causa del embarazo y el parto, que someten a una presión considerable la delicada red de vasos sanguíneos que rodean el conducto anal. Frecuentemente la presión y los cambios hormonales propician la aparición de las hemorroides.

Las hemorroides suelen desaparecer después del parto simplemente porque disminuye la presión ejercida sobre esta región, afirma un experto del Departamento de Gastroenterología de la Universidad de Nuevo México en Albuquerque. Mientras tanto, lo único que puede hacer si sufre hemorroides es intentar aliviar el malestar y el dolor.

Las bolsas de hielo y los baños calientes o un poco de vaselina pueden aliviar el dolor y la irritación que producen las hemorroides.

AYUDAS PARA LAS HEMORROIDES

El consumo de alimentos ricos en fibra soluble en las comidas ablanda las deposiciones, lo que a su vez evita los esfuerzos al defecar y el dolor que produce la presión ejercida sobre las hemorroides.

Sin duda, evitar el estreñimiento es una de las medidas terapéuticas más importantes, especialmente si las hemorroides son dolorosas. Consumir fibra insoluble la ayudará a evitar el estreñimiento, pero recuerde que la fibra insoluble no contribuye a ablandar las heces. Para ello ha de consumir fibra soluble, como la que se encuentra en la avena.

La fibra soluble contribuye a ablandar las heces, que adoptan una consistencia parecida a la de la gelatina. Muchos alimentos contienen fibra soluble e insoluble, pero recuerde que para evitar el estreñimiento es preciso que aumente el consumo de fibra hasta un total de 25 g al día.

En general, las etiquetas de los alimentos no suelen especificar el tipo de fibra que contienen y sólo indican la cantidad total.

A continuación se mencionan productos especialmente ricos en fibra soluble.

- Cereales ricos en salvado: proporcionan 3 g de fibra soluble por taza colmada.
- Copos de avena: 2 g por taza.
- Alubias: 2,6 g por media taza.
- Garbanzos: 1,3 g por media taza.

También son fuentes aconsejables de fibra soluble las naranjas, los kiwis, los higos frescos y secos, las ciruelas, las fresas, la calabaza y las patatas.

Añada la fibra a su dieta de manera gradual. Cada semana añada una o dos raciones al día para evitar la producción de gases y el malestar. No existe una fórmula mágica para saber la cantidad de fibra soluble que una persona necesita para corregir o regular su hábito defecatorio. Es necesario «experimentar» con el número de raciones de fibra hasta obtener resultados permanentes.

Asimismo, evite los esfuerzos excesivos durante las maniobras de defecación.

Recuerde que es imprescindible la higiene local con baños de agua tibia o toallitas sin alcohol.

No se lo tome a la ligera

Además del embarazo, algunos hábitos relacionados con la dieta pueden contribuir a la aparición de hemorroides, a pesar de que los investigadores no conocen el mecanismo exacto que conduce a su aparición. Sospechan que los esfuerzos para defecar, permanecer demasiado tiempo sentado en el váter y el sobrepeso provocan una presión sobre los vasos sanguíneos del recto y debajo de la piel que rodea el ano. Cuando estos vasos se dilatan, más o menos como las venas varicosas de las piernas, aparecen las hemorroides. Los vasos dilatados pueden sangrar, provocar prurito (picor), dolor e incluso, si los músculos se han debilitado, su prolapso, es decir, protruyen a través del ano. Además, las personas con hemorroides suelen experimentar tenesmo, es decir, el deseo continuo y doloroso de defecar, producido por la irritación del ano.

Aunque pueda parecer sorprendente, la diarrea también puede provocar hemorroides de acuerdo con diversos estudios llevados a cabo en Estados Unidos. Como ya se ha mencionado, cuando los músculos del ano se contraen, los esfínteres del ano se relajan y las almohadillas se llenan de sangre. Si sufre hemorroides y diarreas frecuentes, será necesario investigar la causa de la diarrea e intentar corregirla.

Además de prurito, irritación y dolor, el síntoma más desagradable de las hemorroides es el sangrado. El sangrado de las hemorroides es de color rojo vivo y puede aparecer durante la defecación sobre las heces o después de la deposición goteando durante algunos segundos.

Por otra parte, ha de tomarse muy en serio una hemorragia rectal ya que, además del sangrado de las hemorroides, puede ser una indicación de un cáncer de colon, en especial en una persona mayor de 50 años de edad.

Si observa sangre después de defecar, consulte con su médico. Si la sangre se debe a las hemorroides, le recomendará el seguimiento de una dieta con alimentos ricos en fibra y otras medidas adicionales que pueden contribuir a aliviarlas y probablemente podrá evitar la necesidad de un tratamiento quirúrgico.

La clave está en ablandar las heces

Una vez que las hemorroides aparecen, la dieta puede desempeñar un papel muy importante en el alivio del malestar y el dolor, tanto en las mujeres embarazadas como en cualquier persona que sufra hemorroides.

Ablandar las heces. Unas heces duras y los esfuerzos durante la defecación pueden agravar las hemorroides al provocar mayor prurito y dolor. Intente mantener sus hemorroides «en reposo» siguiendo un plan de dieta antiestreñimiento.

Es aconsejable consumir abundante fruta fresca, verduras de hoja verde, pan integral y cereales, especialmente ricos en salvado. El objetivo es consumir 25-35 g de fibra al día. Lea las etiquetas de todos los alimentos que compre para calcular la cantidad de fibra que consume.

Acuérdese del agua. Las heces duras y secas agravan las hemorroides. Recuerde que es preciso beber 6-8 vasos de líquidos cada día (con excepción de alcohol o café). El agua contribuye a aumentar el volumen de las heces y a ablandarlas, facilitando la defecación.

Preste atención a los condimentos y especies. A todos nos gustan las especias y los condimentos, sobre todo la comida picante. Sin embargo, las especias y condimentos actúan como irritantes de las hemorroides. Así pues, evite las comidas excesivamente condimentadas y todos los alimentos y salsas picantes.

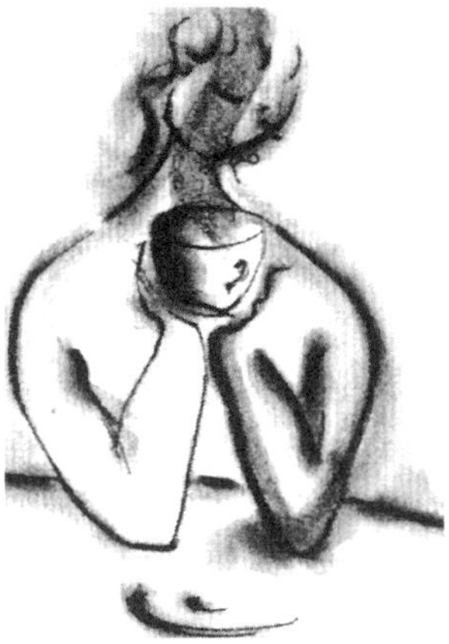

CAPÍTULO VEINTIDÓS

HIPERTENSIÓN ARTERIAL

Los minerales contribuyen a regular la tensión

Cuando Dora tenía 12 años, su madre decidió desterrar el salero de la cocina. Acababa de ser ingresada en el hospital a causa de la hipertensión y sólo tenía 40 años. El médico le había aconsejado que para controlar la presión arterial, no tomara sal. Cuando regresó a su casa, toda la familia empezó a comer sin sal.

Hoy en día, además de la restricción de sal (o posiblemente en lugar de limitar el consumo de sal), la mayoría de los médicos prescribirían una dieta rica en minerales: potasio, magnesio y calcio.

Diversos estudios sobre el tema, como los llevados a cabo por expertos de una unidad de investigación y nutrición clínica de un centro de salud de la Universidad de Portland, parecen indicar que estos tres minerales –potasio, magnesio y calcio– pueden relajar los vasos sanguíneos y desempeñan un papel decisivo en el control y la prevención de la hipertensión, es decir, el aumento de los valores de la presión arterial.

Estos tres minerales contribuyen a relajar los vasos sanguíneos y a mantenerlos abiertos y, en consecuencia, la sangre dispone de mayor espacio, por lo que disminuye la presión necesaria para bombear la sangre a través de los vasos. Si éstos se contraen y no pueden abrirse más, la presión arterial aumenta.

Según los clínicos del centro de salud mencionado, cuando el consumo de minerales es equilibrado, la sal deja de tener un efecto deletéreo sobre los vasos sanguíneos.

Por otra parte, según la opinión de muchos clínicos, la restricción de sal es mucho menos importante que el papel de otros factores nutricionales de lo que se consideraba 10 años atrás.

Así pues, ¿cuál es la razón de que durante décadas los médicos hayan prescrito a sus pacientes dietas con restricción de sal o incluso la prohibición absoluta de sal? Simplemente porque todavía no se conocían todos los factores responsables de la hipertensión. Estos factores incluyen la genética, las hormonas y la dieta.

Una enfermedad fácilmente prevenible

La hipertensión arterial afecta aproximadamente al 20 % de la población entre los 18 y 65 años, y su frecuencia aumenta con la edad. Por ejemplo, en Estados Unidos una de cada 10 mujeres de 35-44 años de edad padece hipertensión. Factores genéticos pueden predisponer a las mujeres y también a los varones a sufrir hipertensión. De hecho, se estima que el riesgo de ser hipertenso es del 25 % en el caso de que un progenitor lo sea y del 50 % si lo son ambos. Además, existe una influencia racial. De este modo, los afroamericanos y asiáticos presentan riesgo mayor de hipertensión que los individuos de raza blanca. Con independencia de la raza, la hipertensión arterial es más frecuente en las clases socioeconómicas más bajas.

Los expertos han identificado diferentes factores ambientales implicados –desde un punto de vista epidemiológico– en el desarrollo de hipertensión, como los hábitos dietéticos, el estrés, la falta de ejercicio, el consumo crónico de alcohol, de aguas blandas, el ruido ambiental, el consumo excesivo de calorías y el bajo consumo de calcio, magnesio y potasio.

En las mujeres, la prevalencia de hipertensión arterial hasta la menopausia es inferior a la de los varones. A partir de este momento, cuando disminuyen los niveles de estrógenos, las hormonas sexuales femeninas que protegen el sistema cardiovascular de la mujer, se produce un incremento significativo, que a partir de los 50 años de edad, supera a la prevalencia del sexo masculino. A los 55 años de edad, una de cada cuatro mujeres sufre hipertensión arterial.

Otro factor de riesgo muy bien estudiado en las mujeres es la píldora anticonceptiva.

La hipertensión arterial nunca puede tomarse a la ligera. Dificulta el trabajo del corazón para distribuir la sangre a los músculos y a todos los órganos vitales; en consecuencia, no resulta sorprendente que las mujeres con hipertensión arterial no controlada tengan doce veces más probabilidades de sufrir una apoplejía, seis veces más de sufrir un infarto de miocardio y cinco veces más de sufrir una insuficiencia cardíaca congestiva. La hipertensión no controlada también aumenta el riesgo de insuficiencia renal.

Los beneficios del control de la presión arterial merecen la pena. El control de los diversos factores ambientales mencionados previamente puede evitar un tratamiento con fármacos antihipertensivos, que suele ser de por vida. Además, puede preservar la calidad de vida. Adoptar las medidas adecuadas para evitar una futura hipertensión está a su alcance.

CONTROLE LA PRESIÓN ARTERIAL

Según los expertos, el problema es que muchas personas padecen hipertensión arterial y no lo saben, ya que esta enfermedad es asintomática hasta que causa complicaciones. Los síntomas que suelen atribuirse a la hipertensión y que no siempre se correlacionan con los valores de la presión arterial son los dolores de cabeza, la irritabilidad, los zumbidos de oído y la necesidad de orinar por la noche. Así pues, es aconsejable tomarse la presión con regularidad, para asegurarse de que se encuentra dentro de los límites de la normalidad.

La medición de la presión arterial es muy sencilla. El médico o la enfermera le colocará un brazal con una cámara hinchable en el antebrazo, conectado con una pera manual que insuflará brevemente para interrumpir el flujo de sangre arterial y después la deshinchará lentamente, al mismo tiempo que auscultará con un estetoscopio aplicado sobre el antebrazo para identificar cuándo se reanuda su pulso (los médicos lo llaman el primer ruido), lo que corresponde a la presión sistólica, y cuándo deja de oírse, lo que corresponde a la presión diastólica. El resultado son dos lecturas numéricas, que se determinan en milímetros de mercurio (mmHg).

La primera lectura, la presión arterial sistólica o máxima, representa la fuerza con que el corazón bombea la sangre a las arterias. La segunda lectura, la presión arterial diastólica o mínima, es la presión de la sangre en las paredes de las arterias entre latidos cardíacos.

En general, los médicos consideraban lecturas aceptables de presión arterial unos valores inferiores a 140/90 mmHg. Sin embargo, en la actualidad, los médicos creen que los valores aceptables están más próximos a 120-130/80 mmHg.

Por otra parte, hasta la fecha, se consideraba que la presión arterial diastólica o mínima era la más importante, pero hoy día los estudios parecen indicar que es más importante la presión arterial sistólica o máxima.

Si su médico le indica que sufre hipertensión, no se alarme. La mayoría de los expertos opinan que en general es suficiente prestar atención a los factores medioambientales, como el consumo adecuado de minerales, la restricción del consumo de alcohol, el control del peso, la práctica regular de ejercicio y el seguimiento de una dieta adecuada.

LOS MINERALES

La mayoría de las mujeres no consumen las cantidades recomendadas de los minerales clave. Por esta razón, fijándose este objetivo, pueden controlar sus cifras de presión arterial. Entre los 30 y los 50 años de edad, las mujeres necesitan 1-1,5 g de calcio al día, pero la mayoría de este grupo de edad sólo consume unos 700 mg. Necesitamos 280 mg diarios de magnesio pero sólo ingerimos unos 250 mg. Por

Consuma alimentos frescos para controlar la presión arterial

Desde las naranjas y los pimientos rojos hasta las coles de Bruselas y los melones, toda la fruta y la verdura la ayudan a mantener el control de los valores de presión arterial.

En un estudio reciente realizado en una universidad norteamericana de Boston en el que se compararon las dietas de 410 voluntarios, se comprobó que los individuos que consumían menores cantidades de vitamina C presentaban un riesgo de hipertensión 2 veces mayor. En comparación, en los individuos que consumieron 60-120 mg diarios de vitamina C, cantidades de hasta el doble de las recomendadas, los valores de la presión arterial fueron un 6-7 % más bajos. El consumo de una cantidad superior a 120 mg diarios de vitamina C no produjo una mejoría de los valores de presión arterial.

Otros estudios confirman estos resultados. Los productos frescos son mejores para controlar la presión arterial que un tratamiento farmacológico con suplementos de vitamina C. Pero en una dieta rica en vitamina C, el beneficio para la presión arterial también puede atribuirse a otros nutrientes, como el potasio y la fibra que sin duda contribuyen a disminuir la presión arterial. Además, las personas que consumen grandes cantidades de fruta y verdura suelen consumir menos grasas (sobre todo saturadas) y menos sodio y a consumir más cantidad de fibra.

Las mejores fuentes de vitamina C incluyen todos los cítricos (naranjas, mandarinas, pomelos), fresas, kiwi y el bróculi. Lo ideal es consumir al menos 5 raciones de fruta y verdura cada día.

Por último, recuerde la importancia del ejercicio físico regular y de luchar contra el estrés (si es necesario, puede aprender técnicas de relajación).

Si es hipertensa y fumadora, debe abandonar el hábito tabáquico para siempre.

lo que respecta al potasio, se requieren 3,5 g al día, pero sólo consumimos unos 2,4 g al día.

¿Cómo puede aumentar el consumo diario de estos minerales? Muy sencillo: basta con consumir más leche, legumbres, fruta y verduras.

Calcio. En un estudio relizado en 115.000 enfermeras norteamericanas por la Universidad de Harvard, los investigadores comprobaron que las mujeres que consumían unos 800 mg de calcio al día presentaban un menor riesgo de hipertensión que aquellas cuyo consumo de calcio era de 400 mg al día.

Otro estudio reveló que el riesgo de hipertensión arterial provocada por el embarazo puede disminuir un 40-50 % si las futuras madres consumen 1,5-2 g de calcio al día.

Los productos lácteos desnatados son con mucha diferencia, la fuente más rica en calcio. Es aconsejable que acompañe sus cereales con leche desnatada. O que tome un yogur desnatado para comer o para cenar. También es aconsejable el queso para untar bajo en grasas. De este modo mantendrá un consumo reducido de calorías, pero adecuado en calcio. Esto la ayudará a prevenir la osteoporosis, la hipertensión y el aumento del colesterol, y además, a controlar su peso.

Si bebe café, tómelo con leche. Si cada vez que consume café, lo toma con leche, fácilmente alcanzará sus objetivos con respecto al calcio.

Consuma alimentos ricos en magnesio. Un estudio europeo sobre 91 mujeres con hipertensión de leve a moderada mostró que los suplementos de magnesio disminuyeron los valores de presión arterial. Por consiguiente, consuma alimentos ricos en magnesio. Las fuentes de alimentos ricos en magnesio son el bróculi, las patatas al horno con piel y las judías verdes. Otras fuentes ricas en magnesio son los cereales integrales, las verduras de hoja verde, las nueces y las alubias.

Añada potasio. Las patatas y las judías también contienen potasio. De acuerdo con los Institutos Nacionales de Salud norteamericanos, un consumo adecuado de potasio, junto con una restricción de sal y la pérdida de peso, puede ser una estrategia óptima para prevenir la hipertensión arterial.

Otros alimentos ricos en potasio son los plátanos, los melones y las ciruelas. Una comida idónea para aumentar el consumo de potasio puede consistir en una patata al horno, media taza de judías, un plátano y un yogur desnatado junto con un vaso de zumo de ciruelas (en total, 3,5 g de potasio).

Controle su peso. Además de estas estrategias dietéticas, los expertos aconsejan a las personas que padecen hipertensión controlar el peso, disminuir el consumo de alcohol y aumentar el nivel de actividad física. La pérdida de los 3-4 kg de más, la limitación del consumo de alcohol a una o dos bebidas al día y la práctica de ejercicio con regularidad pueden disminuir significativamente la presión arterial.

DÓNDE SUPRIMIR LA SAL

Algunos expertos opinan que una dieta baja en sodio (hiposódica) puede disminuir 5-6 puntos la presión arterial, una cantidad moderada pero a menudo suficiente para normalizar unos valores elevados de presión arterial. Un grupo de investigadores australianos demostró que las mujeres son más sensibles a la sal que los varones. En un estudio que incluyó a 66 mujeres y varones ancianos, los valores de presión arterial de las mujeres disminuyeron unos 6 puntos cuando se limitó la sal de la dieta, mientras que los valores de la presión arterial de los varones apenas se modificaron.

Los expertos indican que una dieta pobre en potasio, magnesio y calcio aumenta la sensibilidad de las mujeres a la sal, especialmente en las mujeres de edad avanzada. Así pues, es aconsejable que una mujer hipertensa controle su peso, disminuya el consumo de alcohol y aumente la ingesta de potasio, magnesio y calcio. Si después de tomar estas medidas durante 2-3 meses los valores de la presión arterial no se han normalizado, los expertos aconsejan limitar el consumo de sal.

Algunos investigadores sugieren que la mejor estrategia es un consumo bajo de sal acompañado de un consumo elevado de potasio. Un estudio alemán que incluyó a 97 mujeres y varones con hipertensión leve a moderada puso de manifiesto que en los individuos que consumieron mayores cantidades de potasio y magnesio y una menor cantidad de sal los valores de la presión arterial se normalizaron. Al parecer, el consumo de 4 veces más potasio que sodio contribuye a restablecer el equilibrio mineral del organismo.

No obstante, una dieta con una restricción de sal no necesariamente ha de ser insípida. Si sigue una dieta con una restricción de sal, debe entrenar su paladar para disfrutar de nuevos sabores.

Sustituya los alimentos precocinados por alimentos frescos. Recuerde que cuando sigue una dieta baja en sal debe controlar *todo* el consumo de sodio. Todas las conservas y los alimentos procesados contienen mayor cantidad de sal que los alimentos frescos. Por ejemplo, media taza de tomate rallado contiene menos de 70 mg de sal, mientras que una taza de zumo de tomate de lata contiene 660 mg. Media taza de alubias rojas cocidas sin sal contiene menos de 2 mg, pero media taza de alubias rojas de lata contiene 436 mg.

La mayoría de las sopas de lata, de sobre, congelados y otros alimentos procesados contienen grandes cantidades de sodio que actúa como conservante. Es preferible seleccionar alimentos frescos y, para condimentarlos, en lugar de sal, utilizar hierbas y especias. De este modo, podrá prescindir de la sal sin renunciar al sabor.

Si alguna vez consume alimentos enlatados como judías o atún, es aconsejable lavarlos con abundante agua del grifo para eliminar parte de la sal.

Lea bien las etiquetas. El contenido de sodio de un tipo concreto de conserva como los tomates puede variar considerablemente de una marca a otra. Para valorar el contenido en sal, lea con atención las etiquetas y compare la cantidad indicada con la cantidad diaria recomendada por los expertos, que es de unos 2,4 g diarios. Además, recuerde que hay alimentos a los que no se añade sal. Así pues, adquiera conservas cuya etiqueta indique «sin sal añadida», «sin sodio», o «bajo en sodio».

Añada especias. El limón, el ajo, la cebolla y los pimientos así como las especias añaden sabor a sus platos. No obstante, recuerde que la cebolla en polvo o el ajo en polvo contienen grandes cantidades de sodio.

Utilice sustitutos de la sal. Algunos sustitutos de la sal no contienen sodio sino cloruro potásico como ingrediente principal. No obstante, algunos productos que indican «bajo en sal» contienen grandes cantidades de sodio (hasta 390 mg por cucharadita).

Si come fuera. En la medida de lo posible evite los restaurantes cuya cocina se caracteriza por platos con mucha sal, como las carnes a la barbacoa, los ahumados y encurtidos o las salsas de tipo cóctel o de tomate. Las más indicadas son las comidas al horno, al vapor o hervidas.

Atención al agua del grifo. Según el lugar donde viva, el agua puede tener un elevado contenido de sodio. En algunas poblaciones puede superar los 225 mg por litro, aunque en términos generales el contenido es inferior a 20 mg por litro. Si el contenido de sodio en el área donde vive es demasiado alto, es aconsejable beber agua embotellada.

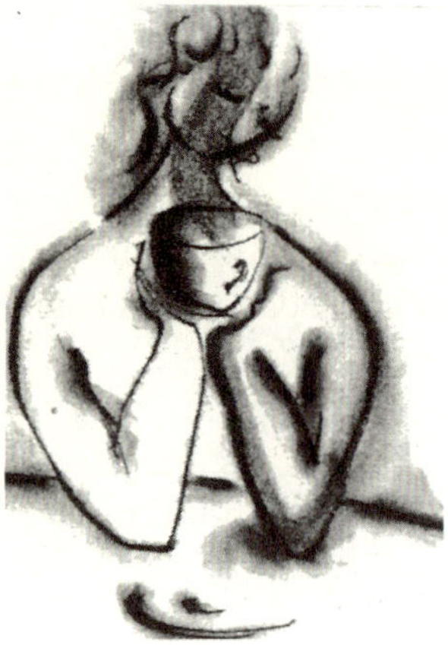

Capítulo Veintitrés

HIPOGLUCEMIA

Tentempiés de urgencia para combatirla

Celeste, una de las mujeres entrevistadas para *Saber comer* explicó que en su caso, cuando se sentía nerviosa, irritable o impaciente, un poco de queso o unas galletas eran la mejor medicina. Al cabo de cinco minutos se sentía mucho mejor, de mejor humor, llena de energía y capaz de concentrarse.

Durante mucho tiempo Celeste creyó que sufría hipoglucemia, es decir, una disminución de la concentración de azúcar (glucosa) en sangre. No obstante, en un análisis de sangre solicitado por su médico de cabecera, se comprobó que su nivel de glucosa era de 90 mg/dl de sangre, es decir, normal según los valores médicos de referencia. Su médico también descartó una enfermedad del tiroides, una alteración de las suprarrenales y otras causas posibles de sus síntomas. Celeste finalmente aprendió a prevenir la sensación de mareo y de debilidad que a menudo se asocia con una disminución del azúcar en sangre o hipoglucemia.

Es posible que Celeste no sufriera una verdadera hipoglucemia, pero sus síntomas de debilidad o nerviosismo se aliviaban con un pequeño tentempié.

¿Es real?

Muchas mujeres creen, como Celeste, que padecen una hipoglucemia. Muchas afirman encontrarse mejor cuando siguen las pautas dietéticas que suelen prescribirse para la hipoglucemia (es decir, evitar permanecer un número excesivo de horas sin comer y no consumir dulces con el estómago vacío). No obstante, según los expertos, muy pocas personas padecen una hipoglucemia. La verdadera hipoglucemia se caracteriza por sensación de debilidad, sudor, temblor y aturdimiento. El nivel de azúcar en sangre disminuye por debajo de 50 mg/dl y los síntomas desaparecen después de comer, cuando los niveles de azúcar en sangre se recuperan.

En las personas sanas, a pesar del consumo intermitente de alimentos, los valores de glucosa en sangre después de comer se mantienen entre 70 y 100 mg/dl, gracias a determinados mecanismos que contribuyen al equilibrio metabólico del organismo (lo que los médicos llaman homeostasia).

En momentos de estrés o ansiedad puede producirse una liberación de adrenalina que produce un aumento súbito del azúcar en sangre y a continuación una disminución brusca que provoca una sensación de temblor. No obstante, no es una hipoglucemia.

En ocasiones saltarse una comida puede tener un efecto similar, según indica el profesor Bantle de la División de Diabetes, Endocrinología y Metabolismo de la Universidad de Minnesota. Pero no puede considerarse una enfermedad y mucho menos una hipoglucemia. Sin embargo, la sensación de irritación después de haberse saltado una comida desaparece rápidamente si se consume algún alimento. A diferencia de la hipoglucemia verdadera, esta sensación de irritación y aturdimiento nunca se acompaña de temblor.

Los investigadores también indican que reducir el consumo de cafeína o tomar una comida copiosa y rica en hidratos de carbono después de haber seguido durante mucho tiempo una dieta estricta muy baja en calorías puede asociarse con síntomas similares a los de la hipoglucemia.

Si los síntomas se repiten con frecuencia, es necesario consultarlo con el médico. Los problemas de la glándula tiroides, las enfermedades del riñón, la diabetes, las cardiopatías, la menopausia y algunos antibióticos y otros fármacos como el litio (utilizado para tratar la psicosis maníaco-depresiva) así como la insulina (utilizada para tratar la diabetes) y la píldora anticonceptiva pueden producir síntomas similares a los de la hipoglucemia.

Coma de manera equilibrada

Los médicos coinciden en que, a menos que un análisis de sangre indique que sus niveles de glucosa son inferiores a lo normal, nunca puede establecerse el diagnóstico de hipoglucemia. Pero esto no significa que deba pasar por alto los síntomas que remedan esta enfermedad. Algunos expertos consideran que las variaciones frecuentes del azúcar en sangre pueden provocar síntomas incluso en mujeres cuyos niveles de glucosa en sangre son normales. En ocasiones, una dieta que equilibre estas oscilaciones del azúcar en sangre puede ser la solución. A continuación se mencionan algunas recomendaciones de los expertos.

Combine los hidratos de carbono complejos con proteínas. Para combatir la fatiga, los cambios de humor y el dolor de cabeza que pueden remedar una hipoglucemia, los médicos aconsejan consumir hidratos de carbono complejos,

¿TEMBLORES?
Prescinda del café

En una universidad norteamericana, un grupo de médicos llevaron a cabo un estudio en 8 personas que consumieron una bebida con cafeína. Al cabo de una hora, estos individuos se sentían mareados, experimentaban temblores y sensación de aturdimiento, los síntomas clásicos de la hipoglucemia. Sin embargo, sus niveles de glucosa en sangre sólo se encontraban en el límite inferior de la normalidad.

Los síntomas experimentados por estas personas eran similares a los de la hipoglucemia y en este sentido el estudio fue revelador, ya que podría explicar la sensación de decaimiento de media mañana que muchas mujeres experimentan algunas horas después de desayunar. La cafeína consumida, el equivalente a 2 o 3 tazas de café, parece disminuir el flujo sanguíneo hasta el cerebro. Ésta es la razón de la sensación de aturdimiento y el temblor que experimentaron los individuos de este estudio.

Así pues, si experimenta estos síntomas, consuma menos café o, si no puede prescindir de él, consúmalo descafeinado.

como pan integral y cereales y proteínas magras como las del pescado y el pollo sin piel. Si consume hidratos de carbono junto con proteínas, fibra y cierta cantidad de grasa en una comida, las fluctuaciones del azúcar en sangre serán mucho menos súbitas. Por el contrario, si sólo consume hidratos de carbono como pan, patatas o dulces, sus niveles de glucosa en sangre aumentarán y disminuirán con mucha mayor rapidez.

Evite las comidas y los tentempiés ricos en azúcar. Las comidas con un contenido elevado en azúcar, como dulces, pasteles y zumos de fruta, producen un aumento de los niveles de glucosa en sangre y una reacción retardada de la insulina a medida que su organismo trata de metabolizar el azúcar. La insulina ayuda a las células a almacenar la glucosa y después los niveles de azúcar en sangre disminuyen bruscamente. Para las personas que experimentan estos síntomas es aconsejable evitar los alimentos ricos en azúcar especialmente con el estómago vacío o, al menos, tomarlos como postre después de una comida.

Si padece hipoglucemia, consuma como máximo un 8 % de las calorías totales en forma de hidratos de carbono simples. En una dieta normal, equivaldría a 160 calorías, es decir, a un refresco de cola.

Coma más a menudo. Es preferible comer 4-6 veces al día pequeños tentempiés, para mantener unos niveles constantes de azúcar en sangre. El consumo frecuente de tentempiés ayuda a los pacientes con hipoglucemia reactiva, un tipo de hipoglucemia que se produce como reacción del organismo ante la comida.

Sea previsora. Saltarse las comidas, sentirse hambrienta y después atiborrarse puede perpetuar las oscilaciones del azúcar en sangre. Para los viajes largos es aconsejable llevar siempre bocadillos de pan integral y verdura. Recuerde que la mejor estrategia es prevenir los síntomas. Para ello ha de seguir una dieta razonable, consumiendo hidratos de carbono complejos y evitando los refinados, especialmente todos los dulces.

Una dieta muy baja en calorías puede alterar la regulación del azúcar en sangre y aumentar su susceptibilidad a los episodios de hipoglucemia. Un grupo de investigadores de un centro médico de Los Ángeles mencionaron que 13 mujeres que seguían una dieta de 600 calorías diarias experimentaron una importante disminución del azúcar en sangre al cabo de algunas horas de haber consumido un pastel de chocolate como único alimento.

Acuérdese de comer antes de realizar ejercicio. Para evitar un descenso súbito de la energía durante el ejercicio, es aconsejable que una hora antes tome un tentempié de hidratos de carbono complejos, como un panecillo de pan integral o de varios cereales, un tazón de cereales integrales sin azúcar con leche desnatada o algunas galletas integrales. No es aconsejable consumir dulces, chocolatinas y ni siquiera fruta, ya que los azúcares simples se metabolizan muy rápidamente y dejan una sensación de debilidad.

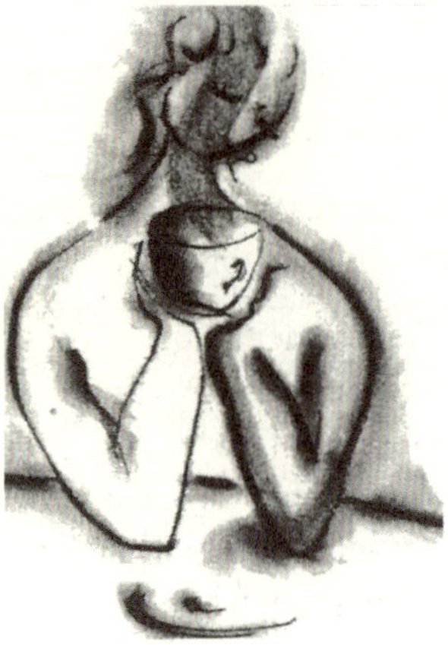

Capítulo Veinticuatro

SÍNDROME DEL INTESTINO IRRITABLE

Alimentos que pueden aliviar las molestias intestinales

Un lunes tormentoso. Primero, una reunión en el trabajo que parecía no tener fin, después, la comida engullida a toda prisa y, a continuación, un nuevo episodio de diarrea tan súbito que ha tenido que correr hasta el lavabo y, peor aún, el martes unos espasmos abdominales que no la dejaban vivir y, para terminar, el viernes y el sábado un estreñimiento pertinaz le ha impedido disfrutar del fin de semana.

¿Le resulta familiar esta descripción? El síndrome del intestino irritable, caracterizado por episodios alternantes de diarreas y estreñimiento acompañados de dolor y distensión abdominal, afecta a millones de personas en todo el mundo occidental. La enfermedad se caracteriza por la presencia de gases abundantes y sensación de ardor, de «globo» o de saciedad precoz. Hasta la fecha, ningún investigador ha identificado su causa o el mecanismo de producción.

Pese a tratarse de una afección benigna, el síndrome del intestino irritable altera la vida de la persona que lo padece y es muy molesto. Aunque los expertos no saben cuál es la causa de estos espasmos del intestino delgado y el colon, consideran que algunos alimentos, así como la ansiedad y la tensión, pueden actuar como factores desencadenantes.

Si padece una diarrea intermitente durante como mínimo 3 meses, es aconsejable que consulte con su médico. Además, debe prestar atención a los cambios de la frecuencia de la deposición y de su consistencia (p. ej., de líquida a sólida), a los esfuerzos excesivos para defecar, a la expulsión de moco, la distensión o hinchazón abdominal y la sensación de evacuación incompleta.

Los expertos investigan la relación existente entre la dieta de la mujer y los síntomas que experimenta. En ocasiones basta eliminar algunos alimentos o añadir otros para que los síntomas desaparezcan como por arte de magia.

Sin embargo, el síndrome del intestino irritable es difícil de curar. Si las estrate-

Relájese y disfrute de la comida

Cómo, cuándo y dónde come puede ser tan importante para unos intestinos saludables como los alimentos que consume. La tensión y las discusiones a la hora de la comida pueden desencadenar contracciones y espasmos y empeorar sus síntomas. Además, si come demasiado rápido o en un estado de ansiedad, tragará más aire, lo que empeorará la distensión abdominal y los gases.

No es aconsejable mezclar los negocios con la comida. Dedique la hora de la comida sólo a comer. Consumir un bocadillo en unos pocos segundos para regresar al trabajo lo antes posible es muy poco saludable. La hora de la comida debe ser un momento para relajarse y para disfrutar de la comida.

También debe dedicar tiempo al desayuno y la cena. Coma despacio y deje las discusiones y las conversaciones animadas para la sobremesa. Si habla sin parar mientras come, lo único que conseguirá es tragar más aire y empeorar sus problemas intestinales. No obstante, puede ser una costumbre muy arraigada, por lo que necesitará tiempo para modificarla.

gias dietéticas sólo proporcionan un alivio limitado, los médicos en ocasiones recomiendan algunos fármacos como la loperamida (para combatir la diarrea), suplementos de fibra dietética para aliviar el estreñimiento y fármacos antiespasmódicos para aliviar el dolor después de comer. En ocasiones, sobre todo cuando el estrés desempeña un papel importante, los ejercicios de relajación también forman parte del tratamiento.

La clave está en la alimentación

¿Por dónde empezar? Esto depende de si el síntoma principal es la diarrea, el dolor o el estreñimiento. Por consiguiente, preste atención a sus síntomas. Ante la primera sensación de dolor o el primer episodio de diarrea, intente recordar lo que ha comido. Los responsables habituales incluyen los alimentos con sorbitol (un edulcorante artificial, que sustituye al azúcar), la fructosa y fármacos como los antiácidos que contienen magnesio.

Si sufre intolerancia a la lactosa (es decir, si padece un déficit de la enzima que descompone el azúcar de la leche, la lactasa), todos los productos lácteos pueden exacerbar sus síntomas. La cafeína y las grasas pueden estimular el colon y provocar espasmos intestinales. La cerveza y los alimentos picantes y muy condimentados pueden agravar los síntomas, al igual que todas las bebidas carbónicas.

Para otras personas algunos hidratos de carbono pueden ser los desencadenantes. Las judías y otras legumbres, bróculi, coliflor, cebollas, manzanas (especialmente con piel) y otras frutas y verduras, e incluso la lechuga, así como los alimentos ricos en salvado pueden provocar espasmos y diarrea.

Existen unos 20 tipos diferentes de hidratos de carbono que muchas personas digieren mal. Estos alimentos producen flatulencias y diarrea. Para algunas personas puede ser un zumo de manzana, y para otras, los champiñones o la lechuga. No obstante, es importante identificar los alimentos responsables, ya que eliminándolos de la dieta podrá aliviar sus síntomas. Si no está segura de haber identificado el alimento responsable de sus síntomas, puede consumir una cantidad mayor que la habitual del alimento sospechoso y observar los resultados. Si sus síntomas se exacerban, habrá identificado el alimento responsable.

DÉ UN RESPIRO AL INTESTINO

Sin duda, si ha conseguido relacionar claramente sus síntomas con algunos alimentos, debe eliminarlos de la dieta. Además los expertos aconsejan lo siguiente:

Evite las grasas y los alimentos fritos. Las grasas son el principal estímulo de las contracciones intestinales. En consecuencia, es aconsejable eliminar la grasa visible de la carne, consumir productos lácteos desnatados, disminuir las cantidades de mantequilla, margarina y aceite y aumentar el consumo de proteínas. Las grasas estimulan una hormona que contribuye a las contracciones del intestino. Si disminuye el consumo de grasa, evitará la liberación de esta hormona.

Consuma fibra, pero introdúzcala con precaución. Si el estreñimiento es el principal síntoma, aumente el consumo de fibra y de líquidos. Pero debe hacerlo muy lentamente. La fibra está indicada sobre todo para aliviar el estreñimiento. El salvado de trigo es la fuente más rica de fibra dietética. Empiece con pequeñas cantidades y auméntelas progresivamente. Si añade fibra a la dieta de manera brusca, actuará como un irritante de su intestino, aumentando la producción de gases, espasmos intestinales y dolor. Empiece con 5 g diarios (aproximadamente media taza de cereales ricos en salvado) durante una semana. Cada semana añada 5 g más hasta consumir 20-35 g diarios.

Consuma líquidos. Los médicos recomiendan el consumo de líquidos en abundancia: 8 vasos de líquido al día en forma de agua (preferentemente), limonada, leche desnatada e infusiones. Su organismo necesita líquido para aumentar el volumen de las heces y mejorar los movimientos intestinales. De lo contrario, la fibra que consuma sólo servirá para empeorar sus síntomas. (Para más información al respecto, véase el capítulo 15.)

Coma poco, pero a menudo. Una comida copiosa producirá distensión del tubo digestivo y, en consecuencia, dolor. Así pues, saltarse el desayuno y comer el doble a la hora del almuerzo no es una conducta sensata. Es mucho más saludable fraccionar las comidas en pequeños tentempiés equilibrados. Si incluso una comida normal le provoca molestias, fracciónela en varios tentempiés más ligeros. Pero no olvide que los tentempiés han de ser equilibrados desde un punto de vista nutricional. Un donut y un café no constituyen un tentempié recomendable desde el punto de vista dietético. Incluya en sus tentempiés fruta, verdura, cereales y proteínas. Lo importante es distribuir los alimentos en cantidades más pequeñas, pero cada comida debe aportar todos los nutrientes indispensables.

CAPÍTULO VEINTICINCO

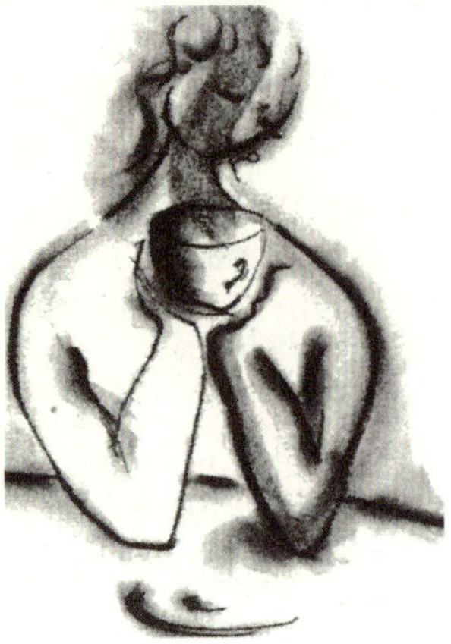

INTOLERANCIA A LA LACTOSA

Qué hacer cuando no se tolera la leche

Una vez ingeridos, los hidratos de carbono de la dieta deben experimentar una serie de transformaciones (o hidrólisis) para ser absorbidos por el organismo.

La publicidad hace hincapié en la leche como el producto «más natural», pero si es usted una de las numerosas personas que sufre intolerancia a la lactosa, es decir, que no puede absorber el principal azúcar de la leche, la lactosa, indudablemente no estará de acuerdo con este mensaje. La intolerancia a la lactosa es una alteración muy prevalente. Sólo en Estados Unidos entre 30 y 50 millones de personas padecen la enfermedad. En los países mediterráneos su prevalencia es del 60-80 %, mientras que es mínima en los países del norte de Europa.

A cualquiera que no tolere la lactosa, un vaso de leche o un helado puede provocarle náuseas, flatulencia, espasmos, hinchazón, dolor abdominal y diarrea al cabo de un período de entre 30 minutos y 2 horas.

El doctor Aurisicchio, gastroenterólogo de una clínica de Nueva York, explica que la intolerancia a la lactosa puede ser un trastorno genético, o bien ser secundario a diversas enfermedades intestinales. Con el tiempo, las personas con intolerancia a la lactosa producen cada vez menores cantidades de lactasa, la enzima que degrada la lactosa en el intestino delgado. Los problemas de intolerancia a la leche pueden empezar en la infancia o en la adolescencia, o incluso a los 20 o 30 años de edad.

La intolerancia a la lactosa es especialmente frecuente en algunos grupos étnicos y raciales. Aunque el 75 % de las personas afroamericanas y el 90 % de las personas de ascendencia asiática padecen intolerancia a la lactosa, los médicos no necesariamente consideran que sea una enfermedad. Sin embargo, en el sexo femenino puede dificultar la prevención de la osteoporosis y la hipertensión, ya que las mejores fuentes de calcio suelen encontrarse precisamente en la leche y los derivados lácteos.

Yogur

Cremoso, apetecible y untuoso

Un yogur con más de 400 mg de calcio tiene la ventaja adicional de ser bajo en grasas, contribuir a conservar la masa ósea y ser bien tolerado por las mujeres con intolerancia a la lactosa, ya que por lo general contiene lactosa autodigerida. Además, el yogur puede utilizarse para aderezar, sustituyendo al aceite o a la mayonesa, ensaladas y verduras, patatas al horno o bien acompañar a una macedonia de frutas.

También puede preparar un delicioso queso con yogur desnatado. Vierta un yogur desnatado sobre una gasa y déjelo reposar toda la noche para escurrir todo el líquido. Deseche el líquido y consuma este queso fresco, que es una alternativa a los quesos para untar y que puede aderezar con ajo, orégano y albahaca, o consumir como aderezo de unos pimientos o berenjenas asados. También puede endulzarlo con un poco de azúcar, añadir vainilla en polvo y nueces y será un magnífico postre.

Introducir los productos lácteos de manera progresiva

Recientemente se ha demostrado que la mayoría de los pacientes con intolerancia a la lactosa pueden tolerar la leche en pequeñas cantidades o consumida con las comidas, puesto que producen la suficiente cantidad de lactasa para ello. La dosis de lactosa que desencadena los síntomas fluctúa entre 12 y 18 g. En consecuencia, estas personas posiblemente no tendrán que renunciar por completo a los lácteos ni recurrir a preparados dietéticos especiales. Naturalmente, dos vasos de leche en un estómago vacío son una cantidad excesiva para que el organismo los pueda digerir.

Si sufre intolerancia a la lactosa y desea beber leche porque le gusta y para asegurar un suministro adecuado de calcio en su dieta, consúmala a las horas de las comidas. Según los gastroenterólogos, la lactosa es tres veces mejor digerida con las comidas que si se toma sola. Consumir la leche junto con las comidas retrasa la digestión de la lactosa. La leche circula con mayor lentitud por los intestinos en presencia de los alimentos. Una forma de prevenir posibles problemas de intolerancia es escoger los derivados lácteos más seguros, como el yogur, los quesos curados, el requesón o la leche sin lactosa que puede encontrar en las tiendas de productos naturales.

- En general, todos los yogures contienen lactosa autodigerida por lo que se toleran bien.
- Algunos yogures desnatados contienen un cultivo de bacterias que producen betagalactosidasa, una enzima que degrada el 40 % de la lactosa del yogur. Así pues, también es aconsejable elegir las marcas de yogur en cuyas etiquetas se especifique que contienen cultivos vivos o cultivos activos, ya que estas enzimas continúan degradando la lactosa durante la digestión. Otro beneficio de estos productos es que en general proporcionan mayores cantidades de calcio que las variedades enteras y contribuyen a controlar los niveles de colesterol. No obstante, recuerde que el helado de yogur carece de estas propiedades, ya que el frío destruye los cultivos activos.
- Los quesos curados, como los suizos, por ejemplo el emmental o gruyère, al igual que el chedar o el manchego, en general se caracterizan por un bajo contenido en lactosa y son muy ricos en calcio. La mayor parte de lactosa se encuentra en el líquido que se extrae cuando se fabrica el queso. Al igual que en el caso del yogur, es preferible escoger quesos bajos en grasas para evitar el consumo excesivo de calorías y colesterol.
- El requesón contiene algunos azúcares de la leche, pero el proceso de fermentación disminuye el contenido de lactosa y, por consiguiente, el organismo absorberá menor cantidad de ésta.
- La leche baja en lactosa está disponible en dos variedades: un 70 % o un 100 % sin lactosa. Existen varias marcas comerciales. Se caracteriza por un sabor más dulce que el de la leche normal y se encuentra en forma entera, semidesnatada y desnatada. Además, algunas marcas la comercializan enriquecida con calcio e incluso con sabor a chocolate. También existen quesos sin lactosa que puede adquirir en tiendas especializadas de dietética y productos naturales.

CÓMO SUPERAR LA INTOLERANCIA A LA LACTOSA

A continuación sugerimos varios consejos que pueden ayudarla a mejorar la intolerancia a la lactosa.

Tomar un suplemento. En las tiendas de productos naturales puede encontrar comprimidos de lactasa que, tomados antes de las comidas, la ayudarán a digerir los azúcares de la leche. Consulte con su farmacéutico y siga las instrucciones que se proporcionan en el envase.

Uno de los preparados más cómodos es la lactasa líquida, que se añade a la leche y contribuye a su digestión. Cinco gotas por litro de leche pueden degradar más del 70 % de la lactosa en 24 horas.

Acuérdese del calcio. Si desea aumentar el consumo de calcio en la dieta, también puede recurrir a fuentes no lácteas de calcio. Por ejemplo, 100 g de sardinas en conserva contienen 372 mg de calcio, más de un tercio del valor diario recomendado por la Food and Drug Administration. Otras elecciones recomendables son el zumo de naranja enriquecido con calcio, la col o el bróculi.

A pesar de tomar estas medidas, es difícil consumir las cantidades adecuadas de calcio sin recurrir a los lácteos y a los derivados. Los expertos suelen aconsejar a las mujeres con intolerancia a la lactosa que tomen un suplemento de calcio o comprimidos de antiácidos ricos en calcio. (Para mayor información sobre el calcio, véase capítulo 27.)

Cuidado con la lactosa oculta. En numerosos alimentos puede encontrarse lactosa «oculta». Por ejemplo en el puré de patatas instantáneo, los polvos para flan instantáneo, los aliños y salsas de ensaladas, los embutidos e incluso algunos suplementos vitamínicos, antiácidos, medicamentos antiasmáticos y la píldora anticonceptiva. En realidad, debe prestar atención a cualquier medicamento, dado que muchos de ellos contienen lactosa como excipiente. Si es muy sensible a pequeñas cantidades de lactosa, lea atentamente las etiquetas para identificar los derivados de la leche ricos en lactosa.

Estas estrategias simples la ayudarán a consumir las cantidades adecuadas de calcio sin experimentar molestias.

Si el déficit de lactasa es secundario a otra enfermedad, los productos lácteos se reintroducen una vez superada la enfermedad intestinal, aunque es preciso esperar entre 2 y 4 semanas.

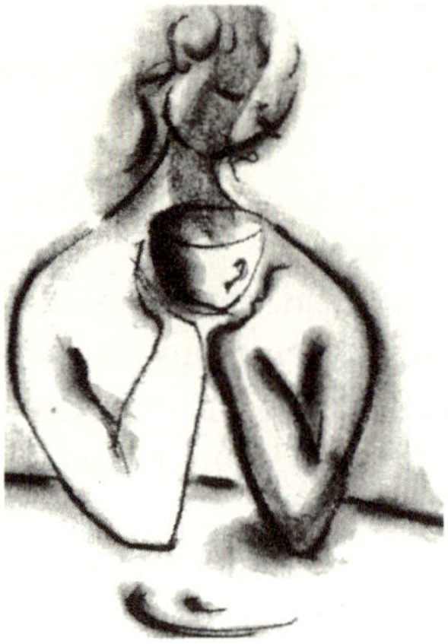

CAPÍTULO VEINTISÉIS

MIGRAÑAS Y OTROS DOLORES DE CABEZA

Identificar los alimentos problemáticos

¿**A** quién no le apetece un pan crujiente recién salido del horno para acompañar un buen queso curado junto con un par de copas de un excelente vino tinto? Puede constituir una romántica comida campestre. Sin embargo, para una mujer propensa a la migraña, puede también ser el desencadenante de una migraña.

«He sufrido migrañas durante años –mencionaba Sarah, responsable de la contabilidad de una empresa de informática que respondió al sondeo de *Saber comer*–. Sin embargo, desde que dejé de tomar queso y vino tinto, mis migrañas desaparecieron como por ensalmo.»

Desde el queso Brie hasta la mortadela, el chocolate y el café, numerosos alimentos contienen determinadas sustancias naturales o ingredientes añadidos que pueden desencadenar un dolor de cabeza. Estas sustancias alteran los neurotransmisores del cerebro y producen la contracción y el espasmo de los vasos sanguíneos craneales, los cuales ejercen presión sobre los nervios sensibles y desencadenan el dolor. El dolor, leve o intenso, puede ser desencadenado por numerosos factores, como estrés, ruido, falta de sueño y alimentos. Los factores dietéticos serían responsables de uno de cada cinco dolores de cabeza.

Las mujeres, que padecen migrañas con una frecuencia casi tres veces superior a los varones, pueden ser especialmente sensibles a los alimentos. Los médicos no conocen la razón de esta propensión a la migraña, pero consideran que las hormonas sexuales, los estrógenos y progestágenos, podrían ser las responsables. La mitad de las mujeres que padecen migrañas indican que la mayoría de los episodios se producen alrededor de la menstruación. En un estudio llevado a cabo en Estados Unidos, el 50 % de las mujeres con migrañas mencionaron que sufrían dolores de cabeza más graves y frecuentes cuando tomaban la píldora anticonceptiva.

En muchos casos los alimentos se convierten en uno de los principales responsables sobre todo en períodos determinados, como los días previos al inicio de la menstruación. Además, las consecuencias de un estilo de vida excesivamente ajetreado, como saltarse las comidas, unos hábitos de sueño irregulares y el estrés, no sólo agravan un dolor de cabeza o una migraña sino que además pueden aumentar la vulnerabilidad de quienes padecen migrañas a determinados alimentos.

¿Ha desencadenado el dolor de cabeza algún alimento?

En ocasiones la relación de la comida con el dolor de cabeza es difícil de establecer. En un momento determinado puede tolerar una tableta entera de chocolate sin experimentar dolor de cabeza, mientras que en otras ocasiones una cantidad mucho menor desencadena una cefalea intensísima.

Según un experto, director de una clínica de cefaleas de Chicago, existe una relación bien establecida entre algunos alimentos y el dolor de cabeza, aunque las personas afectadas habitualmente no advierten esta relación de manera constante. Esto se debe a que la cantidad de sustancias químicas responsables de la aparición del dolor de cabeza puede diferir notablemente en las diversas marcas de los mismos alimentos debido a diferencias en el procesamiento, preparación o almacenamiento de los alimentos.

La mejor forma de identificar los alimentos desencadenantes del dolor de cabeza es anotar en un diario todos los alimentos consumidos. Éste debe incluir la fecha, el momento de aparición y la intensidad del dolor de cabeza, así como la medicación que ha tomado, los alimentos que ha consumido y cualquier factor emocional o físico asociados, desde una pelea hasta la práctica de ejercicio agotador. Además, para identificar el patrón que siguen sus dolores de cabeza, es importante anotar si se producen durante la semana o en el fin de semana, antes o durante la menstruación o los días que hace mal tiempo.

Eliminar los alimentos que actúan como desencadenantes de los dolores de cabeza no implica curación, pero probablemente podrá reducir su frecuencia. No obstante, seguirá siendo una persona propensa a sufrir dolores de cabeza. Al principio empiece eliminando los alimentos que le parecen más obvios y después si continúa sin identificar el responsable, siga extendiendo sus pesquisas.

Alimentos desencadenantes que es necesario controlar

Algunos alimentos contienen sustancias vasoactivas, es decir, sustancias que facilitan la contracción, espasmo o inflamación de los vasos sanguíneos cerebrales, provocando dolor. Si es sensible a estas sustancias, el consumo de los alimentos que las contienen puede desencadenar dolor de cabeza. A continuación se mencionan las sustancias vasoactivas principales.

Tiramina. Esta sustancia, un aminoácido que se encuentra en el vino tinto, el chocolate, el queso curado y otros derivados lácteos, en los arenques y boquerones en vinagre, hígado de pollo, habas, judías, etc., actúa sobre los neurotransmisores cerebrales, en especial la serotonina, y produce un espasmo de los vasos sanguíneos cerebrales, provocando dolor. Las mujeres sensibles a la tiramina pueden presentar un déficit de la enzima que degrada esta sustancia, por lo que, si consumen estos alimentos, su organismo no puede metabolizarla y en consecuencia presentarán síntomas. De forma parecida, las reacciones pueden estar causadas por la feniletilamina (que se encuentra en el chocolate) y la sinefrina (presente en los cítricos y en los zumos de fruta).

Histamina. Cuando un grupo de investigadores de una universidad de Viena solicitaron a 45 mujeres y varones propensos a los dolores de cabeza que no consumieran alimentos ricos en histamina, como queso, salchichas de Frankfurt, encurtidos y vino, durante 4 semanas, casi tres de cada cuatro indicaron que la frecuencia de los dolores de cabeza había disminuido. El vinagre (excepto el de vino blanco), la levadura, las cebollas, los plátanos, los higos, el beicon, los aguacates y la salsa de soja contienen aminas vasoactivas similares que pueden desencadenar dolores de cabeza por el mismo mecanismo.

Nitratos, nitritos y glutamato monosódico. Un perrito caliente o el almuerzo en un restaurante chino también pueden desencadenar un intenso dolor de cabeza en las personas predispuestas.

¿Cuál es el mecanismo? Los nitratos y nitritos, utilizados para preservar el color de las carnes curadas, como beicon, jamón, salami y salchichas de Frankfurt, pueden afectar a los neurotransmisores cerebrales y provocar dilatación de los vasos sanguíneos. El glutamato monosódico, un ingrediente de muchas comidas chinas y de numerosos alimentos preparados, como sopas de sobre y en lata, altera por el mismo mecanismo los neurotransmisores cerebrales y también puede ser responsable del dolor de cabeza.

Aspartamo. El aspartamo, un edulcorante artificial contenido en muchas bebidas dietéticas y alimentos sin azúcar, desde los yogures hasta los dulces, puede provocar dolores de cabeza en las personas propensas a las migrañas. Aunque no se conoce el mecanismo por el que desencadena dolores de cabeza, muchos pacientes han identificado una relación entre su consumo y la aparición de cefaleas.

Abstinencia de la cafeína. La cafeína contenida en el café, el té y las bebidas de cola provoca una contracción de los vasos sanguíneos, pero horas después de la última taza de café, una persona predispuesta puede padecer dolor de cabeza, denominado de rebote, a medida que los vasos sanguíneos se dilatan. Los médicos consideran que la abstinencia de la cafeína explica que algunas personas sólo experimenten dolores de cabeza durante el fin de semana o las vacaciones, cuando varían su rutina cotidiana y no consumen café.

LOS DESEOS INCONTENIBLES DE UN ALIMENTO PUEDEN PREDECIR LAS MIGRAÑAS

Ayer sintió un deseo incontenible de comer chocolate y no satisfecha con una porción, dio cuenta de toda la tableta. Hoy está pagando un precio muy alto, ya que padece un dolor de cabeza insoportable.

¿Existe una relación causa-efecto? No necesariamente, según los expertos.

Un profesor de neurología de la Universidad Estatal de Michigan y el director del Instituto de Neurología de Michigan indican que, en algunas mujeres, las fases iniciales de una migraña pueden desencadenar un deseo incontenible de algunos tipos de alimentos o sabores. A menudo se trata de chocolate o de un alimento salado, como patatas fritas, y en general la persona siente el deseo mucho antes de que aparezca el dolor de cabeza. En otras palabras, el alimento sospechoso no necesariamente es el responsable sino sólo una señal de advertencia, lo que los médicos denominan los pródromos. Además, entre los síntomas previos a la migraña se incluyen sensación de depresión o euforia, rigidez de cuello, escalofríos, estreñimiento o diarrea y retención de líquidos. Todos estos síntomas son posibles indicadores de que las oscilaciones de los neurotransmisores cerebrales responsables de la migraña se han puesto en marcha.

Sin embargo, no todas las migrañas están precedidas por un deseo irresistible de ingerir determinados alimentos. Si le resulta familiar, debe tomar medidas para aliviar la ansiedad y el estrés, aprender a relajarse y tener siempre a mano un fármaco antimigrañoso. Y, siempre que pueda, intente resistirse a este deseo incontenible, ya que sólo empeorará su malestar.

DISFRUTE DE LA VIDA Y DE LA COMIDA SIN DOLOR DE CABEZA

Ha de empezar anotando en un diario los probables alimentos responsables del dolor de cabeza. A continuación siga los siguientes consejos:

Consuma pequeñas cantidades de los alimentos desencadenantes del dolor de cabeza. Algunas personas, los alimentos que causan cefalea, consumidos en pequeñas cantidades, los toleran bien y no les producen síntomas. Intente ingerir siempre pequeñas cantidades.

Elimine de la dieta los alimentos que no tolera. Si un sorbo de vino tinto o una pequeña porción de queso Brie le producen un intenso dolor de cabeza, es preferible eliminarlos de la dieta.

Cambie de marca. Si una marca concreta de queso le desencadena una migraña, consuma otra. Existe una variación muy importante de la cantidad de tiramina según la marca.

Consuma sustitutos. Si le gusta el chocolate pero le provoca dolor de cabeza, sustitúyalo por un sucedáneo. En lugar de carnes curadas, consuma rosbif y pavo asado. Si le gusta el queso, evite los curados, en general muy ricos en tiramina, y seleccione los de tipo crema, mozzarella o havarti, ya que todos los quesos blandos contienen una cantidad insignificante de tiramina. Además, recuerde que para su salud son mejores los quesos bajos en grasas.

Lea bien las etiquetas. Lea con atención la lista de ingredientes de cualquier alimento preparado que adquiera para comprobar su contenido en nitritos, nitratos y glutamato monosódico. No obstante, en ocasiones estos ingredientes se especifican como «proteína hidrolizada» o «esencias de sabores naturales», de modo que la información apenas le resultará de utilidad.

Siempre que sea posible, consuma alimentos frescos. Todos los alimentos, especialmente carne, pescado y aves, deben prepararse y consumirse frescos. Los niveles de tiramina aumentan rápidamente cuando se deja la comida durante horas en el refrigerador. Por consiguiente, no es conveniente que las sobras de la comida permanezcan días y días en la nevera, ya que su contenido en tiramina aumentará.

Si acude a una fiesta, hable con el anfitrión. Si acude a una fiesta y no sabe si tolerará la comida, es preferible que hable con su anfitrión (de manera discreta y no ofensiva). Por ejemplo, acerca de la salsa de un plato, puede preguntarle: «¿Dónde has comprado esta salsa tan buena?». Si su respuesta es «Acabo de prepararla», puede estar seguro de que no contiene glutamato y por consiguiente para usted es «inofensiva».

Consuma calcio. En el hospital del Monte Sinaí de Nueva York un grupo de médicos observaron que las mujeres cuyas migrañas se asociaban con el ciclo menstrual se encontraron mucho mejor después de tomar suplementos de calcio y vitamina D durante 2 o 3 meses. Una de estas mujeres refirió que con 1,2-1,6 g de calcio al día habían desaparecido las migrañas.

Limite el consumo de alcohol. Si en ocasiones desea beber un vaso de vino, es preferible que escoja un vino blanco. El vino tinto, al igual que la cerveza y el vermut contienen más sustancias vasoactivas (tiramina), taninos, ésteres y ácidos que los vinos blancos.

Si es propensa al dolor de cabeza, prescinda de los licores y aguardientes. Como alternativa puede beber vino blanco con soda.

Considere las plantas medicinales. La matricaria o botón de plata es una planta muy eficaz para aliviar la migraña y prolonga el intervalo libre de migrañas. La dosis habitual de esta planta medicinal es una cápsula de 380 mg, pero cuando la consuma, lea bien la etiqueta ya que debe contener como mínimo un 1 % de partenólido, el ingrediente activo. También puede tomarla en infusión. Sólo es eficaz si se ingiere con regularidad.

Si al término de sus investigaciones observa que consigue evitar las cefaleas con las modificaciones de la dieta, pero elimina demasiados alimentos, consulte con su médico, ya que una restricción demasiado estricta puede traducirse en importantes déficit de los nutrientes más esenciales. Su médico le recomendará unas pautas para que su dieta sea equilibrada en nutrientes.

Además, existen otras estrategias que pueden ayudarla a combatir los dolores de cabeza, como las técnicas para disminuir el estrés (técnicas de relajación) y la meditación.

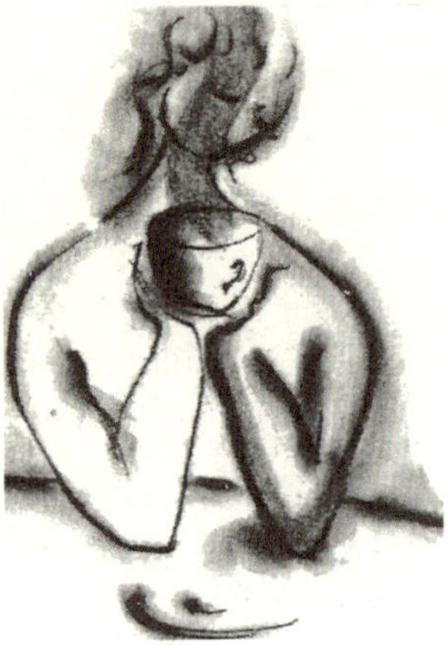

CAPÍTULO VEINTISIETE

OSTEOPOROSIS

Una dieta saludable para sus huesos

Cuando a través del sondeo de *Saber comer* preguntamos a las mujeres cuáles eran sus principales objetivos de salud, muchas contestaron que sobre todo deseaban prevenir la osteoporosis. Una de las mujeres entrevistadas, Sheila, de 40 años de edad, refirió que recordaba a su abuela con la característica postura encorvada de la osteoporosis y deseaba hacer todo lo que estuviera en sus manos para evitar la enfermedad.

Como consecuencia, Sheila decidió hacer ejercicio con regularidad, consumir alimentos saludables, limitar el consumo de grasas y tomar un suplemento diario de calcio. Sheila se preguntaba si estas medidas eran suficientes para prevenir la osteoporosis.

La preocupación de Sheila está justificada, ya que la osteoporosis, la enfermedad responsable de la típica postura encorvada de las personas de edad avanzada, afecta sobre todo al sexo femenino. La incidencia de la enfermedad aumenta a medida que avanza la edad. Se calcula que el 30 % de las mujeres posmenopáusicas sufren osteoporosis. Esta enfermedad se caracteriza por una disminución de la masa ósea, y el deterioro del tejido óseo, con el consiguiente aumento de la fragilidad de los huesos y una mayor tendencia a las fracturas. La incidencia de las fracturas aumenta exponencialmente con la edad a partir de los 75 años, y se calcula que una de cada tres personas mayores de 80 años sufre o ha sufrido una fractura de cadera.

LA PREVENCIÓN EMPIEZA PRECOZMENTE

Una dieta equilibrada y saludable con una cantidad adecuada de calcio es decisiva para prevenir la osteoporosis, con independencia de que usted tenga 25 años o 65 años.

¿Cuál es la razón? Nuestro organismo absorbe el calcio que consumimos de los alimentos o de los suplementos farmacológicos adquiridos en la farmacia y lo almacena en los huesos del esqueleto. Si nuestro organismo no recibe la cantidad suficiente de calcio a partir de fuentes externas, ha de extraerlo de los huesos, que gradualmente se debilitan. Pero, además, los huesos se debilitan con el paso de los años. En las mujeres, la masa ósea es máxima aproximadamente a los 30 años de edad y, a partir de esta fecha, se pierde hasta un 1 % anual hasta la menopausia. Una vez perdida, la masa ósea jamás se recupera.

Las dos primeras décadas de la vida son muy importantes para la formación de unos huesos fuertes y sanos, según indican la mayoría de los expertos. Por consiguiente, además de prestar atención a sus propios huesos eduque a sus hijas al respecto, haciendo hincapié en una alimentación equilibrada y nutritiva y en la importancia del ejercicio físico regular.

Los estrógenos también contribuyen a la masa ósea por su efecto directo sobre las células óseas y, por esta razón, después de la menopausia se acelera la pérdida de masa ósea, aumentando considerablemente el riesgo de osteoporosis.

En la mayoría de los países occidentales menos del 50 % de las mujeres consumen 1.000 mg diarios de calcio, que es la cantidad diaria recomendada para preservar la masa ósea y evitar el riesgo de fracturas. A continuación se ofrecen algunos consejos para aumentar el consumo de calcio y preservar la masa ósea.

ALIMENTOS QUE AYUDAN A EVITAR POSIBLES FRACTURAS

Siempre que sea posible, el calcio debe proceder de los alimentos, ya que la proporción de calcio con respecto a los otros componentes necesarios está equilibrada de forma más natural en los alimentos que en un suplemento adquirido en la farmacia.

Consuma tres o cuatro raciones diarias de alimentos ricos en calcio. Una dieta para preservar la masa ósea ha de incluir productos lácteos y derivados que aporten, como mínimo, 300 mg de calcio por ración. Un cuarto de litro de leche desnatada contiene 300 mg de calcio. Si bebe 4 vasos de leche al día, asegurará a su organismo la cantidad necesaria de calcio. Si no le gusta la leche, consuma yogur desnatado (452 mg por 250 g), 50 g de queso suizo tipo emmental o gruyère (408 mg), zumo de naranja enriquecido con calcio (300 mg de calcio por vaso) o pan enriquecido con calcio (300 mg por cada dos rebanadas). Otros alimentos ricos en calcio son las hortalizas, el salmón, el tofu (un queso fresco elaborado con leche de soja), el salmón y los yogures desnatados con sabor a frutas o fruta troceada.

En caso de intolerancia a la lactosa. Si padece intolerancia a la lactosa, es decir, si no digiere adecuadamente la leche, puede asegurar a su esqueleto un consumo adecuado de calcio incluyendo en su dieta alimentos enriquecidos con calcio, como

GUÍA DEL CONSUMO DIARIO DE CALCIO

De todos los nutrientes esenciales para la salud de una mujer, las necesidades de calcio varían considerablemente dependiendo de la edad, el sexo y los niveles sanguíneos de los estrógenos. Los Institutos Nacionales de Salud de Estados Unidos publicaron las siguientes directrices que pueden ayudarla a evaluar sus necesidades particulares de este mineral.

Adolescentes y mujeres adultas jóvenes (11-24 años de edad): 1,2 a 1,5 g.
Adolescentes embarazadas o en período de lactancia: 1,5 g.
Mujeres adultas (25 a 50 años de edad): 1 g.
Mujeres embarazadas o en período de lactancia: 1,2-1,5 g.
Mujeres posmenopáusicas que siguen un tratamiento de sustitución con estrógenos: 1 g.
Mujeres posmenopáusicas mayores de 65 años de edad: 1,5 g.

zumos, cereales y pan, y yogur, queso, leche de soja o leche con un porcentaje reducido de lactosa. (Para más sugerencias, véase el capítulo 25.)

Limite el consumo de grasas. Al contrario de lo que consideran la mayoría de las mujeres, una dieta rica en calcio no necesariamente lo es también en grasas y calorías. En realidad, en un estudio llevado a cabo en la Universidad de Harvard se observó que el riesgo de fracturas óseas para las mujeres mayores de 50 años que consumían como promedio más de 25 g de grasa de origen animal al día fue 5 veces mayor que el de las mujeres que consumían menos de 25 g diarios.

Vigile el consumo de café. Existen estudios que describen una relación entre un gran consumo de cafeína y las fracturas de cadera. Un consumo moderado de café, es decir, no superior a 2 tazas de café al día, no parece comportar ningún riesgo.

Limite las bebidas de cola. Estudios preliminares en adolescentes sugieren que el consumo elevado de bebidas de cola se asocian con mayores índices de fracturas óseas. Algunos expertos consideran que el problema real puede ser que en general las bebidas de cola suelen reemplazar a la leche y, por consiguiente, disminuye el consumo de calcio.

Limite el consumo de alcohol. El consumo excesivo de alcohol es un factor de riesgo para la osteoporosis. El alcohol contribuye a la pérdida de masa ósea y puede tener efectos tóxicos directos sobre las células óseas. Y, aún más importante, los grandes bebedores tienden a consumir un menor número de alimentos ricos en calcio. Como consecuencia, en un bebedor, el consumo de una cantidad superior a 2

Ejemplo de menú para conservar los huesos en forma

Añadir calcio a la dieta no es tan difícil como muchas mujeres piensan. Este ejemplo de menú le muestra cómo aumentar el aporte de calcio sin aumentar el consumo de calorías o de grasas saturadas:

COMIDA	CALCIO (mg)
Desayuno	
Una taza de cereales integrales	40
Una taza de leche desnatada	300
Un melocotón mediano	5
Tentempié a media mañana	
Una taza de zumo de naranja con calcio	300
Un yogur desnatado	300
Almuerzo	
Una taza de alubias cocidas	80
50 g de sardinas en conserva (sin aceite)	180
Tentempié	
Una loncha de queso bajo en grasas	150
Una rebanada de pan integral	–
Cena	
1½ tazas de verdura al vapor	80
1½ tazas de arroz integral	30
13 anacardos	9
Tentempié antes de acostarse	
Un yogur desnatado de fresa	350

Análisis nutricional: 1.899 calorías, 1.794 mg de calcio y 58 g de materia grasa.

vasos de vino al día se traduce en una menor masa ósea que en un individuo no bebedor de la misma edad y el mismo sexo.

Acuérdese de la vitamina D. El calcio no actúa solo, sino que requiere la acción de la vitamina D. Ésta se encuentra en la leche y en la mayoría de los cereales del desayuno. La cantidad diaria recomendada es de 400 unidades internacionales (UI) diarias de vitamina D. Los expertos recomiendan el consumo de fuentes naturales de la vitamina D, pero también puede tomar suplementos adquiridos en la farmacia. Además, si vive en regiones templadas, el sol es una fuente muy importante de vitamina D, pero recuerde que los filtros solares impiden su absorción. Para las mujeres de edad avanzada, especialmente las que permanecen muy poco tiempo al aire libre, los expertos recomiendan un tratamiento con suplementos de vitamina D, siempre bajo control médico, ya que las dosis elevadas de vitamina D pueden ser tóxicas.

CUÁNDO ES PRECISO TOMAR SUPLEMENTOS

Incluso si sigue una dieta rica en calcio, los expertos recomiendan suplementos diarios de calcio como medida de seguridad adicional. Sin embargo, ¿cuáles son los suplementos adecuados?

Consuma carbonato cálcico. El doctor Bonnick, director del Servicio de Osteoporosis de la Universidad de Denton y autor del libro *Manual de osteoporosis*, aconseja a las mujeres menores de 65 años un tratamiento con suplementos de carbonato cálcico tomados siempre con las comidas. La mayoría de las mujeres toleran bien el carbonato cálcico. Si le produce gases o estreñimiento, está tomando un antiácido, tiene más de 65 años o sufre cálculos renales, es aconsejable sustituirlo por citrato cálcico y tomarlo fuera de las comidas.

El carbonato cálcico contiene el mayor porcentaje de calcio y cuando se toma adecuadamente, junto con las comidas, se absorbe bien. Para ser absorbido, el carbonato cálcico necesita ácido clorhídrico, que se libera en el estómago en presencia de los alimentos.

OTRAS AYUDAS PARA SUS HUESOS

Los hábitos dietéticos saludables deben acompañarse de otros cambios del estilo de vida para prevenir o luchar contra la osteoporosis.

Mantenga un peso ideal. Con respecto a la salud del esqueleto, es preferible pesar unos kilos de más a estar demasiado delgada, ya que las investigaciones clínicas han demostrado que un peso inferior a los valores normales para la talla y la edad es un factor que contribuye al riesgo de fracturas. La mejor estrategia es mantener un peso dentro de los límites considerados normales.

Para conservar la masa ósea trabaje con los huesos. Los ejercicios como la marcha, la bicicleta, el aeróbic o las pesas pueden mejorar la masa muscular y la salud general del esqueleto. En consecuencia, el ejercicio ha de convertirse en hábito permanente de su estilo de vida, con un programa personalizado adaptado a sus propias necesidades.

El ejercicio físico no sólo aumenta la densidad mineral ósea, sino que también mejora la destreza y los reflejos. La marcha rápida y el baile estimulan las células óseas para producir hueso, aumentando especialmente la masa ósea de las vértebras y las caderas. Siempre debe consultar con su médico para que le indique el ejercicio que mejor se adapta a su caso sin correr riesgos.

La constancia es esencial. Una vez identificado el ejercicio más adecuado para usted, practíquelo en sesiones de 30 a 60 minutos, 3 o 4 veces a la semana. Los huesos más vulnerables a la osteoporosis son los de la cadera y las vértebras del tercio medio e inferior de la columna vertebral (las vértebras dorsales y lumbares). Recuerde que la marcha rápida, el jogging y el aeróbic son especialmente útiles para las vértebras y las caderas.

Consulte con su médico si está indicado un tratamiento sustitutivo con estrógenos. Dado que los estrógenos contribuyen a mantener la masa ósea en las mujeres, si usted está próxima a la menopausia, consulte con su médico la posibilidad de iniciar un tratamiento de sustitución con estrógenos. Entre los expertos existe cierta controversia al respecto, pero muchos médicos recomiendan un tratamiento con estrógenos y calcio después de la menopausia, como mínimo a las mujeres que presentan un mayor riesgo de fracturas.

Abandone el hábito tabáquico. Está demostrado que el tabaco contribuye a la pérdida de la masa ósea. De acuerdo con la Fundación Nacional para la Osteoporosis, el tabaquismo interfiere en la utilización de los estrógenos por parte del organismo y, por esta razón, contribuye a la pérdida de hueso. Así pues, si fuma, empiece a pensar que ha de abandonar el hábito. Existen muchos centros antitabaquismo y grupos de ayuda mutua que pueden ayudarla.

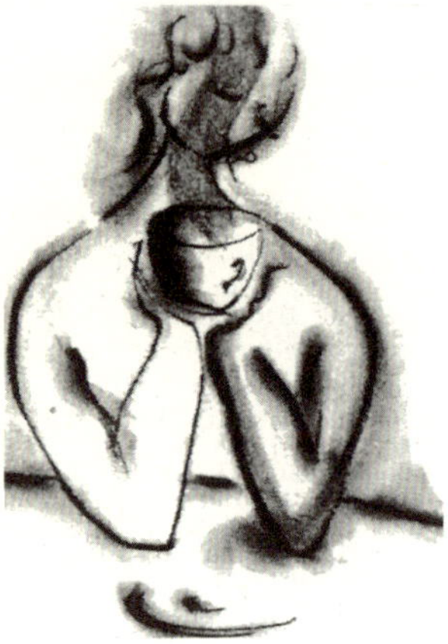

CAPÍTULO VEINTIOCHO

CÁNCER DE OVARIO

Menos grasa y más fibra ayudarán a combatir esta enfermedad

¿Es posible reducir el riesgo de padecer un cáncer de ovario con leche desnatada y guisantes? Aunque puede parecer una idea descabellada, en un estudio llevado a cabo conjuntamente en las universidades de Toronto y de Yale, se comprobó que el consumo de menor cantidad de grasa saturada y más fibra vegetal podía reducir sustancialmente el riesgo de un cáncer de ovario. El estudio comparó las dietas de 450 mujeres con cáncer de ovario y de 564 mujeres sanas.

Es posible disminuir el riesgo de cáncer de ovario a la mitad mediante una modificación agresiva de la dieta. Ésta fue la conclusión de los expertos de las universidades de Toronto y de Yale. Por cada 10 g de grasa saturada que consumían las mujeres todos los días, el riesgo de cáncer de ovario aumentó un 20 %. Por el contrario, no se identificó una relación entre el consumo de grasa no saturada y el cáncer.

Asimismo, el riesgo de cáncer de ovario disminuyó a medida que aumentó el consumo de verduras: por cada 10 g de fibra procedente de las verduras consumidas a diario, las posibilidades de cáncer de ovario disminuyeron un 37 %. En comparación, el consumo de fibra procedente de los cereales y la fruta no pareció tener efecto sobre el riesgo de cáncer de ovario

ACERCA DE LOS ALIMENTOS Y LAS HORMONAS

¿Por qué mecanismo la dieta influye sobre el cáncer de ovario que, por desgracia, es uno de los que reviste mayor riesgo para la vida? Existen numerosas pruebas clínicas de que las hormonas desempeñan un papel en la aparición del cáncer. En las mujeres que tienen hijos, el riesgo de cáncer disminuye un 15-20 % por cada embarazo a término, y en las que toman anticonceptivos orales, el riesgo parece disminuir un 5-10 % por cada año de tratamiento con anticonceptivos orales.

Parece evidente que la fibra vegetal absorbe parte de los estrógenos circulantes y facilita su eliminación del organismo, disminuyendo sus niveles en sangre.

¿Cómo puede aprovechar las ventajas de esta relación dietética favorable rica en fibra y baja en grasas?

Disminuya el consumo de grasa de origen animal. La mayoría de las mujeres consumen unos 20-25 g de grasa saturada al día, la mayor parte de origen animal. Si sustituye la mantequilla (4,8 g de grasa saturada en 2 cucharadas) por aceite de oliva (1,8 g por cucharada) se ahorrará 3 g de grasa saturada. El pollo y otras aves son una elección mucho más saludable que el buey o la ternera. Por ejemplo, 100 g de pechuga de pollo sin piel contienen 0,9 g de grasa saturada, mientras que un filete de 100 g de ternera contiene 4 g.

Tampoco hace falta que abandone las hamburguesas para siempre. Simplemente es aconsejable limitar el consumo de carnes ricas en grasas saturadas. Pocas personas se dan cuenta de que para vivir mejor es preciso consumir menos proteínas procedentes de la carne. Para una mujer, una ración normal de carne sería de unos 100 g diarios.

Disminuya el consumo de leche y los productos lácteos enteros. Puede eliminar 10 g de grasa saturada simplemente tomando 2 vasos de leche desnatada en lugar de leche entera. Sustituir el yogur entero por un yogur desnatado le supondrá un ahorro de 5 g y si sustituye los quesos curados por quesos bajos en grasas, todavía se ahorrará un mayor número de grasas saturadas.

Aumente el consumo de fibra vegetal. Los expertos aconsejan un consumo de fibra vegetal de 20-35 g diarios, aproximadamente el doble de lo que consumen la mayoría de las personas. Algunas de las fuentes más ricas en fibra vegetal son las judías, con 6,8 g por media taza; las endibias, con 3,6 g por media taza; los corazones de alcachofa, con 4,4 g por media taza; la calabaza cocida, con 3,4 g por media taza, y el boniato, con 3,4 g por pieza. Tampoco hay que olvidar los guisantes, con 2,6 g de fibra por media taza.

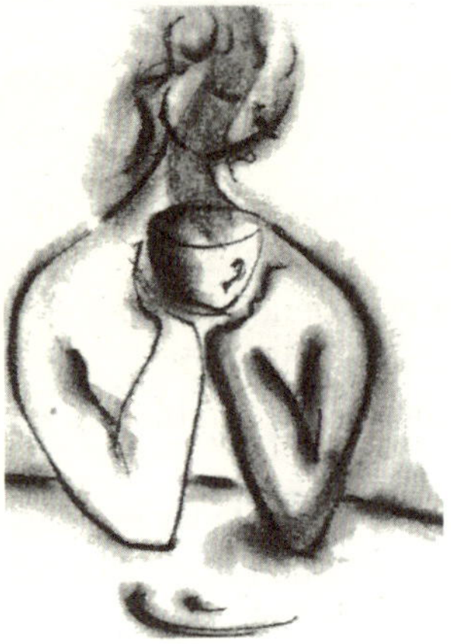

CAPÍTULO VEINTINUEVE

EXCESO DE PESO Y OBESIDAD

El control del peso: una prioridad básica de la salud

Aquel verano memorable, Joyce se miró en el espejo y se preguntó qué podría hacer para mejorar su aspecto y gustarse un poco más. Joyce conocía muy bien la respuesta y 4 meses más tarde, ya pesaba 20 kg menos.

En junio Joyce tenía un sobrepeso de 30 kg. En un análisis de sangre, sus valores de colesterol fueron de 300 mg/dl, por lo que el médico le recomendó un fármaco hipocolesterolemiante. Estaba deprimida y, cuando respondió al sondeo de *Saber comer*, refirió que tenía una mala imagen de sí misma y que en realidad no podía soportar la imagen que le devolvía el espejo.

Ese mismo año, en septiembre, Joyce pudo enfundarse unos pantalones vaqueros ajustados y se mostraba radiante y dichosa con su esbelta figura. Sus amigos y la familia la felicitaban por su nueva imagen. Joyce había perdido 20 kg y sus valores de colesterol habían disminuido 84 puntos. ¿Cómo lo consiguió?

Empezó a andar 10 minutos todos los días, después prolongó los paseos hasta 20 minutos y, por último, 40 minutos. A medida que hacía ejercicio, pensaba en introducir en su dieta alimentos más saludables, con menos grasas y menos calorías. Decidió desterrar para siempre el pollo frito con patatas. Y su cuerpo empezó a transformarse. Además de perder peso, advirtió que disfrutaba de mayor resistencia física.

LOS BENEFICIOS VAN MÁS ALLÁ DE LA IMAGEN CORPORAL

En todo el mundo, millones de mujeres empiezan a descubrir, al igual que Joyce, algo que los médicos conocen desde hace mucho tiempo: la pérdida de los kilos de más puede ejercer un impacto muy poderoso y positivo sobre la salud y al mismo tiempo contribuye a aumentar la autoestima.

Una pérdida sensata de peso, o el mantenimiento sensato de un peso saludable, puede ser el paso más espectacular para mejorar su calidad de vida en el presente y en el futuro.

Con toda seguridad, acabar con estos desagradables e incómodos «michelines» la ayudará a olvidarse de los inconvenientes de los kilos de más, como las cremalleras que no suben o unas «pistoleras» que se mueven sin control cuando se pasea por la playa. Pero, lo más importante, al eliminar los kilos de más y recuperar un peso normal para su estatura y edad, los valores de presión arterial y de colesterol se normalizarán y disminuirá el riesgo de padecer enfermedades cardiovasculares, coronariopatías e ictus (apoplejías). Además, la normalización del peso disminuirá también el riesgo de sufrir diabetes.

Según los expertos, incluso una pérdida moderada de peso, por ejemplo, de 3 o 4 kg, produce beneficios esenciales para la salud general. Pero ha de saber que no es necesario lograr un peso ideal para advertir los resultados. Aproximándose al peso ideal ya se sentirá con más energía y tendrá menos posibilidades de sufrir cálculos biliares y artrosis, una erosión dolorosa por el desgaste de las articulaciones.

Los beneficios del control de peso son incontables y, como ya se ha mencionado, incluso las pequeñas pérdidas de peso son útiles. Considere los siguientes hechos:

- Si el exceso de peso es moderado, una pérdida de 5-6 kg mejorará la respuesta del organismo a la insulina, con lo que disminuirá el riesgo de padecer una diabetes. No hace falta que intente convertir su cuerpo en el de una modelo de las pasarelas para obtener estos beneficios inmediatos.
- En un estudio, las mujeres que perdieron 5-8 kg de peso y redujeron la grasa abdominal presentaron una disminución del 45 % del riesgo de padecer cáncer de mama. La pérdida de peso y de la grasa que se acumula alrededor de la cintura parece ser muy beneficiosa, según el doctor Schapira, jefe de Hematología y Oncología y profesor de medicina de la Universidad Estatal de Nueva Orleans. Para las mujeres no resulta tan difícil como para los varones perder grasa en esta región del cuerpo.
- La pérdida de sólo 6 kg puede disminuir a la mitad el riesgo de padecer artrosis de las rodillas. Incluso una pequeña pérdida de peso disminuye la presión que ejerce el sobrepeso sobre las articulaciones.

SI NO PIERDE PESO...

Si empieza una dieta y no consigue perder peso, es posible que se sienta desalentada, ya que las perspectivas de la obesidad no son nada halagüeñas. Las mujeres con sobrepeso u obesas, especialmente aquellas con mayor cantidad de grasa acumulada en la región abdominal, corren un mayor riesgo de padecer cardiopatías, y cáncer de mama, de endometrio (la mucosa que reviste el útero), de cuello uterino, de ovarios y de vesícula biliar. A causa del sobrepeso, también pueden desarrollar venas varicosas en las piernas o un síndrome del túnel carpiano y numerosas complicaciones durante el embarazo (p. ej., diabetes del embarazo). En las mujeres posmenopáusicas el sobrepeso es un factor de riesgo significativo de incontinencia urinaria, ya que la vejiga se ve sometida a una presión excesiva y la musculatura, con el paso de los años, se relaja.

Y nos guste o no, nuestra sociedad tiende a marginar a las personas obesas o con problemas de sobrepeso. Por consiguiente, la obesidad puede representar una limitación, indudablemente injusta, desde el punto de vista de las expectativas sociales y laborales.

El doctor Atkinson, experto en nutrición de la Universidad de Wisconsin y presidente de la Sociedad Americana de Nutrición Clínica, señala que una de las razones por las cuales tanta gente se obsesiona con adelgazar es que en Estados Unidos es muy angustiante ser un obeso, ya que la discriminación de las personas obesas es considerablemente mayor que en otros países.

La única ventaja que parece proporcionar un sobrepeso es que la masa ósea es mayor y los huesos son más fuertes. Un estudio de la Universidad de California sobre 895 mujeres puso de manifiesto que un mayor peso corporal se asociaba con una mayor densidad mineral ósea. Los investigadores llegaron a la conclusión de que la grasa corporal adicional contribuye a unos mayores niveles de estrógenos que ayudan a los huesos a conservar el calcio. Además, durante los movimientos normales las mujeres con un mayor peso ejercen mayor fuerza sobre las articulaciones y este ejercicio natural estimula la mineralización ósea.

Sin embargo, si sopesamos las ventajas y los inconvenientes del sobrepeso, los kilos de más no constituyen una ventaja, sino más bien un sinfín de problemas peligrosos para la salud.

¿Nacidos para ser obesos?

Genética, sexo, hormonas, estilo de vida y edad. Éstas son las principales razones por las que las mujeres experimentan problemas de peso según los expertos.

Por ejemplo, una historia familiar de obesidad aumentará sus posibilidades de ser obesa. Las pruebas científicas sobre la predisposición a la obesidad desde el nacimiento son cada vez más numerosas. Los estudios genéticos llevados a cabo en una universidad de Nueva York han aislado un «gen de la obesidad», el cual, si es defectuoso, no logra producir una hormona especial denominada leptina. Una teoría postula que la leptina es una especie de mediador de la grasa corporal del mismo modo que un termostato regula la calefacción. Unos niveles elevados de leptina indican al organismo que el contenido de grasa es excesivo, por lo cual el cuerpo se adapta aumentando el metabolismo y disminuyendo el apetito y, en consecuencia,

ANTES DE NADA DEJE DE FUMAR, DESPUÉS PODRÁ INICIAR LA DIETA

Susan es fumadora. Al igual que otras mujeres entrevistadas por *Saber comer*, Susan sabe que debería dejar de fumar, pero le preocupa aumentar de peso si lo deja, por lo que piensa que en realidad sustituiría un riesgo por otro.

Pero... no es exactamente así. El exceso de peso entraña riesgos considerables para la salud, pero algunos médicos consideran que fumar para mantenerse en los límites del peso ideal es todavía más peligroso. Y, a pesar del temor de Susan, la mayoría de los ex fumadores aumentan muy pocos kilos después de abandonar el hábito, lo que no parece tener un efecto perjudicial sobre su salud.

En general, los fumadores suelen pesar 2-5 kg menos de lo que les correspondería según el sexo, talla y edad, de acuerdo con los expertos de los Servicios Nacionales de Salud de Nueva York. Al dejar de fumar es posible que aumente un poco de peso, pero el esfuerzo necesario para recuperar el peso que tenía cuando fumaba será mucho menor que el necesario para abandonar el hábito. Y, en cambio, los beneficios de abandonar el hábito tabáquico son mucho mayores. En cualquier caso, es falsa la idea de que si deja de fumar aumentará 8 o 10 kg, como suele considerar la mayoría de la gente.

Además, muchos estudios demuestran que las mujeres que abandonan el hábito tabáquico disfrutan de las ventajas de una mejor salud. Después de 10 años sin fumar, disminuye a la mitad el riesgo de cáncer de pulmón y, después de un año, disminuye a la mitad el riesgo de cardiopatías. Además, estas ex fumadoras mencionan un menor número de resfriados y bronquitis y una reducción del número de días en que están enfermas. Por otra parte, aumentan las posibilidades de quedar embarazadas, ya que el tabaco disminuye la fertilidad, y es mucho menor el riesgo de dar a luz recién nacidos con bajo peso. En las ex fumadoras se reduce el riesgo de cáncer cervical y de vejiga urinaria, úlceras gástricas e ictus.

De hecho los médicos que tratan a mujeres con sobrepeso frecuentemente les sugieren que primero dejen de fumar y después se pongan a régimen. Los beneficios para la salud atribuidos al abandono del hábito tabáquico son muy valiosos.

El tabaquismo constituye uno de los mayores riesgos para la salud. En consecuencia, el aumento de 2 kg es un pequeño precio comparado con los beneficios que proporciona abandonar el hábito tabáquico.

se pierde peso. Unos niveles sanguíneos bajos de leptina indican al cuerpo que el contenido de grasa es insuficiente, por lo que el metabolismo disminuye y el apetito aumenta, lo que provoca un aumento de peso. Esto explicaría la razón de que muchas mujeres que no siguen una dieta especial para controlar su peso, mantienen un peso estable en un nivel predeterminado.

El sexo también es un factor muy importante, ya que los varones tienen más masa muscular, y las mujeres, más grasa corporal; gracias a su mayor masa muscular, en estado de reposo, los varones queman un 10-20 % más energía que las mujeres.

El estilo de vida sedentario es uno de los medios más seguros de ganar peso. El sedentarismo asociado con la ligera tendencia del metabolismo a disminuir a medida que aumenta la edad explica el aumento adicional de 5-7 kg en la edad media de la vida, sobre todo en las mujeres.

¿DÓNDE SE ENCUENTRA EL LÍMITE ÓPTIMO?

Los expertos consideran que las personas que se encuentran dentro de los límites de su peso ideal (capítulo 44) tienen mayores posibilidades de gozar de mejor salud. Si la obesidad es notable, por ejemplo, entre 20 y 30 kg, el individuo se encuentra en una situación de riesgo, pero todavía no se ha establecido con precisión cuáles son los niveles realmente peligrosos de la obesidad. La mayoría de los médicos y expertos en el tema coinciden en los aspectos descritos a continuación.

Un peso un 20 % superior al ideal es un factor reconocido de riesgo para la salud. A partir de este nivel el riesgo se incrementa progresivamente con el aumento de peso. Con un sobrepeso del 30 %, el riesgo de sufrir enfermedades cardiovasculares es 3 veces mayor. Sin embargo, en algunos países, incluso un peso considerado promedio en ocasiones es excesivo. Por lo que respecta al corazón, lo realmente saludable es estar en el límite inferior del llamado peso estándar para la talla, la edad y el sexo.

Incluso aumentos de 1-2 kg al año en adolescentes y a principios de la edad adulta pueden constituir un riesgo para la salud. El doctor Manson, profesor de medicina de la Facultad de Harvard, examinó las historias médicas de las mujeres incluidas en un ensayo clínico y comprobó que las que habían aumentado 5-7 kilos entre los 17 y los 35 años de edad tenían un riesgo un 25 % mayor de sufrir un infarto de miocardio que aquellas cuyo peso no se había modificado. De este estudio se deduce que el llamado aumento de peso de la edad mediana de la vida es poco saludable y que las tablas de peso que indican unos límites muy amplios del peso estándar proporcionan una falsa seguridad a las mujeres que necesitan tallas cada vez mayores cuando llegan a la edad madura.

Parece claro que las mujeres cuyo peso aumenta más de 9 kg entre los 20 y los 35 años de edad presentan un riesgo del doble de sufrir cardiopatías. Incluso los pesos estándar de muchas tablas de peso son un 15 % superiores a los valores que en realidad pueden considerarse saludables.

De hecho, existen otras medidas, como el índice de masa corporal (IMC) o el cociente cintura/cadera, que pueden ser indicadores más adecuados de la salud que el peso absoluto. (Para más detalles, véase el capítulo 44.)

Peso y salud

¿Dónde está el límite de lo saludable y lo perjudicial? Depende de muchos factores. Los investigadores han llegado a la conclusión de que el problema del exceso de grasa va mucho más allá de una simple medida de peso. Así pues, por lo que se refiere al peso, para saber si se encuentra en unos límites saludables, debe plantearse las siguientes preguntas.

¿Acumulo grasa en la cadera o en el abdomen? Los expertos solían considerar que la grasa era sólo una masa inerte del organismo, pero la grasa no parece ser en absoluto inerte y la grasa del abdomen es la más activa desde el punto de vista metabólico.

La grasa acumulada alrededor de los órganos internos, los hombros y el cuello se almacena en células adiposas de gran tamaño en comparación con las células adiposas más pequeñas y numerosas de las caderas. «Esta grasa no es inactiva como la grasa de las caderas», indica la doctora Albu, endocrinóloga y experta en obesidad del Centro de Investigación sobre Obesidad de la ciudad de Nueva York. La grasa está constituida por triglicéridos que constantemente se degradan y vuelven a sintetizar. La grasa corporal central de las células adiposas grandes realiza esta actividad más frecuentemente, vertiendo un mayor número de ácidos grasos a la sangre.

Esta avalancha de ácidos grasos parece modificar la bioquímica de la sangre. Los ácidos grasos adicionales pueden significar un aumento de los triglicéridos y una disminución de los niveles del colesterol de las lipoproteínas de alta densidad (HDL), el colesterol bueno.

Después de la menopausia, los mujeres con mayor peso y con mayor acumulación de grasa abdominal presentan unos niveles más elevados de estrógenos, los cuales, especialmente determinadas formas, activan el crecimiento de las células cancerosas de la glándula mamaria y el endometrio.

Además, el exceso de grasa abdominal puede provocar que el organismo de la mujer procese de manera ineficiente la insulina (la hormona que permite que las células desdoblen el azúcar o glucosa de la sangre para obtener energía). El aumento de insulina también puede estimular el crecimiento de un cáncer, a pesar de que los investigadores no conocen todavía el mecanismo implicado.

La grasa corporal abdominal aumenta a medida que la mujer envejece. El aumento de grasa abdominal puede tener un efecto adverso sobre el metabolismo. Las mujeres con mayor cantidad de grasa abdominal tienen mayores probabilidades de desarrollar un cáncer endometrio y otras formas de cáncer, sobre todo después de la menopausia.

Dos científicos consideran de manera distinta el problema de la grasa corporal. De acuerdo con el profesor Abernathy, del Departamento de Alimentación y Nutrición de la Universidad de Indiana, las células adiposas sobrecargadas de grasa son incapaces de proteger el organismo, porque no pueden filtrar el exceso de azúcar, insulina y grasas procedentes de la sangre. En un artículo publicado en la revista *Journal of the American Dietetic Association*, este investigador sugiere que el seguimiento de una dieta baja en grasas y en hidratos de carbono junto con la práctica de ejercicio regular puede contribuir a restaurar la actividad de filtro de las células adiposas. (Para más detalles sobre cómo reducir el consumo de grasas e hidratos de carbono, véanse capítulos 46 y 47.)

¿Tengo hipertensión, niveles elevados de colesterol u otros factores de riesgo cardiovascular? En el análisis de las historias médicas de las mujeres que participaban en el estudio clínico mencionado, los investigadores examinaron la relación entre el sobrepeso y las cardiopatías. Esta pregunta es vital porque las cardiopatías son la principal causa de mortalidad entre las mujeres y, hasta la fecha, los estudios clínicos sólo habían analizado dicha relación en los varones.

La relación entre el sobrepeso y las cardiopatías fue evidente: en comparación con las mujeres delgadas, las mujeres cuyo peso era un 10-14 % superior al ideal presentaron un riesgo un 30 % superior de sufrir un infarto de miocardio, mortal o no mortal. En las mujeres cuyo peso era un 15-29 % superior al ideal, el riesgo aumentaba hasta un 80 %. Con un sobrepeso de un 30 % superior, el riesgo era 3 veces mayor.

Incluso un sobrepeso leve o moderado aumentó el riesgo de coronariopatía en las mujeres de mediana edad. El 40 % de los problemas coronarios entre estas mujeres se debieron al exceso de grasa corporal. Entre las mujeres con mayor sobrepeso, el 70 % de las coronariopatías se atribuyeron a la obesidad. Una de cada cuatro mujeres obesas sufría hipertensión arterial, mientras que ésta estaba presente sólo en una de cada 12 mujeres sin sobrepeso. La presión arterial no sólo sobrecarga al corazón sino que aumenta la acumulación de los ácidos grasos en los vasos sanguíneos, lo que puede obstruir las arterias y conducir a un infarto o un ictus. Un sobrepeso superior al 20 % del peso ideal aumenta el riesgo de hipertensión como mínimo 4 veces.

Además, en este estudio, en las mujeres con mayor sobrepeso se halló un aumento del doble de los valores de colesterol, que predicen el riesgo de cardiopatías.

La obesidad y el sobrepeso contribuyen a disminuir los valores sanguíneos de colesterol-HDL, el bueno, que impide que el colesterol malo se deposite en las arterias, y las obstruya. Por consiguiente, si su peso, presión arterial y sus valores de colesterol son excesivos, y muy especialmente si tiene tendencia a acumular la grasa en el abdomen, es aconsejable que consulte la cuarta y quinta partes de este libro para tomar las medidas apropiadas.

¿Soy diabética (o tengo antecedentes familiares de diabetes)? Cuanto más tiempo persista el sobrepeso y mayor sea el exceso de peso, mayor será el riesgo de sufrir diabetes, según menciona la Asociación Americana de Diabetes. Combinado con los otros factores citados o con un estilo de vida sedentario, el sobrepeso se convierte en un factor de riesgo incluso más importante.

Si una persona tiene predisposición genética, es decir, una madre, tía, hermana, abuelo, etc., con diabetes, cuanto más tiempo dure el sobrepeso y mayor sea la acumulación de grasa abdominal, mayores son las posibilidades de diabetes. Sin embargo, no todas las mujeres con sobrepeso presentan mayor riesgo de diabetes y otras enfermedades. Éste depende de la localización de la grasa acumulada. La mayoría de las personas que desarrollan diabetes en épocas posteriores de la vida presentan una acumulación de grasa en el abdomen. (Para mayor información sobre la prevención y el control de la diabetes, véase capítulo 16.)

Vale la pena mencionar las medidas tomadas por Marilyn para disminuir su riesgo. Un año atrás pesaba 82 kg, según nos indicó durante la entrevista mantenida con las autoras de *Saber comer*. Hoy pesa 62 kg. Marilyn, cuya madre y hermana pequeña fallecieron a causa de la diabetes, decidió tomar medidas para luchar contra la obesidad. A partir de ese momento, limitó el consumo de grasa y todos los días prolongó generosamente los paseos con su perro. Marilyn decía orgullosa que su perro, al que había rescatado de la perrera municipal, le salvó la vida y ella se la salvó a él.

¿Tengo un mayor riesgo de cáncer de mama? Aunque la obesidad no es una causa de cáncer, la distribución de la grasa corporal aumenta el riesgo de padecer algunos tipos de cáncer. El doctor Schapira comparó 216 mujeres con cáncer de mama con 432 mujeres sanas y llegó a una conclusión sorprendente: las mujeres con mayor cantidad de grasa acumulada en la cintura presentaron un riesgo significativamente mayor de padecer cáncer de mama. Las mujeres con un cociente cintura/cadera superior a 0,8 tenían un riesgo de cáncer de mama 6 veces mayor.

Este investigador halló una relación similar con respecto al cáncer de endometrio entre las mujeres obesas: en un estudio sobre 80 mujeres, en aquellas cuyos cocientes cintura/cadera eran superiores a 1,14 se identificó un riesgo 15 veces mayor de desarrollar un cáncer de endometrio.

En definitiva, aparte de las consideraciones estéticas y de la moda, el sobrepeso y la obesidad son muy poco recomendables desde un punto de vista de la salud y menos aún la acumulación de grasa en la región abdominal. No obstante, a diferencia de los varones, las mujeres tienen la ventaja de que con el seguimiento de una dieta y ejercicio físico regular parecen perder este tipo de grasa con mayor rapidez.

SU PLAN INCENTIVADO PARA PERDER PESO

Con independencia de su peso actual o su historia médica personal, las estrategias descritas en la cuarta y quinta partes de este libro pueden ayudarla a recuperar su peso ideal. En la cuarta parte se describen las estrategias más eficaces para perder peso de manera permanente, y en la parte quinta se ofrecen consejos útiles sobre la planificación de las comidas, la compra de alimentos, su preparación, consumo de tentempiés y los alimentos o menús aconsejables cuando come fuera de casa.

Si en su familia alguien padece diabetes o cáncer de mama, preste atención a su peso y, si está en los límites considerados ideales, intente mantenerlo o, si sobrepasa dichos límites, trate de perder peso siguiendo una dieta equilibrada y practicando ejercicio con regularidad. También deberá tomar medidas si el exceso de peso se manifiesta por una acumulación de grasa en el abdomen y experimenta alguna enfermedad, como hipertensión, que es necesario controlar.

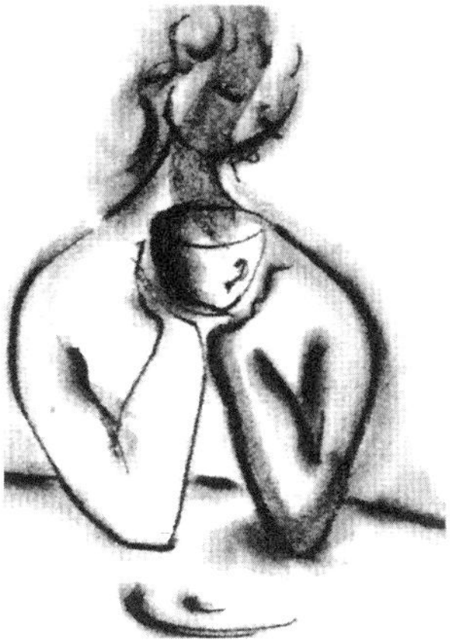

CAPÍTULO TREINTA

PROBLEMAS DE LA PIEL

Nutrientes que la piel agradecerá

En los tiempos de cortesanos y reyes, se dice que las mujeres nobles europeas acostumbraban untarse la cara con un poco de vino rancio convencidas de que eso las ayudaría a conservar una piel radiante.

Después de muchos años, los resultados de diversos estudios científicos han puesto de manifiesto que las sustancias denominadas alfa hidroxiácidos, presentes en la uva, las manzanas y la fruta cítrica e incluso en la leche, pueden contribuir a reducir las pequeñas arrugas cuando se aplican en la piel. Estas sustancias constituyen el ingrediente activo de la mayoría de las cremas hidratantes y de maquillajes actuales.

Pero los expertos sugieren que también puede ser muy beneficioso para el cutis una dieta rica en manzanas, frutos cítricos y otros alimentos nutritivos. El consumo de alimentos saludables quizá no elimine las arrugas, pero con toda seguridad contribuye a protegernos frente al acné, las aftas, la urticaria y muchas otras enfermedades de la piel. Las ventajas no sólo son estéticas, sino que los estudios también sugieren que una dieta rica en fruta y verdura puede disminuir el riesgo de cáncer de piel.

UNA DIETA PARA DISFRUTAR DE UNA PIEL SIEMPRE JOVEN

Sin duda alguna, y según indican los expertos en dermatología, la mejor medida para conservar una piel sana y joven es protegerla de las sobreexposiciones a la radiación solar, que pueden conducir a la aparición de cáncer de piel y arrugas. A continuación se proporcionan algunas estrategias dietéticas que pueden ser beneficiosas para la piel.

Consuma atún acompañado de pan integral. El salvado de trigo, el pescado, sobre todo el atún y el salmón, la col, las cebollas, los ajos, los rábanos y los champiñones son fuentes de selenio. Un grupo de investigadores de la Universidad de Texas comprobaron que los ratones tratados con dosis elevadas de selenio son menos propensos a desarrollar tumores de piel que los ratones no tratados con este antioxidante.

Consuma zanahorias. Cuando los científicos de un laboratorio de California expusieron a varios ratones a los rayos ultravioleta, descubrieron un hecho muy importante. La luz pareció producir una disminución de las reservas de vitamina C y E, que son antioxidantes que normalmente protegen la piel de las lesiones provocadas por la radiación, la contaminación y las toxinas. Por fortuna, según estos investigadores, existen varios medios para restaurar el aporte de antioxidantes a la piel y disminuir el riesgo de estas lesiones.

En 1992, un equipo de científicos australianos que compararon a varones con cáncer de piel y a individuos sanos hallaron que en estos últimos el consumo de antioxidantes era significativamente mayor, sobre todo de zanahorias, calabaza y col, alimentos que son ricos en betacaroteno y vitamina C, de legumbres, como guisantes y lentejas, y de pescado.

Considere los suplementos. Si no consume como mínimo 5 raciones diarias de fruta y verdura, debe tomar un suplemento de vitaminas para asegurar a su organismo una cantidad adecuada de antioxidantes. La dosis diaria ideal debe aportar 25-70 mg de selenio, 20 mg de betacaroteno, 100-400 UI de vitamina E y 250-1.000 mg de vitamina C.

Beba té verde. Un estudio de la Universidad de Case demostró que los ratones a los que se les suministró té verde presentaron menores índices de cáncer de piel que los ratones que no lo ingirieron. Los investigadores consideran que el efecto anticancerígeno se debe a unos componentes del té, los llamados polifenoles, los cuales, al igual que la vitamina C, los betacarotenos y el selenio, actúan como antioxidantes.

A diferencia del té negro, el té verde se prepara troceando la planta recolectada y la infusión se deja reposar durante muy poco tiempo. Con este tipo de preparación, la mayor parte de polifenoles siguen siendo activos. Puede encontrar té verde en las tiendas especializadas en productos dietéticos y en productos orientales.

Para lucir una piel bonita, disminuya el consumo de grasas. Un equipo de científicos norteamericanos estudiaron a un grupo de individuos voluntarios con antecedentes de tumoraciones cutáneas y los dividieron en dos grupos: un grupo siguió una dieta baja en grasas, y el otro, una dieta con un mayor consumo de grasa. Al cabo de 2 años, los individuos que seguían la dieta baja en grasas presentaron un menor número de tumoraciones cancerosas que los individuos del otro grupo. La razón de ello es que algunos componentes de las grasas pueden propiciar las mutaciones perjudiciales de las células de la piel.

Olvídese de las dietas para perder peso rápidamente. Las dietas que prometen una pérdida de peso espectacular y rápida pueden tener consecuencias nefastas para su piel, que se vuelve más fina, frágil y se llena de arrugas. El ritmo razonable de la pérdida de peso ha de ser de 0,5-1 kg a la semana, según recomienda el doctor Stoll, un dermatólogo de California.

CONSEJOS PARA TENER UN BUEN CUTIS

El acné no sólo afecta a los adolescentes. Puede persistir hasta los 30 años de edad o incluso aparecer por primera vez en la edad adulta.

Existe un segundo tipo de acné, el denominado acné del adulto o rosácea, que, como su nombre indica, afecta a los adultos. Las características de este acné son las pústulas y la dilatación de los vasos sanguíneos alrededor de la nariz, las mejillas y la frente. A continuación se mencionan los consejos de los expertos sobre la dieta y el acné.

Disminuya el consumo de grasas y de chocolate. Aunque la relación no es tan evidente como la gente piensa, la comida grasa y el chocolate pueden empeorar el acné. Algunos pacientes aseguran que cuando comen chocolate o patatas fritas, su cara se llena de granos. Dado que tampoco son alimentos muy saludables, es mucho mejor evitarlos.

Disminuya el consumo de cafeína, alcohol y alimentos picantes. La cafeína y el alcohol pueden agravar el acné rosácea al igual que los alimentos picantes. Por consiguiente, es preferible evitarlos. Por otra parte, si padece esta clase de acné, consulte con su médico porque puede tratarse con fármacos (antibióticos del tipo de las tetraciclinas) con resultados muy satisfactorios.

AYUDAS PARA LA URTICARIA Y LAS AFTAS

La piel es el órgano de mayor tamaño del cuerpo (extendida cubriría una superficie de 1,8 m^2), pero no es ni mucho menos el más resistente. En realidad, la piel puede ser muy sensible y cualquier alimento puede provocar una irritación cutánea en una persona propensa. La urticaria (granos con aspecto abultado y muy pruriginosos que parecen picaduras de mosquito) y las aftas (llagas de color blanquecino o rojo vivo en el interior de la boca) son signos de una irritación cutánea. Con las siguientes estrategias puede aliviar estas lesiones.

Elimine los alimentos responsables. Si la urticaria aparece después de consumir determinados alimentos, es preferible evitarlos. Para saber si realmente un alimento es el causante de la urticaria, calcule el tiempo que ésta tarda en aparecer después de la ingestión: la urticaria provocada por un alimento suele manifestarse al cabo de 30 minutos. Los alimentos más comúnmente causantes de urticaria son huevos, leche, cacahuetes, trigo, marisco, fresas y menta.

UNA SOLUCIÓN PARA TENER UNAS UÑAS MÁS BONITAS

Los déficit nutricionales pueden tener consecuencias deletéreas en las uñas, volviéndolas quebradizas o modificando su forma. Para tener unas uñas más fuertes y bonitas, siga estos consejos de los expertos.

Acuérdese del hierro. Sus uñas serán mucho más bonitas si consume alimentos ricos en hierro. Las uñas en cuchara constituyen un síntoma de anemia, según explican los dermatólogos. El consumo de unos 90 g de carne roja 3 veces a la semana o los suplementos de hierro pueden contribuir a resolver la anemia. Naturalmente, es preciso que consulte con su médico, que investigará la enfermedad o alteración responsable de la anemia.

Alimente sus uñas. Las dietas bajas en calorías y los planes para perder peso rápidamente pueden producir la aparición de estrías en las uñas. Si está intentando perder peso, recuerde que lo ideal es perder 1 kg a la semana.

Hable con su médico acerca de los suplementos de biotina. La biotina, una vitamina del grupo B, ayuda a fortalecer el pelo y las uñas. Un grupo de investigadores suizos suministraron 2,5 µg/día de biotina a una serie de individuos voluntarios cuyas uñas presentaban muchas estrías abundantes; al cabo de algunos meses, las uñas de estos voluntarios eran considerablemente más duras y menos quebradizas.

Algunos alimentos que contienen biotina son: leche, verduras, frutos secos, cereales integrales, atún y levadura. La cantidad diaria recomendada de biotina es de 300 µg, pero, antes de tomar un suplemento de biotina para unas uñas quebradizas, es preciso que consulte con su médico.

Los expertos también aconsejan algunas simples medidas tópicas que pueden ser eficaces en el caso de las uñas quebradizas. Las cremas hidratantes de vaselina o de urea disminuyen la fragilidad de las uñas y contribuyen a hidratarlas.

Preste atención a los alimentos duros y cortantes. Cuando se desgarra la mucosa protectora del interior de la boca, puede aparecer un afta. Por esta razón, los alimentos duros y cortantes, como las nueces o las patatas fritas, pueden ser responsables de estas lesiones.

En definitiva, consuma alimentos beneficiosos para la piel y evite los que son irritantes. Es lo más sensato.

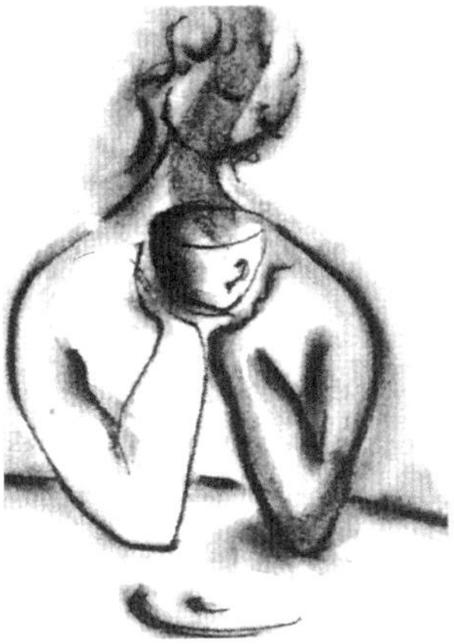

CAPÍTULO TREINTA Y UNO

PROBLEMAS DENTALES Y GINGIVALES

Salve su dentadura

Es su primera visita con el nuevo dentista. Mientras rellena un formulario en la recepción antes de pasar al consultorio, súbitamente presta especial atención a una de las preguntas: «¿Espera conservar sus dientes naturales toda la vida?». «Claro», piensa usted inmediatamente. «Supongo que sí», pero después reflexiona por un momento. «La verdad es que nunca lo había pensado. ¿Podría ser que no fuera así?»

Los dientes, esas herramientas elegantes, esenciales y tan útiles para morder una manzana como para sonreír a una persona querida, necesitan unos cuidados especiales y una alimentación óptima para que su salud sea satisfactoria a largo plazo.

Los cuidados de la dentadura implican mucho más que prevenir las caries. Sin duda, la lucha contra la caries, que afecta al 85 % de la población de más de 17 años de edad, no termina nunca, con independencia de cuál sea nuestra edad. Pero cuando tenemos 30 o 40 años, otros problemas dentales requieren toda nuestra atención: la enfermedad de las encías, denominada gingivitis, y la periodontitis, un proceso más destructivo (una infección de los tejidos que contribuyen a la sujeción del diente). La gingivitis puede provocar enrojecimiento, inflamación e incluso sangrado de las encías después del cepillado de los dientes. En último término, la periodontitis produce la pérdida del diente. A medida que las encías retroceden con el paso de los años, también nos enfrentamos a un mayor riesgo de caries de la raíz dental que ataca la base vulnerable de los dientes.

LAS HORMONAS Y LA SALUD DENTAL

Tres de cada cuatro personas mayores de 35 años de edad presentan un cierto grado de enfermedad gingival en algún momento de su vida. Y aunque la caries y la enfermedad gingival afectan a ambos sexos, también existen problemas dentales propios de las mujeres.

Por ejemplo, durante el embarazo, los cambios hormonales aumentan la respuesta de las encías a la placa o sarro, una fina película de partículas alimentarias microscópicas, bacterias y saliva que se introduce en la línea que separa la encía del diente. Hasta el 60 % de las mujeres embarazadas padecen enrojecimiento, inflamación o sangrado de las encías, que se vuelven más sensibles.

Durante el embarazo hay que prestar especial atención a la higiene oral, lo que resulta más complicado para las mujeres embarazadas, que a lo largo del día consumen frecuentes tentempiés para satisfacer las mayores necesidades calóricas de su estado y no siempre tienen a mano un cepillo de dientes.

Las mujeres que toman diuréticos para controlar la retención de líquidos premenstruales, al igual que las que siguen un tratamiento con antidepresivos, antihistamínicos o antihipertensivos, pueden experimentar problemas de sequedad bucal, porque estos fármacos disminuyen la secreción de saliva. Además de ser muy molesto, esto es perjudicial, ya que una cantidad insuficiente de saliva aumenta la vulnerabilidad a las caries y a las infecciones de las encías.

La saliva es uno de los líquidos más preciosos de nuestro cuerpo, pero no se le concede la importancia que merece. La saliva elimina las bacterias e incluso las destruye, neutraliza los ácidos que atacan el esmalte y propician la caries y elimina las partículas de alimentos. La saliva también contribuye a reemplazar los minerales que desaparecen precozmente por erosión con la formación de las caries.

Los trastornos de la alimentación, la anorexia y la bulimia también pueden provocar auténticas catástrofes dentales. En las mujeres con bulimia, que en pocos segundos consumen cantidades desmesuradas de alimentos y después se purgan y vomitan, puede producirse una erosión del esmalte dental por la acción de los ácidos gástricos. En las mujeres con anorexia es mayor el riesgo de enfermedad gingival debido a las deficiencias nutricionales, según indica Carole Palmer, jefe del Departamento de Nutrición y Odontología preventiva de una universidad de Boston.

En ocasiones la enfermedad periodontal, también llamada piorrea, es hereditaria o constituye la manifestación de una enfermedad general, como la diabetes o un déficit de vitaminas.

En las postrimerías de la vida, la pérdida de los dientes puede ser un signo de advertencia de la aparición de osteoporosis, es decir, la pérdida de calcio por los huesos. En un estudio de 329 mujeres posmenopáusicas, los investigadores observaron que la pérdida de masa ósea se relacionó con la pérdida dental: cuanto mayor fue el número de dientes perdidos, menor fue la densidad ósea de la cadera, la muñeca y la columna vertebral, las tres regiones con mayor propensión a las fracturas por osteoporosis.

ALIMENTOS PARA LOS DIENTES

Unas pocas mujeres, muy afortunadas, tienen la suerte de mostrar unos dientes blancos, brillantes, atractivos y resistentes a la caries y a la enfermedad gingival. Pero, en general, la mayoría de las personas han de cuidar con atención la salud de sus dientes. Los expertos en odontología indican que es posible conservar la dentadura y las encías en buen estado si se eliminan las bacterias y la placa responsable de los problemas dentales y, a través de la dieta, «alimentamos» las estructuras de sostén de los dientes consumiendo cantidades adecuadas de vitamina C, ácido fólico y otros nutrientes vitales para evitar las infecciones, además de calcio, necesario para reparar las pequeñas caries que se forman precozmente y para fortalecer los maxilares. Los residuos de alimentos que quedan atrapados entre los dientes, incluso por el corto espacio de tiempo entre el almuerzo y la cena, constituyen un auténtico alimento para las bacterias, las cuales liberan ácidos que erosionan el esmalte y provocan la aparición de caries.

En el breve lapso de unos minutos las bacterias convierten los hidratos de carbono, por ejemplo, contenidos en un dulce o un caramelo o incluso una fruta o el pan, en ácidos y al cabo de pocos segundos los ácidos se difunden entre los dientes y producen una disolución de los minerales.

Según los expertos en odontología, el cepillado de los dientes con una pasta dentífrica fluorada (los estudios clínicos han demostrado que el flúor disminuye la propensión de los dientes a las caries) y la utilización de hilo dental son las mejores armas para luchar contra las bacterias y la placa dental. Si en un momento dado no dispone de cepillo dental, puede enjuagarse la boca con agua o masticar un chicle especial sin azúcar.

Termine la comida con queso, té o cacahuetes. Si termina la comida con un poco de queso, neutralizará los ácidos del interior de la boca, retrasará el crecimiento de las bacterias y obtendrá un suplemento de calcio que actuará como un empaste natural de las caries que empiezan a formarse.

El queso bajo en grasas es tan eficaz como el queso graso. Una pequeña porción de 30 g es suficiente para obtener este efecto.

Los frutos secos como los cacahuetes son uno de los pocos alimentos que no provocan caries, al igual que las pipas de girasol, y son una buena elección si desea comer entre horas ya que estimulan la secreción de saliva.

Además, el té verde (sin azúcar) parece tener una acción preventiva. Las pruebas clínicas del efecto profiláctico del té son muy recientes, pero parece ser que el té verde puede actuar a través de dos mecanismos: destruyendo las bacterias e inhibiendo las enzimas que forman la placa bacteriana.

Evite los hidratos de carbono «pegajosos». Los alimentos que se adhieren a los dientes, como las galletas de copos de avena, los cereales azucarados y las galletas con pepitas de chocolate, son potencialmente más perjudiciales que un batido de chocolate caliente que contiene azúcares que se disuelven fácilmente en la boca y pueden ser eliminados con rapidez por la saliva.

No pique entre horas. Si pica constantemente a todas horas, proporcionará el sustrato necesario para el desarrollo y la proliferación de las bacterias de la boca, especialmente si consume dulces y alimentos azucarados. En un estudio holandés, 8 mujeres y varones que consumieron tentempiés ricos en hidratos de carbono durante un día presentaron una mayor pérdida de esmalte dental que el grupo que no consumió estos tentempiés.

Los expertos indican que es importante que la boca permanezca libre de azúcares durante períodos prolongados de modo que la saliva pueda ejercer su acción reparadora sobre los dientes. Los alimentos que liberan azúcares al masticarlos, como las pasas, se traducen en una mayor concentración de azúcares en la boca, lo que permite la formación de mayor cantidad de ácido.

Beba agua y refrescos sin azúcar. Desde el zumo de naranja hasta una tónica, refrescos de cola, zumos de fruta y cualquier otro refresco, las bebidas azucaradas producen el mismo efecto que picar entre comidas. Por esta razón, para su salud dental no es nada recomendable beber refrescos o zumos azucarados a todas horas.

Es preciso satisfacer las necesidades de calcio. Consuma una cantidad adecuada de leche y derivados desnatados, que le proporcionarán las cantidades diarias recomendadas de calcio. La cantidad óptima de calcio para las mujeres menores de 65 años es de 1 g al día; para las embarazadas, de 1,2-1,5 g, y para las mujeres mayores de 65 años, 1,5 g al día.

Fortalecer las encías

Para combatir la enfermedad gingival, los alimentos desempeñan un papel primordial, ya que preparan la encía para luchar contra las infecciones. La nutrición forma parte de la defensa. No obstante, también debe tomar medidas de higiene bucal cepillándose los dientes y utilizando el hilo dental después de todas las comidas para eliminar las bacterias que provocan la enfermedad gingival.

De acuerdo con estudios llevados a cabo en seres humanos y en animales, los déficit de vitamina C, ácido fólico, cinc y hierro disminuyen las defensas de las encías frente a las bacterias invasoras. ¿Cuál es la mejor respuesta? Consumir como mínimo 5 piezas de fruta y las correspondientes raciones de verdura al día. Si considera que su dieta no es suficientemente equilibrada, puede recurrir a un preparado multivitamínico. A continuación se mencionan las sugerencias imprescindibles para conseguir los nutrientes decisivos.

Consuma alimentos ricos en vitamina C. La cantidad diaria recomendada de vitamina C es de 60 mg. Las mejores fuentes de vitamina C son los pimientos verdes y rojos, los tomates, el bróculi, la col, las espinacas, la hierba del canónigo y los

LOS MEJORES Y LOS PEORES ALIMENTOS PARA LA SALUD DE LOS DIENTES Y LAS ENCÍAS

Los médicos consideran que algunos alimentos favorecen la salud de los dientes y que otros, por el contrario, son perjudiciales.

LOS MEJORES ALIMENTOS

- Queso: neutraliza el ácido, contiene calcio para la reconstrucción de los dientes.
- Frutos secos: estimulan la secreción de saliva.
- Té sin azúcar: el té verde puede destruir las bacterias y frenar la aparición de placa bacteriana.
- Pimientos rojos: tienen cantidades importantes de vitamina C, esencial para la salud de sus encías.
- Alubias: contienen ácido fólico, que contribuye a la salud de las encías.
- Almejas al vapor: contienen hierro, que es muy importante para la salud de sus encías.

LOS PEORES ALIMENTOS

- Dulces, caramelos, confites, cereales del desayuno con azúcar, galletas de copos de avena y cualquier alimento dulce, ya que los hidratos de carbono se adhieren a los dientes.
- Todas las bebidas azucaradas, ya que son un sustrato para la proliferación de las bacterias que provocan las caries.

frutos cítricos. (Nota: de acuerdo con un estudio publicado en la revista *General Dentistry*, 500 mg de vitamina C 3 veces al día después de la extracción de un diente estimulan y aceleran la cicatrización de la encía.)

Acuérdese del ácido fólico. La cantidad diaria recomendada de ácido fólico es de 400 µg; las fuentes de ácido fólico incluyen las legumbres y las verduras de hoja verde.

Asegure a su organismo un consumo adecuado de hierro. La cantidad recomendada de hierro es de 18 mg diarios y, en el caso de las mujeres embarazadas, de 30 mg. Las mejores fuentes de hierro son los cereales del desayuno con trigo, la soja, el tofu, la carne, los riñones, el hígado, las alubias, los melocotones, las almejas y los mejillones.

No se olvide del cinc. La cantidad diaria recomendada de cinc para las mujeres es de 15 mg. La carne de ternera y de cordero, las ostras y el germen de trigo así como el miso (una pasta de soja utilizada para hacer sopa) son las mejores fuentes de este mineral.

Si cuida de sus dientes y de sus encías y los alimenta como se merecen, su sonrisa le durará toda la vida.

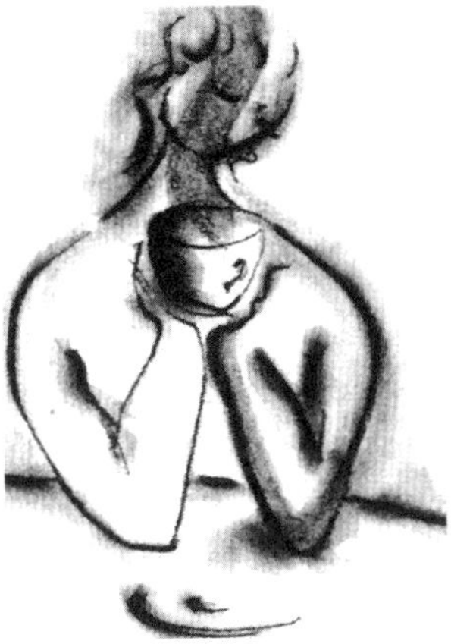

Capítulo Treinta y dos

DELGADEZ

Inclinar la balanza a su favor

Las amigas envidian su figura delgada y esbelta. Puede ponerse unos pantalones vaqueros muy ceñidos sin contener la respiración e incluso parece que fueran holgados. Encuentra verdaderas gangas cuando va de compras, ya que sólo una niña de 12 años podría ponerse la talla que se ajusta a su cuerpo.

Incluso en este mundo en que la delgadez que bordea la anorexia es el canon estético predominante, usted se siente como un saco de huesos. En la intimidad, se identifica más con Olivia, la novia de Popeye, que con la figura esbelta de Lauren Bacall o la «sexy» de Demi Moore.

En comparación con aproximadamente el tercio de mujeres en Estados Unidos que presentan sobrepeso o obesidad, menos del 10 % de las mujeres tienen un peso que puede considerarse insuficiente para la estatura y la edad. El peso de algunas mujeres simplemente es algo inferior al ideal, mientras que otras pesan un 10 % o menos del peso ideal.

¿Cuál es el problema?

Las estadísticas indican que, en ambos sexos, un peso ligeramente por debajo de la media puede disminuir el riesgo de aumento de los valores sanguíneos de colesterol, de sufrir enfermedades cardiovasculares y de padecer diabetes. Pero un peso corporal muy por debajo de los límites deseables para la talla, la edad y el sexo también puede acarrear una mayor vulnerabilidad a la gripe, los resfriados y todas las enfermedades infecciosas y retrasar la recuperación de las enfermedades. Las mujeres delgadas pueden tener mayores dificultades cuando padecen una enfermedad, ya que, al no disponer de reservas de grasa, pueden experimentar déficit nutricionales. Su potencial de recuperación es menor y cuentan con menos reservas de energía a las que recurrir durante una enfermedad, sobre todo si ésta cursa con fiebre alta.

Cuando una mujer no come lo suficiente para satisfacer sus necesidades energéticas, su sistema reproductivo puede sufrir las consecuencias. Los niveles de estrógenos disminuyen, cesa la ovulación y desaparece la menstruación, lo que conduce a amenorrea (es decir, ausencia permanente de la menstruación) y pone en peligro la fertilidad. Incluso si finalmente recupera el peso, puede necesitar más tiempo de lo habitual para quedar embarazada. Con el tiempo, unos niveles bajos de estrógenos también producen una disminución de la densidad ósea, lo que propicia la osteoporosis.

La delgadez o la alimentación insuficiente tienen que ser muy pronunciadas para que afecten a los huesos, pero un estudio llevado a cabo en la ciudad de Nueva York sobre la fertilidad y la densidad mineral ósea en un grupo de bailarinas profesionales puso de manifiesto que este tipo de infertilidad es más prevalente de lo que cabría prever en una población normal de mujeres.

En general la grasa corporal de una mujer representa el 25-30 % del peso corporal. En las mujeres con un peso insuficiente este porcentaje puede disminuir hasta el 15 % o menos y traducirse en infertilidad y alteraciones de la densidad ósea, con pérdida de masa ósea.

Una pérdida extrema de peso puede comprometer la salud de cualquier mujer, disminuir su energía general y provocar una sensación de fatiga permanente. Los expertos indican que las deportistas jóvenes que mantienen un peso por debajo de los límites del ideal presentan fragilidad ósea cuando tienen 60 o 70 años de edad y, en consecuencia, más frecuentemente son víctimas de las fracturas.

Los expertos sugieren que una mujer con un peso insuficiente se formule las siguientes preguntas para determinar el riesgo de pérdida de masa ósea:

- Si es una mujer en edad fértil, ¿tiene usted la menstruación? En caso afirmativo, ¿observa signos de ovulación, como un aumento del flujo vaginal, a mitad del ciclo menstrual? En caso de no observarlos, probablemente sus niveles sanguíneos de estrógenos son demasiado bajos.
- ¿Puede pellizcarse un poco de grasa encima del hueso pélvico? Si la respuesta es negativa, sus reservas de grasa son inferiores a los niveles normales.

Por lo tanto, el viejo dicho que reza «Nunca se es demasiado rico o demasiado delgado» no es del todo cierto.

NO SIEMPRE ES UN TRASTORNO DE LA ALIMENTACIÓN

¿Por qué algunas mujeres están tan delgadas? Depende de muchos factores. En algunos casos no es ningún misterio, ya que consumen voluntariamente muy poca cantidad de comida para mantenerse delgadas. Entre estas mujeres, algunas son bailarinas o deportistas de elite, como las gimnastas y las corredoras de maratón que combinan un ejercicio físico extenuante con dietas para adelgazar. Otras mujeres no pueden comer las raciones que la gente considera normales, ya que se sienten saciadas con el primer bocado, y otras simplemente no disfrutan de la comida. Incluso existe un grupo de mujeres que consumen un número elevado de calorías diarias pero que parecen quemar la energía procedente de los alimentos con tal rapidez que apenas les queda energía para almacenarla en forma de grasas. En ocasiones la pérdida de peso o la delgadez es consecuencia de problemas digestivos, como diarrea, o de desequilibrios hormonales, como el hipertiroidismo (un funcionamiento excesivo de la glándula tiroides que provoca un aumento del metabolismo y, en consecuencia, pérdida de peso).

La delgadez no sugiere automáticamente el padecimiento de un problema médico o un trastorno de la alimentación. Según el doctor Edward de la Universidad Estatal de Louisiana, las mujeres con un trastorno de la alimentación tienen miedo a aumentar de peso aun cuando están delgadas y rechazan la comida o se purgan para estar más delgadas, a pesar de que padecen una distorsión de su imagen corporal y siguen viéndose obesas cuando se miran en el espejo. (Las causas y el tratamiento de los trastornos de la alimentación se describen en el capítulo 9.)

Las alteraciones de los patrones de la alimentación, como saltarse las comidas, disminuir las raciones o evitar determinados alimentos como la carne y los productos lácteos enteros para mantener un peso por debajo del normal, no son trastornos de la alimentación. Sin embargo, tampoco son saludables, puesto que en ocasiones estas personas no consumen la cantidad suficiente de hierro y de calcio y muchos otros nutrientes.

AÑADA CURVAS A SU FIGURA Y NO «MICHELINES»

¿Le gustaría ganar algunos kilos y unas cuantas curvas? Suena bien, ¿no? Pues no abuse de las patatas fritas, ya que según los expertos en nutrición, el aumento de peso satisfactorio requiere adoptar unas medidas muy similares a las de la pérdida de peso eficaz. Para obtener mejores resultados, siga una dieta rica en nutrientes y planifique un cambio lento, pero constante. Es aconsejable mantener un consumo de grasa del 25-30 % de las calorías diarias totales y aumentar 0,5-1 kg a la semana.

El bajo peso es un problema poco frecuente, pero tiene solución. En primer lugar, si fuma, deje de fumar. Fumar uno a dos paquetes de cigarrillos al día aumenta el metabolismo aproximadamente un 7-10 %. Dejar de fumar frecuentemente es el medio más simple y más importante para ganar peso y mejorar la salud. Y si el estrés en el trabajo o en su casa le impide establecer unos horarios de comida regulares, introduzca cambios en su vida. Y, por supuesto, ha de aumentar el consumo de alimentos saludables.

BATIDOS PARA LAS PERSONAS CON BAJO PESO

Para las mujeres con grandes dificultades para aumentar de peso, médicos, enfermeras y nutricionistas recomiendan el consumo de bebidas energéticas como suplemento, disponibles en envases individuales como las que toman los deportistas. Estas bebidas son ricas en hidratos de carbono complejos y bajas en grasas y aportan grandes cantidades de vitaminas y minerales. En general están comercializadas con sabores de vainilla y chocolate. La ventaja de estas bebidas es que uno sabe exactamente qué cantidades consume. Una mujer que come menos de lo normal puede creer que una ración de comida es mayor de lo que en realidad es para cualquier persona con un apetito normal, pero si se toma entera una bebida nutricional habrá ganado unos gramos de peso, sin tener que medir, pesar o calcular el número de calorías.

Añada 250-500 calorías diarias a lo que ya come normalmente, pero mantenga bajo el consumo de grasas. Aunque desee aumentar de peso no ha de exponerse al riesgo que provoca un consumo elevado de grasas, es decir, un aumento de los niveles sanguíneos de colesterol y otros problemas. ¿Cómo debe añadir estas calorías adicionales? Según la doctora Cochran, secretaria de la Asociación Dietética Americana, lo primero que ha de hacer es comer 3 veces al día y aumentar la cantidad de alimentos en cada comida, especialmente del desayuno y el almuerzo.

- Si toma cereales para desayunar, añádales fresas, plátanos u otras frutas frescas troceadas. También puede añadirles un yogur desnatado o helado de yogur.
- Si prepara un guiso, añada a la salsa 2-4 cucharadas de leche en polvo desnatada que le aportarán calorías y calcio, pero no michelines.
- Si se prepara un bocadillo, unte las rebanadas con queso bajo en grasas. Esto añadirá 70 calorías aproximadamente y una cantidad de calcio suplementaria. También puede espolvorear con queso rallado una ensalada o unas patatas hervidas.
- Si se prepara patatas, arroz o verduras con margarina, añada una cucharadita de aceite de oliva. No es aconsejable que añada demasiada grasa a sus platos, pero un chorrito de aceite de oliva aumentará el número de calorías y el sabor de los guisos.

Además, los expertos en nutrición ofrecen los siguientes consejos:

No beba demasiada agua y otros líquidos antes de las comidas. Si bebe un exceso de líquidos antes de comer, la sensación de saciedad en seguida le impedirá comer más.

Empiece por el plato principal. Cuando esté sentada a la mesa, repleta de platos, no se desanime: invierta el orden habitual y empiece por los alimentos más ricos en nutrientes como carnes, cocidos, etc. y después siga con la sopa o las ensaladas.

Coma con una amiga. Cuando se comparte la mesa con otras personas, se tiende a comer más. La razón es muy simple: la comida resulta más agradable. En un estudio de 120 estudiantes llevado a cabo en la Universidad de Toronto, las mujeres que comían y cenaban con amigas consumían casi el doble de alimentos que las que lo hacían solas.

Consuma tentempiés. Recuerde el tentempié de media mañana, de media tarde y antes de acostarse. Es aconsejable que estos tentempiés incluyan alimentos ricos en hidratos de carbono complejos. Son buenas opciones un vaso de leche semidesnatada (90 calorías), una barrita de cereales (200 calorías), un yogur desnatado con sabor a frutas (105 calorías) o 30 g de queso bajo en grasas con 5 o 6 galletas saladas (en conjunto 140 calorías). También puede consumir fruta (p. ej., una manzana de tamaño mediano contiene 80 calorías, y un plátano, 105). También son aconsejables los frutos secos que, además, son un tentempié práctico para llevarse al trabajo, al igual que las bebidas nutricionales como las de los deportistas. En cambio, los refrescos bajos en calorías, el café y el té prácticamente no contienen calorías ni nutrientes.

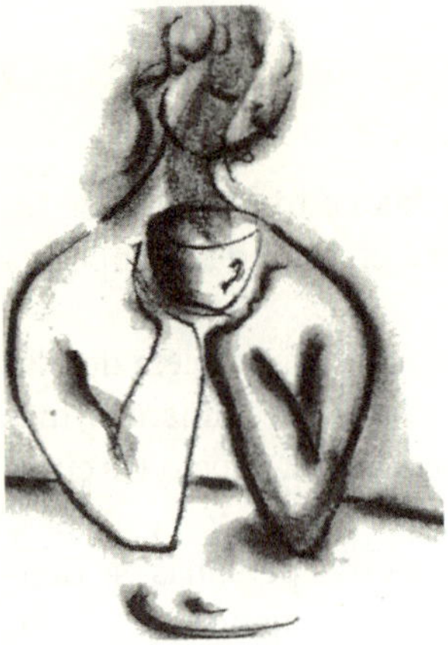

CAPÍTULO TREINTA Y TRES

VARICOSIDADES Y VARICES

Combátalas con fibra

Normalmente esperamos que las diferentes partes de nuestro cuerpo cumplan su cometido y no llamen la atención, pero no siempre sucede así.

Por ejemplo, las venas pueden llegar a convertirse en un verdadero espectáculo si se vuelven varicosas. Sobresalen con un aspecto abultado y adoptan un color azul o incluso morado. E incluso en el caso de que no llamen la atención, producen dolor y una desagradable sensación de cansancio y pesadez en las piernas.

Entre el 40 y el 50 % de mujeres sufren problemas de varices cuando llegan a los 40 años de edad. En general la predisposición a sufrir varices es hereditaria, pero con un cambio del estilo de vida puede reducir el riesgo de padecerlas.

ANATOMÍA DE UNA VENA VARICOSA

Las varices son dilataciones permanentes y difusas de las venas que se localizan sobre todo en las piernas. ¿Por qué mecanismo una vena completamente sana adopta un color azulado y una forma tan tortuosa? El problema comienza en las pequeñas válvulas situadas en los vasos sanguíneos, según explica el doctor Navarro, director de un centro de tratamiento venoso de la ciudad de Nueva York. Normalmente las válvulas se abren y se cierran de manera hermética permitiendo que la sangre circule por la vena, algo parecido a lo que ocurre con las compuertas de los canales que se abren y se cierran para controlar los niveles del agua. Las válvulas venosas controlan la dirección del flujo de sangre. Cuando existe una insuficiencia valvular, se produce el reflujo de sangre, la sangre se acumula en la vena y la distiende.

Habitualmente, las varices aparecen en las piernas, pero también pueden hacerlo en la ingle, los brazos y las manos ya que son las regiones donde se acumula mayor cantidad de sangre.

El funcionamiento de las válvulas puede fallar por dos razones: porque las paredes de las venas se debilitan y se dilatan, con lo que las válvulas dejan de cerrarse de manera hermética, o porque las válvulas se debilitan y resultan insuficientes.

Las mujeres parecen especialmente propensas a heredar una debilidad de las paredes o de las válvulas venosas y, por consiguiente, la tendencia a las venas varicosas. De acuerdo con un estudio llevado a cabo en Francia, si ambos progenitores sufren varices, la mujer tiene un 90 % de posibilidades de padecerlas. Si sólo un progenitor presenta varices, dicha posibilidad es del 62 % para las mujeres y del 25 % para los varones.

¿Cuál es la razón de esta mayor incidencia en las mujeres? Las hormonas sexuales femeninas parecen impedir que las válvulas de las venas funcionen adecuadamente, de modo que la sangre fluye con menor facilidad y las venas se dilatan. Ésta es la razón de que en algunas mujeres las varices empeoren antes de la menstruación.

La tendencia a padecer varices sólo se hereda parcialmente. También desempeñan un papel importante otros factores. El doctor Goldman, profesor de dermatología de la Universidad de California, señala que el embarazo o la utilización de la píldora anticonceptiva contribuye a la aparición de varices. También influyen factores como el sobrepeso, una dieta pobre en fibra y la inactividad, especialmente permanecer largas horas sentada o de pie de una manera ininterrumpida.

Por consiguiente, parece razonable que una dieta adecuada, la práctica de ejercicio regular y otros buenos hábitos de salud retrasen la aparición de las varices y posiblemente disminuyan su gravedad. Si en su familia existen casos de varices, tenga en cuenta los siguientes consejos sugeridos por los expertos.

Si pasa mucho tiempo sentado o de pie, muévase. Los ejercicios para fortalecer las piernas, tal como andar o ir en bicicleta, son muy adecuados para prevenir las varices. Los músculos de las piernas contribuyen a mantener activa la circulación de la sangre por las venas, explica el doctor Navarro. Cada vez que mueve sus músculos, éstos ejercen presión sobre las venas cercanas e impulsan la sangre hacia arriba. Los expertos sugieren como mínimo 30 minutos de ejercicio, al menos 3 veces a la semana.

Mueva los dedos de los pies. Si durante períodos prolongados de tiempo parmanece sentada o de pie, la sangre puede empezar a acumularse en los pies y las piernas. Si no tiene tiempo u ocasión de dar una vuelta a la manzana, flexione los dedos de los pies para ayudar a la sangre a circular por las venas de las piernas. También es aconsejable elevar las piernas por encima del nivel del corazón. Realice uno de estos ejercicios cada 15 minutos.

Otras ayudas. Las medias o pantys elásticos especiales, diseñados para mantener una ligera compresión sobre las venas de las piernas (sin llegar a ser excesiva), impiden que las venas se dilaten más de lo normal. Puede adquirirlas en la mayoría de las farmacias. Hoy en día existe un amplio surtido de modelos de todos los colores, por lo que no tendrá que sacrificar necesariamente la estética de sus piernas para aliviar sus varices. Para obtener buenos resultados es preciso utilizarlas todos los días.

Consuma verduras ricas en fibra. La regularidad intestinal es esencial para reducir el riesgo de varices. Si padece estreñimiento, el esfuerzo al defecar ejercido sobre las venas de las piernas puede dilatarlas y provocar su distensión. Una dieta rica en fibra disminuirá las probabilidades de padecer estreñimiento y, en consecuencia, de esfuerzos excesivos. Es recomendable incluir en la dieta fruta y verduras con un contenido elevado de fibra, así como legumbres, pan y pasta integral. La Asociación Dietética Americana recomienda un consumo diario de fibra de 20-35 g.

Si es necesario, tome un suplemento. Si a pesar de cambiar sus hábitos alimentarios no consigue alcanzar este consumo de fibra, recurra a los diferentes suplementos que puede adquirir en una farmacia. Un suplemento de fibra la ayudará a regularizar la función intestinal.

Luche con agua. Sin agua, la fibra no podrá actuar. En realidad, si cuando aumenta el consumo de fibra bebe poca cantidad de agua, obtendrá el efecto contrario al deseado, es decir, más estreñimiento. Para que su aparato digestivo funcione adecuada y regularmente, es preciso que beba como mínimo 8 vasos de agua al día.

Pierda los kilos que le sobran. Los médicos coinciden en afirmar que las personas muy obesas corren un mayor riesgo de sufrir varices, aunque las razones no se han dilucidado por completo. Una teoría postula que el sobrepeso impide que la sangre sea bombeada desde las piernas hasta el corazón. Otra teoría plantea que la cantidad de sangre circulante por las venas es mayor en las personas obesas que las delgadas, y una mayor cantidad de sangre significa mayor presión ejercida sobre las paredes de las venas.

Para perder peso, disminuya el número de calorías. Para disminuir el número de calorías, disminuya el consumo de grasa, que contiene 9 calorías por gramo (las proteínas y los hidratos de carbono contienen 4 calorías por gramo). Para las personas propensas a las varices, las comidas bajas en grasa, por ejemplo, la pasta con salsa de tomates frescos y albahaca, son mucho más saludables que la misma pasta preparada con crema de leche. Sólo el 25-30 % de las calorías diarias deben proceder de las grasas. (Para más consejos acerca de cómo disminuir el consumo de grasa, véase el capítulo 46.)

Olvídese de los dulces. Si disminuye el consumo de grasas pero no limita el consumo de dulces a todas horas, no perderá peso. Es preciso que limite el consumo de azúcar y dulces al 10 % de las calorías diarias totales.

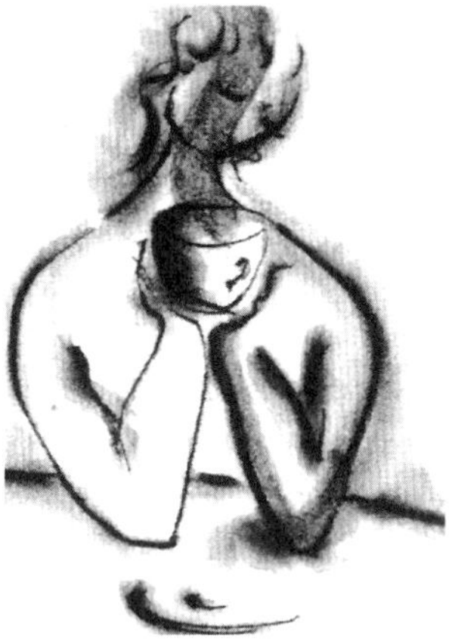

CAPÍTULO TREINTA Y CUATRO

RETENCIÓN DE LÍQUIDOS

Seis remedios para reducir la hinchazón premenstrual

A veces el cuerpo de una mujer puede jugarle malas pasadas. Por ejemplo, la semana previa a la menstruación se siente demasiado hinchada como para ponerse unos pantalones ceñidos. En otras ocasiones siente unos deseos irrefrenables de comer patatas fritas. Sin embargo, ya debería saber que todos los alimentos salados, como las patatas fritas, provocan mayor retención de agua y mayor sensación de hinchazón abdominal.

¿Qué sucede exactamente? ¿Y cuál es la conducta que ha de seguir?

Según explica la doctora Hoffman, responsable de un programa de salud femenina de la ciudad de Nueva York, cuando consume grandes cantidades de sal, su cuerpo retiene mayor cantidad de líquidos y elimina menor cantidad de orina.

Es muy probable que en la mitad del ciclo menstrual se sienta hinchada. A pesar de que el mecanismo exacto no se ha dilucidado, aproximadamente 10 días antes de la menstruación, los riñones retienen mayor cantidad de agua de la habitual. Este fenómeno ocurre incluso si usted controla el consumo de sal, aunque está claro que si ingiere grandes cantidades de sal, este efecto será más pronunciado.

¿POR QUÉ ESE DESEO DE ALIMENTOS SALADOS?

Existe cierta lógica en el deseo premenstrual de alimentos salados. Los riñones se están preparando para la posibilidad de un embarazo, una época de la vida en la cual su organismo necesita mayor cantidad de agua para producir sangre adicional para el feto en desarrollo. En realidad, el deseo incontenible de patatas fritas u otros alimentos salados puede ser el medio utilizado por el organismo para aumentar el consumo de sal y retener mayor cantidad de agua y líquidos.

ALIMENTOS PARA COMBATIR LA SENSACIÓN DE HINCHAZÓN

A las mujeres que presentan retención de agua premenstrual, los dietistas aconsejan ingerir alimentos poco salados. La lista siguiente puede ayudarla a simplificar la dieta y a aliviar la hinchazón abdominal.

ESCOJA ESTE ALIMENTO	EN LUGAR DE
Pan integral	Bollería y pan industrial
Copos de avena	Cereales del desayuno listos para comer
Carne de ave, pescado carne magra, tofu, judías	Salchichas, perritos calientes carne de cerdo, beicon, jamón *corned beef*
Verdura fresca y congelada	Verdura en conserva
Fruta fresca	Patatas fritas, encurtidos, aceitunas
Mozzarella u otro queso fresco	Queso curado (manchego, parmesano)
Frutos secos sin sal añadida	Frutos secos salados
Sopa de lata baja en sodio	Sopa de lata no dietética

Si durante el ciclo menstrual no se produce un embarazo, la hinchazón desaparece. Si ésta persiste durante todo el ciclo menstrual, es necesario consultar con el médico. La retención crónica de agua puede ser un indicio de problemas renales y otras enfermedades que requieren un tratamiento médico.

¿QUÉ PUEDE HACER?

A menudo, la retención de agua premenstrual es temporal y no constituye un motivo de preocupación. Una serie de estrategias pueden ayudarla a aliviar la hinchazón.

Evite la sal. Si es posible, elimine la sal de la dieta antes de la menstruación. Un consumo elevado de sal contribuirá a una mayor retención de agua. Si consume menos sal, apenas tendrá problemas de retención de agua. La cantidad diaria recomendada de sodio es de 2,4 g, pero antes de la menstruación debería consumir menos de 2 g, el equivalente a una cucharadita de café al día.

Utilice sustitutos de la sal con precaución. Puede utilizar un sustituto de la sal, pero es necesario acostumbrar al paladar a un sabor menos salado. Si se aficiona a los sustitutos de la sal, difícilmente conseguirá que su paladar se adapte a la comida poco salada.

Utilice hierbas en lugar de sal. Para dar sabor a un plato, utilice hierbas frescas, especias y zumo de limón.

Disminuya el consumo de alimentos precocinados. Las pastas precocinadas listas en 2 minutos, las sopas en lata y otros alimentos similares contienen cantidades importantes de sodio. Si en alguna ocasión no le queda más remedio que consumir estos alimentos, adquiera marcas con un bajo contenido de sal, de menos de 140 mg de sodio por ración.

Haga de la leche su aliada. La investigación sugiere que las mujeres que consumen alrededor de 1,5 g de calcio al día tienen menos síntomas premenstruales, incluyendo la retención de agua y la sensación de distensión abdominal, que las que sólo ingieren 500-600 mg, el consumo diario medio de la mayoría de las mujeres.

Si no consigue consumir 1,5 g de calcio al día a partir de alimentos ricos en calcio, como la leche semidesnatada o desnatada, el yogur desnatado o el queso bajo en grasa; la col o el salmón, es aconsejable que tome suplementos de calcio.

Practique ejercicio. La sudación elimina el exceso de agua del cuerpo. Por consiguiente, un buen ejercicio que la haga sudar será una forma simple de eliminar el agua retenida.

Capítulo Treinta y cinco

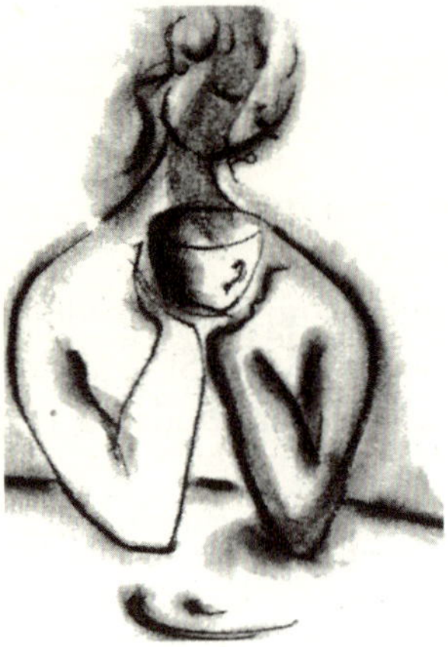

INFECCIONES POR HONGOS

Librarse para siempre del prurito

¿Desea verse libre para siempre de esas desagradables infecciones por hongos que tanto prurito provocan? Si es así, eche una ojeada a su dieta. El hongo responsable de la mayoría de las infecciones vaginales más habituales es la *Candida albicans*, una levadura muy común.

Evitar este hongo es muy difícil ya que es ubicuo: habita en el cuarto de baño, vive en la piel, incluso en la boca, el tubo digestivo y la vagina, como explica la doctora Lentz, catedrática de obstetricia y ginecología de la Universidad de Washington.

Aunque no se ha demostrado científicamente, un investigador afirma que las personas sensibles a estos hongos pueden sufrir infecciones de repetición, incluso por los alimentos que contienen levadura, como el pan.

La vagina presenta unas condiciones de humedad y de temperatura idóneas para el crecimiento de los hongos. En la vagina, las levaduras pueden multiplicarse y provocar una infección causante de una irritación insoportable. Los síntomas principales son el prurito (picor), sensación urente y secreción blanquecina-amarillenta, espesa, por la vagina. Sin embargo, los hongos sólo crecen en determinadas condiciones.

Si está tomando la píldora anticonceptiva, está embarazada o sigue un tratamiento de sustitución con estrógenos porque ha entrado en la menopausia, los cambios hormonales asociados pueden aumentar su susceptibilidad a estas infecciones. Será sobre todo vulnerable durante la fase de la ovulación del ciclo menstrual. Los cambios hormonales que se producen durante estos días impiden el desarrollo de unas bacterias muy beneficiosas, los lactobacilos, normalmente presentes en el tubo digestivo y la vagina. Los lactobacilos controlan el crecimiento de la *Candida*. Cuando disminuye el número de lactobacilos, se produce la proliferación de estos hongos.

Relación de la infección con los alimentos

Hay que destacar que unos simples cambios en su dieta la ayudarán a controlar la proliferación de estos hongos y a prevenir una infección.

Consuma yogur. Investigadores de Nueva York aconsejaron a 13 mujeres que consumieran 250 g diarios de yogur con lactobacilos durante 6 meses, al cabo de los cuales observaron que la incidencia de infecciones por levaduras habían disminuido casi un 74 %. Es posible que el consumo de yogur con lactobacilos limitara la concentración de levaduras en el intestino, lo que a su vez reduciría la concentración de levaduras en la vagina.

Una advertencia: no todos los yogures contienen lactobacilos, por lo que es recomendable adquirir las marcas que indican su presencia en la composición.

Elimine los dulces. Las levaduras y otros hongos crecen en un medio dulce. Por consiguiente, es aconsejable limitar o suprimir de la dieta alimentos como mermelada, dulces o caramelos y otros alimentos ricos en azúcar.

Evite los alimentos ricos en levadura. Las infecciones crónicas por hongos pueden ser un signo de una posible alergia a las levaduras. Si su médico le diagnostica una alergia a la levadura, es posible que le recomiende evitar los alimentos y bebidas con levaduras y mohos durante 6 meses aproximadamente. Estos alimentos incluyen pan, pizzas, brioches, *croissants*, donuts, cerveza, vino, licores, sidra, quesos como el cabrales, brie o roquefort, sidra, vinagre, melón, zumo de fruta, azúcar moreno, champiñones, extractos de levadura y carnes y pescados ahumados.

Controle el nivel de azúcar en sangre. Si es usted diabética y no controla los niveles de azúcar (glucosa) en sangre, el exceso de azúcar, junto con el calor y la humedad, favorecerá el crecimiento de los hongos. (Para más detalles sobre el control dietético de la diabetes, véase el capítulo 16.)

Coma y duerma lo suficiente. Los médicos han observado que los hongos crecen y proliferan con mayor facilidad cuando el sistema inmunitario es demasiado débil para controlarlas. Para prevenir el sobrecrecimiento de hongos, los expertos aconsejan recibir una nutrición adecuada y dormir el número de horas convenientes, puesto que son esenciales para un sistema inmunitario sano y en forma. (Para más detalles sobre una nutrición adecuada, véase el capítulo 42.)

Atención al consumo de antibióticos. Los antibióticos son fármacos muy potentes que destruyen cualquier microorganismo perjudicial, pero también pueden eliminar las bacterias beneficiosas, como los lactobacilos, por lo cual brindan a los hongos la oportunidad de crecer y multiplicarse. Si le recetan antibióticos para el acné o una infección urinaria, aumentarán las posibilidades de experimentar una infección por hongos. Así pues, cuando su médico le recete antibióticos, hable con él sobre la posibilidad de tomar un medicamento antifúngico para prevenir las infecciones por hongos.

Cuándo es necesario acudir al médico. Si desarrolla síntomas similares a los de una infección por hongos y nunca la ha padecido con anterioridad, consulte con su médico ya que existen otras alteraciones cutáneas, incluyendo el herpes, cuyos síntomas pueden ser similares y es preciso descartar. Si en realidad padece una infección por hongos, es probable que el médico le recete un fármaco antifúngico por vía oral o tópico o si, después de consultar con su médico por una primera infección, reconoce los síntomas y cree que la infección ha recidivado, es probable que el médico le sugiera un medicamento antifúngico para aplicarse tópicamente.

Tercera Parte

Los alimentos y el cuerpo femenino

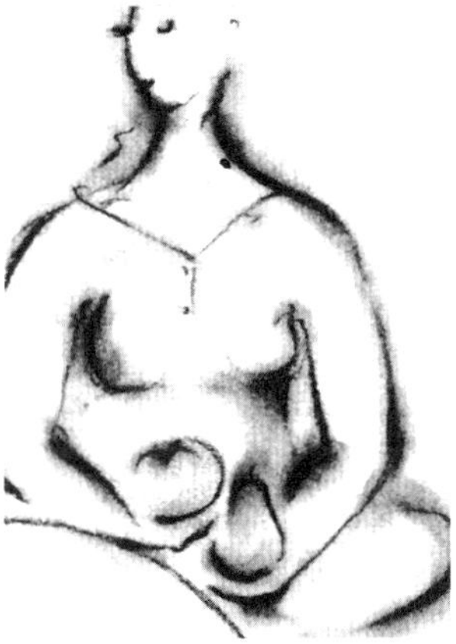

CAPÍTULO TREINTA Y SEIS

EL CUERPO EN FORMA

Tome las riendas de su destino

Hace muchísimos años, en la edad de piedra, cuando la supervivencia humana era incierta, un escultor labró en piedra una figura femenina. Hoy, en el Museo de Historia Natural de Viena se expone una escultura de mármol que representa una figura femenina dotada de unos pechos generosos, unas enormes caderas y unos glúteos de proporciones considerables. Es el eterno tributo a las formas femeninas.

Cuando esta estatua fue desenterrada, hace 100 años, los historiadores de arte la bautizaron con el nombre de la Venus de Willendorf, en honor de la diosa romana de la belleza y de la ciudad bañada por el Danubio donde fue encontrada. En su concepción primitiva era una mujer muy hermosa.

Los historiadores de arte consideran que al esculpir a esta mujer de grandes caderas y pechos generosos, el artista rendía homenaje a los atributos femeninos (atributos que garantizaban la supervivencia de los hombres y las mujeres como especie). Sin la grasa acumulada en estas diferentes regiones de su cuerpo, una mujer no hubiera podido llevar a término un embarazo ni amamantar a su prole en tiempos de hambre, algo muy frecuente hace 22.000 años.

Ha transcurrido mucho tiempo desde que este artista de la edad de piedra glorificara los atributos del cuerpo femenino en esta escultura, pero su forma sigue siendo un legado femenino. Hoy en día las mujeres tienen tendencia a acumular mayor cantidad de grasa corporal que los hombres, y mientras que en éstos la grasa corporal suele concentrarse en el abdomen y en el estómago, en las mujeres se acumula alrededor de las caderas.

Aunque todas las mujeres tengamos esta forma que recuerda la de una guitarra de nuestras antepasadas de la edad de piedra, las variaciones genéticas han introducido cambios de las formas femeninas a lo largo de los años.

Algunas mujeres tienen unas caderas más marcadas que otras, a las que se añaden centímetros rápidamente si aumentan de peso. Aparte de la habitual comparación con una guitarra, otra figura muy popular para referirse a esta forma del cuerpo femenino es la pera. En cambio, otras mujeres acumulan una mayor cantidad de grasa alrededor de la cintura, al igual que los hombres, y es lo que los expertos en nutrición y dietética denominan cuerpo en forma de manzana. Los genes determinan a qué región irá a parar el exceso de peso y de grasa (y en qué proporción) y las hormonas son las responsables de llevar a cabo estas instrucciones.

La mayoría de las mujeres no tienen un cuerpo de un tipo completamente pera o manzana, sino que una forma predomina sobre la otra. En definitiva, el resultado de la forma del cuerpo de la mujer se debe a la herencia genética.

SEXO, CURVAS Y CINTA MÉTRICA

A diferencia de la Venus de Willendorf, la forma de nuestro cuerpo no está esculpida en piedra. A los 20 años puede tener la misma figura que tenía su madre a su edad, y a los 60 años su aspecto puede ser completamente diferente del que tenía su madre a los 60. No sólo influyen los genes sino que los hábitos dietéticos, las hormonas, la práctica de ejercicio y, en general, el estilo de vida determinan la forma que adoptará su cuerpo. Sin duda, durante el curso de su vida, la forma de su cuerpo cambiará, pero en gran parte lo hará de acuerdo con su forma de vida.

Una dieta baja en grasas y la práctica de ejercicio regular se traducirán en una figura más delgada y, al mismo tiempo, en una disminución del riesgo de padecer enfermedades crónicas. Sin embargo, si su cuerpo tiene forma de pera no se transformará en una manzana, ni viceversa. Si su cuerpo tiene forma de manzana, continuará con esta forma aunque quizá menos redonda, y si su cuerpo tiene forma de pera, su silueta seguirá recordando esta fruta aunque adelgace.

Las mujeres fumadoras cuyo cuerpo tiene forma de pera son una excepción. De acuerdo con un estudio llevado a cabo por los Institutos Sociales de Envejecimiento de Baltimore, las mujeres con un cuerpo en forma de pera que dejan de fumar suelen acumular más grasa en la cintura que en las caderas. La razón de ello es que el tabaco alteraría la producción de hormonas que normalmente hacen que la grasa se acumule alrededor de las caderas.

La mayoría de las mujeres con cuerpo en forma de pera, incluso las no fumadoras, después de la menopausia adoptan una forma de manzana, con mayor proporción de grasa alrededor de la cintura cuando engordan. En este caso también las hormonas sexuales desempeñan un papel muy importante. Después de la menopausia, el cuerpo femenino produce menor cantidad de hormonas sexuales, estrógenos y progesterona, por lo que, si aumentan de peso, la grasa tiene tendencia a acumularse alrededor de la cintura.

Al mismo tiempo, los pechos empiezan a perder su elasticidad y se vuelven fláccidos debido a la disminución de la producción de estrógenos (que impiden su atrofia). Las mujeres que han tenido hijos son las más afectadas por esta flaccidez mamaria. Durante el embarazo, las glándulas que segregan leche se desarrollan considerablemente y aumenta el tejido glandular de las mamas. Después de la menopausia, cuando el tejido empieza a atrofiarse, este peso suplementario provoca mayor flaccidez, y los pechos tienen tendencia a caer (lo que los expertos denominan ptosis).

Cambios de la forma corporal y salud

Todo lo que acaba de mencionarse no es simplemente una cuestión de estética, ya que la forma del cuerpo influye en la salud. Durante años los investigadores han mencionado que cuanto mayor es el exceso de peso, mayor es el riesgo de padecer enfermedades crónicas como diabetes y cardiopatías. Además, también influye en la salud la región en la que se acumula la grasa adicional.

Si ha nacido con un cuerpo en forma de manzana o a medida que envejece su cuerpo va adquiriendo esta forma, es especialmente importante mantenerse delga-

¿Grasa invernal?

Los ritmos de la naturaleza

Si acumula un exceso de grasa en las caderas, los muslos o la cintura durante el invierno, no se preocupe. Incluso las personas más activas tienen tendencia a acumular grasa durante el otoño y el invierno de acuerdo con los investigadores de la Universidad de Boston. Al llegar la primavera, es muy probable que su cuerpo recupere su figura previa a los meses invernales.

Los expertos indican que el cuerpo de las mujeres tiende a contener mayor cantidad de tejido muscular durante la primavera y el verano, y menor cantidad en otoño y en invierno.

«Incluso teniendo en cuenta la tendencia de la gente a ser más activa en primavera y verano, hemos seguido investigando el efecto», señala uno de los expertos de la Universidad de Boston.

Estos cambios en la musculatura y la grasa corporal pueden deberse a las variaciones estacionales de los niveles hormonales. Los estudios de experimentación animal sugieren que los niveles de hormonas fluctúan de forma que en invierno activan la conservación de la grasa necesaria para una posible gestación en primavera.

da. Los estudios han demostrado que el exceso de grasa en cualquier región del cuerpo aumenta el riesgo de padecer diabetes, enfermedades del corazón y problemas articulares. Sin embargo, la grasa acumulada alrededor del estómago aumenta todavía más estos riesgos.

Los estudios demuestran que las mujeres con un cuerpo de manzana que presentan un sobrepeso tienen más probabilidades de sufrir hipertensión, diabetes, cáncer de mama y de endometrio que las mujeres obesas o con sobrepeso cuyo cuerpo tiene forma de pera. Los culpables parecen ser los estrógenos. Los estudios muestran que estas mujeres presentan grandes cantidades de estrógenos libres circulantes, según explica el doctor Schapira, profesor de hematología y oncología de la Universidad Estatal de Nueva Orleans.

Por fortuna, los expertos opinan que las mujeres con un cuerpo en forma de manzana pueden reducir los niveles de estrógenos circulantes perdiendo peso. Y, por lo que respecta a la pérdida de peso, las mujeres con un cuerpo en forma de manzana parecen tener ventajas en comparación con las mujeres con un cuerpo en forma de pera.

Numerosos estudios demuestran que las mujeres que acumulan grasa en la cintura pierden peso con más facilidad que las que la acumulan en las caderas. La razón de ello es que la grasa del estómago es diferente desde un punto de vista bioquímico de la grasa de la cadera y se pierde con mayor facilidad.

Un cuerpo más esbelto y juvenil sin necesidad de someterse a ayuno

Con independencia de que su cuerpo tenga forma de manzana o de pera, existen formas correctas y medios insensatos de perder peso. La forma correcta consiste en comer de manera sensata y hacer ejercicio. Comer con sensatez significa exactamente esto: comer y no matarse de hambre. La forma errónea de perder peso es seguir un régimen de muy pocas calorías (casi un verdadero ayuno) y pasar mucha hambre. Cuando vuelva a comer como antes recuperará todo el peso que haya perdido y un poco más.

Ello se debe a que cuando se somete el organismo a ayuno, éste hace todo lo posible por conservar la energía almacenada en la grasa corporal y no adelgazar. Su cuerpo no sabe que usted desea volver a comer cuando haya perdido los kilos que le sobran. Para su cuerpo, la sensación de hambre puede llegar a ser el inicio de un período indefinido de ayuno y privación alimentaria.

Si sigue una dieta muy baja en calorías, puede perder peso y adelgazar, pero junto con la grasa también perderá sus músculos y, puesto que éstos queman muchas más calorías que los restantes tejidos corporales, cuando reanude su dieta normal recuperará el peso perdido, con el inconveniente de que añadirá grasa y *no* músculo. Así pues, con una mayor cantidad de grasa y menos musculatura tendrá una figura más voluminosa que antes de empezar el régimen, aunque pese lo mismo que antes.

Si pierde peso de manera gradual, probablemente no gastará las reservas de proteínas para compensar el cambio. Pero si pierde peso con mucha rapidez, con toda seguridad perderá una gran cantidad de músculo.

¿Pueden las pérdidas y recuperaciones repetidas de peso hacer que tenga usted cada vez menos musculatura y una cantidad creciente de grasa? Nadie lo sabe. Algunos estudios sugieren que no, pero otros afirman lo contrario.

Los expertos en nutrición y obesidad tampoco coinciden con respecto al efecto del embarazo sobre la forma del cuerpo. Aunque algunos estudios sugieren que después del embarazo las mujeres obesas no pierden todos los kilos que han ganado, otros sugieren lo contrario.

Para que su salud no se resienta, si sigue una dieta para adegazar, no debe someter su cuerpo a ayuno. Y a pesar de que en este libro aprenderá que el cálculo de calorías no es tan importante en relación con su peso, sin duda necesita un número determinado de calorías para conservar una buena salud. Así pues, es preciso consumir como mínimo 1.200 calorías diarias y practicar ejercicio, ya que el régimen combinado con el ejercicio es la mejor forma de perder peso.

Los ejercicios aeróbicos como la marcha rápida, correr y nadar son muy eficaces porque queman muchas calorías. Tampoco hace falta que corra una maratón. En un estudio japonés se compararon dos grupos de mujeres de mediana edad. Ambos grupos se sometieron a una dieta con una restricción moderada de calorías, pero un grupo además practicó 45-60 minutos de ejercicio aeróbico 3 o 4 veces a la semana, mientras que el otro grupo no practicó ejercicio. Después de 12 semanas, en las mujeres que habían practicado ejercicio se identificó una pérdida de peso de 5 kg como media, mientras que en el otro grupo sólo fue de 1 kg.

Los ejercicios aeróbicos la ayudarán a perder peso, pero no a perder centímetros de regiones corporales concretas. No existe ninguna forma de reducir los centímetros de más en regiones concretas del cuerpo.

Sin embargo, las pesas pueden ayudarla a conservar un cuerpo más joven y esbelto. Recuerde que 1 kg de músculo es más compacto que 1 kg de grasa. Así pues, si mide 1,55 m y pesa 60 kg con un 25 % de grasa corporal, parecerá más esbelta que una mujer de la misma talla y el mismo peso cuyo cuerpo contenga un 40 % de grasa. Y con la práctica de ejercicio, una mujer puede tener casi la misma musculatura a los 60 años que a los 20.

La opinión de los expertos

A continuación se ofrecen algunos consejos mencionados por los expertos para mantener un cuerpo esbelto.

Coma sin grasa. Coma, pero consuma alimentos con pocas grasas. Su cuerpo realiza un menor esfuerzo y quema menos calorías cuando digiere la grasa que cuando digiere hidratos de carbono o proteínas. Esto significa que después de una comida rica en grasas añadirá más grasa a las reservas que si ha consumido alimentos ricos en hidratos de carbono.

El consumo de una mayor cantidad de grasas añade más grasa al cuerpo. El consumo de grasas no ha de ser superior al 25-30 % de las calorías totales. Otro 12-15 % debe proceder de las proteínas, como las de la carne, el pescado, las aves y el queso. El resto debe proceder de los hidratos de carbono complejos como los del arroz, avena, otros cereales, pasta, fruta y verduras. Es aconsejable que su dieta incluya como mínimo 5 raciones diarias de fruta y verdura.

El consumo de poca grasa es tan esencial para una relación satisfactoria con la comida que le hemos dedicado un capítulo entero (véase capítulo 46).

Racione el azúcar. La lógica de una dieta baja en azúcares es similar a la de la restricción de grasas. Un estudio sugiere que el organismo quema menos calorías para digerir los azúcares simples que cuando digiere hidratos de carbono complejos. En este estudio se puso de manifiesto que los individuos obesos consumían mayor cantidad de azúcares refinados que los individuos delgados.

Diga, «sólo una, camarero». El alcohol añade calorías vacías (ya que no contiene nutrientes) y centímetros de más. Si usted piensa que cuando bebe alcohol come menos, sólo tiene que considerar los resultados de un estudio de la Universidad de Laval en Canadá que demostró que las personas que beben alcohol durante la comida comen la misma cantidad que las que no beben. En conjunto, además los bebedores consumieron un mayor número de calorías que los abstemios.

Pierda los kilos lentamente. Para estar segura de que su cuerpo no intentará conservar las reservas de grasa, ha de adelgazar lentamente. Esto significa que debe consumir el número suficiente de alimentos y, por consiguiente, de calorías (un mínimo de 1.200 calorías diarias).

Coma de manera equilibrada. Coma a menudo pero poca cantidad de alimentos. No es aconsejable que consuma más de 1.000 calorías en una sola comida. Su organismo no puede procesar una cantidad superior a esta cifra de una sola vez y este exceso de calorías con toda seguridad se convertirá en grasa corporal.

Si es fumadora, deje de fumar. La próxima vez que vaya a encender un cigarrillo, recuerde lo que los estudios revelan sobre el tabaco y la distribución de grasa. El hábito tabáquico puede contribuir a la acumulación de grasa abdominal.

Combine los ejercicios aeróbicos con las pesas. El mejor medio para cambiar la forma de su cuerpo es aumentando la masa muscular y disminuyendo la grasa corporal. Para ello combine ejercicios aeróbicos con sesiones de pesas. A continuación se ofrecen las pautas básicas que es necesario seguir.

- Empiece por andar, aunque sea siquiera dar la vuelta a la manzana.
- Prolongue a 20-60 minutos los ejercicios aeróbicos de 3 a 5 veces a la semana.
- Aumente la intensidad del ejercicio. Los resultados del estudio de la Universidad de Laval sugieren que un ejercicio de alta intensidad puede contribuir a desarrollar los músculos más que un ejercicio de intensidad moderada. Con el ejercicio

No existen dietas milagrosas para la celulitis

La celulitis no es más que el tejido adiposo normal pero con una apariencia externa de pequeños nódulos que se encuentran atrapados en la red de fibras de sostén de los tejidos y que confieren a la piel un aspecto similar al de la naranja y una peculiar rugosidad. La celulitis se debe a una alteración circulatoria local. A su aparición contribuyen sobre todo factores genéticos y hormonales. Es más acusada en las mujeres con sobrepeso u obesas, pero incluso una mujer delgada puede presentar celulitis.

A continuación se ofrecen algunas de las estrategias terapéuticas que mencionan los expertos.

Las mejores armas

- Perder peso con una dieta baja en grasas y la práctica de ejercicio.
- Mejorar el tono muscular con ejercicios de resistencia.
- Evitar los baños calientes, ya que el calor dilata las venas y los capilares, lo que empeora la celulitis. Por la mañana, es preferible ducharse y utilizar un guante de crin para activar la circulación y, si tiene el valor suficiente, termine con un chorro de agua fría sobre las regiones más afectadas por la celulitis.

Medidas eficaces

- La liposucción: esta técnica proporciona un mejor resultado en las pequeñas acumulaciones de celulitis localizadas, como los «michelines» o un abdomen voluminoso. Si la celulitis es generalizada, los efectos de la liposucción suelen ser decepcionantes.

Efectos no demostrados

- Las cremas anticelulíticas. Pero, a pesar de no eliminar la celulitis, mejoran considerablemente el aspecto externo de la piel.

Así pues, la única forma segura y sensata de acabar con la celulitis es controlar el peso y tonificar la musculatura.

intenso su cuerpo necesita mayor energía, por lo que quemará mayor cantidad de grasa acumulada de la que quema durante el ejercicio moderado.

El estudio mencionado también llegó a la conclusión de que es preferible incorporar breves períodos de ejercicio intenso en las pautas de ejercicio aeróbi-

co, como carreras cortas de 10-15 segundos de duración con pausas de 2 minutos entre carreras.
- Aprenda a hacer ejercicios básicos de pesas con la ayuda de un profesor de gimnasia. Para empezar, utilice pesas ligeras de 1 a 2 kg.
- Trabaje cada grupo de músculos, la parte superior del cuerpo, el tronco y la parte inferior.

Por encima de todo, dé tiempo a su plan de dieta y ejercicio para que produzca los resultados esperados, ya que no serán inmediatos. Transcurrirán unos meses, pero con el tiempo se dará cuenta de que el esfuerzo ha valido la pena.

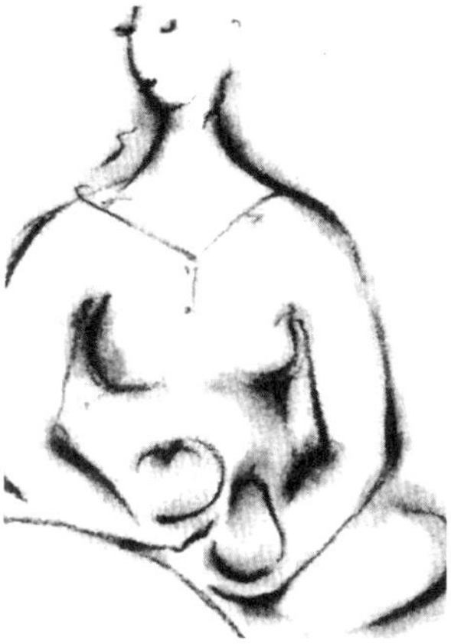

CAPÍTULO TREINTA Y SIETE

METABOLISMO

Siete estrategias para quemar calorías

Seguramente se habrá preguntado muchas veces por qué algunas mujeres pueden disfrutar de cenas románticas con una generosa ración de foie-gras acompañado de pan blanco y crujiente o un pollo relleno y montañas de crema de leche o de noches de luna llena amenizadas y endulzadas con pasteles de chocolate sin ganar un solo gramo, mientras que otras mujeres como usted aumentan de peso sólo con echar una ojeada al escaparate de una pastelería.

Sin duda, si usted pertenece a este segundo grupo de personas, se habrá hecho esta pregunta cientos de veces, irritada por lo injusto de su suerte.

La verdad es que algunas personas tienen un metabolismo (o índice metabólico) mucho mayor que otras. Para decirlo en otras palabras, algunas personas, gracias a su dotación genética, queman, en promedio, un mayor número de calorías mientras duermen, respiran, trabajan, hacen ejercicio e incluso mientras comen.

Por supuesto, es una situación injusta, pero cabe tomar medidas para modificarla. Aunque no puede modificar sus genes, tenga en cuenta que no son el único factor que determina la velocidad con la que se queman las calorías. La responsabilidad de los genes sólo es del 10 %. La edad, las hormonas, la cantidad de grasa y de tejido muscular, lo que come, cuándo y cómo come y la intensidad del ejercicio determinan el 90 % restante. Así pues, con independencia de cuál sea su herencia genética, puede modificar sus hábitos alimentarios y de ejercicio y en consecuencia aumentar su metabolismo.

UNA BENDICIÓN Y NO UNA MALDICIÓN

Ésta es una buena noticia para las mujeres, ya que su índice metabólico es más lento que el de los hombres. Comparativamente, un hombre y una mujer de talla y peso idénticos no queman las mismas calorías sino que, como promedio, el hombre quemará 50 calorías más.

Sin duda, puede parecer una desventaja para las mujeres, pero un índice metabólico más lento ha constituido una ventaja histórica para la mujer, ya que en tiempos de carestía y hambre, la mayor eficiencia energética de la mujer aumentaba la probabilidad de llevar a término un embarazo y amamantar a sus hijos.

A lo largo del tiempo, la mujer con un cuerpo más eficiente desde un punto de vista energético sobrevivió al hambre, dio a luz niños con posibilidades de superar los primeros meses de la vida y les transmitió sus genes eficientes desde un punto de vista energético. Por la misma razón que nuestras caderas son más anchas, nuestro metabolismo es más lento que el de los hombres.

Durante el embarazo, el metabolismo se acelera, ya que el cuerpo femenino lleva a cabo funciones adicionales relacionadas con el desarrollo del nuevo ser alojado en su seno. Una vez que ha dado a luz, su metabolismo recupera el ritmo normal.

Por otra parte, en general el metabolismo se vuelve más lento a medida que envejecemos. Después de los 30 años de edad en general el índice metabólico de la mujer disminuye un 2-4 % cada 2 años. Parte de la disminución del índice metabólico es una consecuencia inevitable del envejecimiento. Pero este metabolismo más lento también es más pronunciado en las mujeres que dejan de hacer ejercicio y pierden mayor cantidad de masa muscular, que es el tejido que quema un mayor número de calorías.

Después de la menopausia el metabolismo disminuye aún más porque se reducen los niveles de las hormonas sexuales, en concreto, la progesterona, y la temperatura corporal tiende a ser más baja. Al necesitar menos energía para mantener esta temperatura, se queman menos calorías.

Si no toma medidas para acelerar su metabolismo, si no desea aumentar de peso, será necesario que consuma un 2-4 % menos calorías. Si además está intentando adelgazar, ha de disminuir aún más el número de calorías diarias.

Por qué comer menos es contraproducente

El hecho es que no debe hacer sacrificios. Si practica ejercicio con regularidad y disminuye el consumo de grasas pero no de alimentos, podrá compensar algunos de los efectos del envejecimiento y los cambios hormonales y, al mismo tiempo, mantener un ritmo metabólico mayor.

Para empezar, hablemos de la comida. Por supuesto ha de seguir comiendo. Lo peor que puede hacer por su metabolismo es comer menos. Si se alimenta sólo con 200 calorías diarias, su cuerpo, que está programado para interpretar esta restricción de calorías como una señal de ayuno inminente, automáticamente disminuirá el metabolismo y empezará a conservar las calorías en forma de grasa. En consecuencia, quemará menos calorías.

Noticias calientes

Los alimentos picantes aceleran el metabolismo

Si le vuelven loca las comidas picantes, tanto mejor. Diversos estudios indican que los alimentos picantes pueden acelerar significativamente el metabolismo. Este efecto térmico parece persistir 3 horas después de consumir el último bocado.

Investigadores del departamento de ciencias biológicas y moleculares de la Universidad de Oxford estudiaron los efectos de dos comidas diferentes sobre el metabolismo. Una comida era insípida y la otra incluyó salsa de chile y mostaza picante.

Ambas comidas aumentaron el ritmo metabólico (recuerde que el cuerpo ha de quemar energía para digerir cualquier clase de alimento), pero la comida picante aumentó el metabolismo un 25 % más que la comida insípida.

Tampoco es necesario que consuma de la noche a la mañana alimentos picantes para beneficiarse de sus efectos. En realidad, no es conveniente que todas las comidas sean picantes, ya que su efecto parece neutralizarse con el exceso. Lo más sensato es consumir alimentos picantes 2 o 3 veces a la semana.

Así pues, de vez en cuando, prepárese un buen plato de comida picante porque su metabolismo se lo agradecerá.

Al principio de una dieta muy baja en calorías puede perder peso con rapidez, pero a medida que el cuerpo reduce el metabolismo, le será más difícil perder kilos. Y, aún peor, meses después de dejar la dieta hipocalórica, su metabolismo seguirá con este ritmo más lento, y dado que probablemente usted habrá perdido musculatura, que contribuye a quemar calorías, los estragos serán todavía peores. Por consiguiente, es posible que aunque no coma más de lo que comía antes de iniciar la dieta, gane varios kilos porque su metabolismo seguirá siendo más lento durante varios meses.

Un grupo de investigadores de la Universidad de Ginebra comprobaron que las tasas metabólicas de ratas alimentadas con muy pocas calorías eran un 15 % más bajas que las de un grupo de ratas bien alimentadas. El efecto pareció persistir varios meses después de que las ratas dejaran de consumir la dieta muy baja en calorías. Este mismo efecto parece producirse en las personas que siguen una dieta muy baja en calorías.

Supongamos que es usted del tipo de personas que se propone perder peso con un régimen muy bajo en calorías y pierde varios kilos en 4 días. Después decide volver a su dieta normal, pero su nuevo metabolismo, mucho más lento, no recupera su ritmo previo hasta varios meses después. Por consiguiente, lo más sensato es seguir una dieta de, como mínimo, 1.200 calorías diarias.

El factor ejercicio

Si la mejor forma de mantener el metabolismo a unos niveles constantes es seguir una dieta hipocalórica adecuada, la mejor forma de aumentar la eficiencia energética de su organismo es hacer ejercicio, sobre todo una combinación de ejercicio aeróbico y de resistencia.

Los ejercicios aeróbicos, como correr, andar y nadar aumentan su metabolismo durante el ejercicio y poco después de éste. Continuará quemando calorías adicionales 30-90 minutos después de haber realizado el ejercicio. Una mujer muy activa de 56 kg de peso puede quemar fácilmente 2.200 calorías al día, mientras que otra con un estilo de vida sedentario quemará sólo 1.750 calorías diarias. Esta diferencia de 450 calorías es el equivalente, por ejemplo, a tres porciones de pizza.

Con los ejercicios de pesas no quemará tantas calorías como con el ejercicio aeróbico, pero contribuirá a aumentar su masa muscular. Y esto es importante ya que el tejido muscular quema mayor cantidad de calorías que el tejido adiposo, a lo largo de todo el día. Cuando en su cuerpo hay proporcionalmente mayor cantidad de músculo que de grasa, su metabolismo se acelera. Imagine que pesa 60 kg, de los cuales el 20 % corresponde a la grasa, y tiene una hermana gemela que también pesa 60 kg pero con un 30 % de grasa corporal. Según los cálculos de los expertos, a diario, usted quemará 120 calorías más que su hermana.

Si desarrolla mayor cantidad de masa muscular, aumentará su metabolismo. El músculo es su motor, de modo que si es de mayor tamaño, quemará más calorías.

Una de las principales razones por las que el metabolismo disminuye a medida que envejecemos es que tenemos tendencia a volvernos más sedentarios y a perder músculo. El ejercicio aeróbico y el entrenamiento con pesas no le garantizan que a los 60 años de edad tenga el mismo metabolismo que a los 20, pero por lo menos la ayudarán a que la diferencia sea menor.

Lo que podemos y no podemos cambiar

Algunas enfermedades, especialmente las anomalías de la glándula tiroides, pueden desempeñar un papel porque afectan al metabolismo. Por ejemplo, una glándula tiroides poco activa (hipotiroidismo) disminuirá el metabolismo y, si es excesivamente activa (hipertiroidismo), lo acelerará. Si observa un cambio inexplicado de su peso, consulte con su médico, ya que es posible que padezca una enfermedad del tiroides. Estas alteraciones pueden tratarse con medicamentos o, en algunos casos, con cirugía.

De lo contrario puede aumentar su metabolismo con las siguientes estrategias:

Rechace las dietas milagrosas que hacen perder peso rápidamente. Si sigue una dieta muy baja en calorías, su metabolismo se volverá más lento. Por mucho que desee perder peso, debe consumir como mínimo 1.200 calorías diarias. Si además practica ejercicio, gradualmente perderá peso, pero con la considerable ventaja de que no lo recuperará.

Desayune. Si se salta el desayuno, su organismo lo interpretará como el inicio de un período de ayuno y empezará a disminuir el metabolismo y a almacenar la energía en forma de grasa. Para mantener un ritmo constante del metabolismo, tome un desayuno consistente cuando se levante.

Acuérdese de los tentempiés. Consumir pequeñas cantidades de alimentos varias veces al día es la mejor forma de activar su metabolismo y de quemar calorías (el organismo tiene que quemar energías durante el proceso de digestión).

Consuma hidratos de carbono complejos y limite el consumo de grasas. Su cuerpo quema energía cuando digiere todos los tipos de alimentos, pero quema mayor cantidad de calorías con el consumo de hidratos de carbono complejos que con el de proteínas o grasas. Así pues, no consuma más del 25-30 % de calorías procedentes de la materia grasa y no más del 15 % procedente de las proteínas como las de la carne, pescado, aves y queso. Las calorías restantes deben proceder de los hidratos de carbono complejos, como los de la fruta, verduras, pan integral, pasta y arroz.

Las conclusiones de diferentes estudios clínicos indican que el consumo de estos alimentos puede acelerar el metabolismo. En un estudio realizado en un grupo de vegetarianos se comprobó que el metabolismo era mayor que el de individuos que consumían carne, efecto que se atribuyó a los hidratos de carbono de la dieta de los vegetarianos.

Olvídese de la televisión. De acuerdo con un estudio de la Universidad Estatal de Memphis, el hecho de ver televisión disminuye temporal pero significativamente el índice metabólico de los niños. Los investigadores estudiaron a 36 niñas que siguieron un programa de televisión durante una hora. El metabolismo de estas niñas disminuyó como promedio un 14 % durante el programa. Los expertos todavía analizan las impresiones que el programa produjo en estas niñas y la forma en que afectó a su metabolismo. Para los niños pequeños, el exceso de televisión puede ser equivalente a aumentar de peso.

Acelere el metabolismo: corra, salte, salga de excursión o pasee en bicicleta. Cuando unos investigadores de la Universidad de Vermont compararon a un grupo de mujeres que practicaban ejercicio con regularidad con un grupo de mujeres sedentarias, llegaron a la conclusión de que las primeras quemaban calorías a un

Controle su metabolismo

Si se siente frustrada por sus intentos fallidos para perder peso y mantener un peso ideal, intente que su metabolismo trabaje por usted y no en su contra. Utilice las siguientes sugerencias para mejorar su eficiencia energética.

Aceleradores metabólicos

- Alimentos ricos en hidratos de carbono, como patatas al horno, que suministran un 65 % de calorías.
- Comidas frecuentes y «parcas» (incluyendo el desayuno).
- Ejercicio aeróbico, 30 minutos diarios como mínimo tres veces a la semana.
- Ejercicio de resistencia como mínimo 3 veces a la semana.
- Activar la musculatura y evitar la grasa corporal. Para las mujeres, aproximadamente un 18-24 % de grasa corporal.

Inhibidores metabólicos

- Dietas muy bajas en calorías (de menos de 800 calorías diarias).
- Saltarse el desayuno.
- Saltarse las comidas.
- Alimentos ricos en grasa, como patatas fritas (que aportan más del 25-30 % de las calorías diarias).
- La falta de ejercicio.
- Ver televisión.
- Perder el tejido muscular.

ritmo un 6 % superior al de las munjeres sedentarias, incluso después de 10 horas de haber finalizado el ejercicio.

Los expertos recomiendan como mínimo 30 minutos de ejercicio aeróbico entre un 50 y un 90 % de la frecuencia cardiaca máxima, 3 veces a la semana.

Aumente su musculatura con pesas. El ejercicio aeróbico siempre debe formar parte de un plan para perder peso, pero si lo asocia con ejercicios de resistencia, como levantar pesas, conservará mejor la pérdida de peso porque aumentará su musculatura, que, como ya se ha mencionado, quema más calorías que el tejido adiposo.

No es necesario que siga un programa de levantamiento de pesas como el de Arnold Schwarzenegger para obtener los resultados deseados. Se ha comprobado que la repetición 12 veces al día de cuatro ejercicios básicos de resistencia aumenta el metabolismo un 15 % en sólo 12 semanas.

Y ante todo, sea honesta, nunca podrá comerse una tarrina gigante de helado sin que esta transgresión dietética tenga una repercusión en su peso. Por el momento no se dispone de ningun medio dietético para aumentar el metabolismo, pero el conjunto de estrategias recomendadas puede ayudarla a encontrar un equilibrio entre los alimentos que consume y las calorías que gasta.

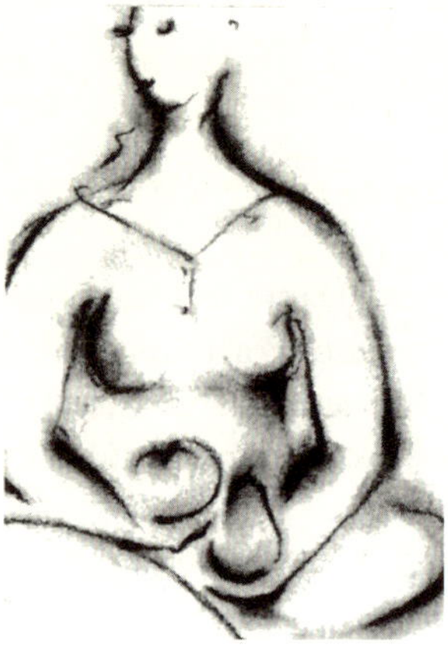

Capítulo Treinta y ocho

APETITO, DESEOS INCONTENIBLES Y HORMONAS

Descodificar las señales alimentarias del cuerpo

En el pasado incluso los eruditos consideraban que la sensación de apetito dependía del estómago. Cuando no comemos, nuestro estómago gruñe y no calla hasta sentirse saciado.

Sin embargo, no sólo el estómago influye en el apetito; cerebro, ojos, nariz, papilas gustativas, intestinos, nervios, neurotransmisores cerebrales y hormonas desempeñan un papel en el momento, la cantidad e incluso la clase de alimentos que comemos. Todos plantean sus sugerencias dietéticas en una especie de democracia rudimentaria.

En ocasiones recibe el mismo mensaje de todas las fuentes. Otras veces, el estómago y las sustancias químicas cerebrales (conocidas con el nombre de neurotransmisores) y las hormonas proponen algo como, por ejemplo, «cómete una manzana», mientras que simultáneamente los ojos, la nariz y las papilas gustativas están deseando comerse un pastel de chocolate.

El primer grupo es el más prudente, naturalmente, pues la induce a comer cuando lo necesita y el alimento que en realidad le conviene. Es a este primer grupo al que debería escuchar.

Considere su estómago. Es una especie de portavoz parlamentario que hace ruido cuando está vacío para indicar que tiene hambre y que necesita ser alimentado.

También debe prestar atención a algunos mensajes más específicos y sutiles que parecen proceder de los neurotransmisores cerebrales y de las hormonas. Pruebas cada vez más convincentes sugieren que éstos son los «legisladores conscientes» que responden a los cambios que se producen en los niveles de nutrientes del torrente sanguíneo, la cantidad de grasa almacenada en el organismo, el momento del día y otros factores diversos. Permanecerán callados si no necesitan comer o le pedirán que coma determinados alimentos si existe una carencia de nutrientes y de calorías.

Después de períodos de ayuno (incluyendo los autoimpuestos por una dieta muy baja en calorías), los reguladores del apetito actúan con más intensidad que antes y exigen grandes cantidades de comida. Ésta es una de las razones por las que resulta difícil comer con moderación después de una dieta muy baja en calorías.

Algunas sustancias químicas cerebrales también parecen desencadenar el deseo de algunas clases de alimento, como los hidratos de carbono o las grasas.

ESTRÉS + COMBINACIÓN DE SEÑALES = COMER EN EXCESO

Una vez que empieza a comer, las señales químicas liberadas a partir del tubo digestivo finalmente le indicarán que puede dejar de comer. Pero los ojos, la nariz y sus papilas gustativas, al igual que si de un un grupo parlamentario se tratara, pueden presentar una moción de censura y proponerle lo contrario al ver un pastel de chocolate (p. ej., «Toma algo de postre»).

Sin embargo, seguir las señales externas de los ojos, la nariz y las papilas gustativas y pasar por alto las señales procedentes de los neurotransmisores cerebrales, el estómago y las hormonas puede plantearle problemas. Lo que come afecta a la eficacia del trabajo de los reguladores internos del apetito. Y comer alimentos equivocados puede hacerlos actuar de manera errónea.

Puesto que los neurotransmisores químicos cerebrales y las hormonas que determinan su apetito también contribuyen a regular su humor, una desviación puede traducirse en una sensación de depresión y de malhumor. A su vez, la sensación de depresión puede propiciar que vuelva a comer.

El problema es que debido a unos hábitos alimentarios erráticos, a comer de manera emocional o al estrés, cualquier situación que altere la rutina normal de los neurotransmisores que regulan el apetito puede traducirse en unos malos hábitos alimentarios. Es un círculo vicioso.

¿QUÉ LE APETECE MÁS?

Algunas señales internas son más fáciles de reconocer que otras. Cada 4 horas el estómago se vacía y empieza a emitir unos ruidos característicos anunciando que tiene hambre. Así pues, ¿qué ha de comer? En apariencia, los neurotransmisores y las hormonas la ayudan a decidirse.

Las pruebas de estudios experimentales sugieren que los niveles de algunos neurotransmisores alcanzan sus valores máximos a primeras horas de la mañana estimulando el deseo de consumir alimentos ricos en hidratos de carbono. En un estudio llevado a cabo con ratas en una universidad de la ciudad de Nueva York, los investigadores observaron que una comida rica en hidratos de carbono parecía activar la producción de otros neurotransmisores y hormonas que disminuyen el apetito.

Esto explicaría por qué muchas personas prefieren consumir hidratos de carbono por la mañana. El mensaje «come hidratos de carbono» parece razonable al comienzo del día. Después del ayuno de 7-8 horas de la noche, necesitamos el tipo de energía rápida que suministran los hidratos de carbono.

En otros estudios experimentales se ha observado que las ratas parecen preferir los alimentos ricos en proteínas y grasas cuando los niveles de otro grupo de neurotransmisores cerebrales alcanzan sus valores máximos. Los niveles de estos neurotransmisores suelen aumentar por la tarde y continúan aumentando hasta entrada la noche.

En este caso, el mensaje «come alimentos con proteínas y algo de grasa» puede tener un objetivo determinado. El cuerpo puede almacenar calorías antes de acostarse, el período de sueño de alrededor de 7-8 horas durante el cual no comemos.

Otros estudios sugieren que no sólo el apetito sino también el deseo irrefrenable de consumir alimentos específicos puede ser la forma en que el cuerpo nos comunica la necesidad de un nutriente específico. Por ejemplo, se ha demostrado que las personas que siguen dietas muy restrictivas sienten un deseo de alimentos ricos en proteínas. Su organismo empieza a desear alimentos con un valor funcional.

El deseo de comer chocolate o dulces puede ser una respuesta de nuestro organismo al estrés. Este tipo de alimentos estimula la liberación de unas sustancias químicas denominadas endorfinas que regulan el humor.

Ésta puede ser una de las razones de que las mujeres con síntomas del síndrome premenstrual sientan deseos incontenibles de comer chocolate. Los estudios clínicos han demostrado que estas mujeres presentan unos niveles muy bajos de endorfinas, por lo que el chocolate temporalmente puede corregir este déficit.

Los recuerdos de delicias pasadas

Naturalmente también puede sentir un deseo de consumir determinados alimentos porque los ha probado en ocasiones anteriores y le han gustado. Casi todas las personas sienten debilidad por los alimentos dulces y grasos o salados y grasos.

La visión de una galleta de chocolate, el penetrante aroma de los dulces de una pastelería o el característico crujido del beicon mientras se fríe en la sartén son desencadenantes externos que propician el consumo de determinados alimentos incluso cuando no tenemos hambre. Algunos colores parecen estimular el apetito, y la música puede deprimirlo o por el contrario estimularlo.

En un mundo repleto de imágenes, sonidos y olores estimulantes del apetito, el ciclo estrés-comer-estrés es una trampa de la que deberíamos escapar. Un porcentaje muy elevado de mujeres se consideran obesas y confiesan sentir frecuentes deseos irrefrenables de diferentes alimentos. La sintonía entre las señales internas para comer y las señales externas puede contribuir al equilibrio entre lo que desea y lo que necesita.

Regular el apetito de forma natural

En ocasiones, una alteración genética puede afectar al sistema regulador del apetito y provocar la obesidad. No obstante, se calcula que sólo en el 10 % de las personas obesas los problemas de peso se deben a razones genéticas. El 90 % restante puede tomar medidas en relación con su sobrepeso.

Si sólo se escuchan los mensajes internos, comer demasiado y el sobrepeso nunca será un problema. Los mensajes externos son los que pueden acarrear problemas importantes de peso.

A continuación algunas sugerencias sobre cómo integrar los mensajes internos del cuerpo para controlar el apetito y los deseos irrefrenables de alimentos en lugar de luchar contra ellos.

Consuma hidratos de carbono por la mañana. En las ratas de laboratorio los niveles de neurotransmisores químicos que estimulan el deseo de hidratos de carbono alcanzan sus valores máximos por la mañana. Un desayuno rico en hidratos de carbono parece interrumpir el mensaje «come hidratos de carbono» y permite una sensación de saciedad.

Así pues, por la mañana, consuma cereales, fruta y zumo de fruta, ya que se sentirá más satisfecha y saciada que con un desayuno de huevos con jamón.

Limite el consumo de grasas. Las comidas ricas en grasas en cualquier momento del día parecen inducir un mayor deseo de grasas. En ratas de laboratorio se observó que cuando los animales consumían dietas con más del 40 % de grasas producían mayores niveles de neurotransmisores que estimulan el deseo de alimentos grasos.

Si consume muchas calorías en una cantidad muy reducida de comida, se afecta el sistema regulador básico.

Un estudio llevado a cabo en el Reino Unido ha demostrado que esto también es válido para nuestro sistema regulador. El estudio comparó dos grupos de voluntarios: el primer grupo consumió una comida con un 50 % de materia grasa, y el otro, una comida con menos del 25 %. A pesar de que los individuos del primer grupo consumieron más calorías al mediodía, no compensaron dicho exceso comiendo menos calorías por la noche cuando ambos grupos pudieron comer lo que deseaban. Una comida con un contenido elevado de grasas simplemente no sacia el hambre en la misma medida que una comida rica en hidratos de carbono.

Limite el consumo de hidratos de carbono simples (como los alimentos azucarados y algunos postres). Después de comer alimentos ricos en hidratos de carbono complejos, nuestro sistema digestivo los desdobla en azúcares simples que

Influencias de la decoración sobre el apetito

Una cadena de comida rápida de Estados Unidos decidió decorar el restaurante en tonos de color naranja chillón. Originalmente, el color predominante era el azul celeste. Los locales eran agradables, pero apenas entraban clientes. Los responsables de la cadena decidieron entonces investigar la razón de la falta de clientes. El consultor al que confiaron el estudio les sugirió un cambio en la decoración, pintando las mesas y paredes de colores más vivos. Al poco tiempo, la afluencia de clientes empezó a aumentar.

La opinión del consultor fue que los colores vivos, como el naranja, el rojo y el amarillo, estimulan mucho más el apetito que los colores oscuros como el gris, el negro o el marrón.

Esto se ha confirmado en una investigación realizada en el Instituto Médico de Baltimore. Si tiene problemas para controlar el apetito, la selección de colores puede ser decisiva. Un mantel y unas servilletas oscuras reducirán el apetito, mientras que los colores más vivos producirán el efecto contrario.

pasan a la sangre. Cuando aumenta el nivel de azúcar en sangre, el páncreas segrega insulina, hormona que regula el ritmo con el que las células utilizan el azúcar o energía.

Pero si consume demasiados hidratos de carbono simples (es decir, azúcar refinado) en una sola comida, los niveles de azúcar en sangre aumentarán rápidamente y el páncreas reaccionará segregando mayor cantidad de insulina, lo que a su vez aumentará el ritmo al cual las células utilizarán la energía y súbitamente sus niveles de azúcar en sangre disminuirán. Esta disminución del azúcar en sangre a media mañana puede producir una sensación de cansancio e irritación y, al mismo tiempo, un deseo incontrolable de un alimento concreto, en general poco saludable (donuts, galletas de chocolate, etc.).

Aumente las defensas

Si está excesivamente estimulada por la visión, el olor o la sugestión de comida y la grasa acumulada en su cintura lo demuestra, las siguientes sugerencias pueden ayudarla a mitigar los efectos de estas potentes señales externas.

Ponga un menor número de platos en la mesa. Cuanto mayor sea el número de platos cuando se siente a la mesa, mayor será el número de calorías que consumirá.

Es evidente que una de las mayores dificultades de la gente es enfrentarse a una gran variedad de platos ricos en calorías y de rico sabor. Así pues, es conveniente evitar estas situaciones.

Si ha decidido servir una pizza o un bistec o la famosa lasaña de su madre, acompañe el plato principal con otros más ligeros en lugar de hacerlo con platos suculentos.

Evite la cocina. El mero hecho de entrar en la cocina nos hace pensar en la comida y aumentan las tentaciones de picar. En un estudio experimental, el doctor Wadden, psicólogo y director de un programa de trastornos de la alimentación, solicitó a un grupo de voluntarios que deambularan por las habitaciones de su casa y luego les preguntó cuándo habían pensado en algún tipo de alimento o cuándo habían sentido un deseo irrefrenable de algún tipo de alimento. La mayoría de los individuos tuvieron pensamientos relacionados con la comida cuando estaban en el comedor y siempre cuando entraron en la cocina.

Antes de comer, piense. Si acaba de saquear la nevera o se está preparando un bocadillo algunos minutos después de comer, debe preguntarse si realmente siente apetito o si simplemente cree que ese jamón tiene demasiado buen aspecto como para dejarlo para más tarde. Sólo deberíamos comer cuando honestamente sentimos apetito.

Aléjese de las tentaciones. El deseo que suscita la visión de un helado puede disiparse en 15 minutos si «hace algo». Así pues, antes de comprarse compulsivamente un helado o consumir cualquier otro alimento, dé una vuelta a la manzana.

Compense el deseo de un dulce con fruta. Si no puede vencer el deseo de comer dulces, intente disipar la ansiedad con una pieza de fruta fresca. Le proporcionará energía pero no alterará los niveles de glucosa en sangre, lo que, la próxima vez, sin duda contribuirá a que dé cuenta de una chocolatina.

Engañe al paladar. Las versiones dietéticas bajas en grasas de los alimentos que más le gustan pueden satisfacerla sin la necesidad de consumir grasas. Si en un momento dado una pieza de fruta no surte efecto, *una* sola ración de su alimento favorito, pero en su versión dietética baja en grasas, puede ser una elección más aceptable que optar por el mismo alimento no dietético.

También debe evitar la grasa a toda costa. Si desea patatas fritas, elija siempre una marca de patatas que puedan cocinarse al horno y sean más bajas en calorías. Si le apetece un postre dulce y cremoso, sustituya una tarta helada por helado de yogur.

También puede probar platos preparados bajos en grasas o con sucedáneos del azúcar. No se ha estudiado si los sustitutos del azúcar aumentan la producción de neurotransmisores que mejoran el humor, pero está claro que no parecen estimular el apetito como los primeros estudios llevados a cabo con el aspartamo (un edulcorante artificial) sugerían.

Naturalmente, cuando consuma este tipo de alimentos debe medirse en las cantidades, ya que un consumo excesivo significará demasiadas calorías.

POR QUÉ A LAS MUJERES

Si cree que sus deseos irresistibles de chocolate son mucho más intensos que los de su pareja o su compañero de trabajo, no va desencaminada ni son imaginaciones suyas.

Las mujeres sienten especial debilidad por el chocolate, un deseo mucho más intenso que el que sienten los hombres, según un estudio llevado a cabo en la Facultad de Psicología de la Universidad de Ontario.

En realidad, el deseo de chocolate en las mujeres es mucho más intenso que por cualquier otro alimento. En general, esta investigación puso de manifiesto que los hombres, al igual que algunas mujeres, suelen sentir deseos de alimentos como la carne y la pizza. Entre las mujeres destacó el deseo casi constante de chocolate.

¿A qué se debe el insaciable deseo de chocolate en el sexo femenino? Nadie lo sabe, pero se han formulado numerosas hipótesis. Los expertos sugieren que el chocolate apetece principalmente por su sabor dulce y su consistencia cremosa. En un estudio, científicos de la Universidad de Pennsylvania suministraron a un grupo de mujeres «chocoadictas» unas cápsulas de gelatina que contenían los principios activos del chocolate, como la feniletilamina, una sustancia que parece mejorar el humor. El segundo grupo de mujeres recibió chocolate auténtico. Sólo las mujeres de este segundo grupo se sintieron satisfechas.

Al parecer, lo que nos gusta del chocolate es su textura cuando se funde en la boca y su peculiar sabor, aunque esto no significa que las hormonas y otros factores no desempeñen un papel en el inicio de los deseos compulsivos de chocolate.

¿ES USTED CHOCOADICTA?

Algunas mujeres que respondieron al sondeo de *Saber comer* se consideraban chocoadictas. Desde un punto de vista científico, los expertos no saben con certeza si una persona puede experimentar una adicción a un alimento determinado, pero en las mujeres que indicaron que eran adictas al choco-

Cuando sienta deseos incontenibles de chocolate, coma algo. El deseo de comer chocolate es más difícil de resistir que otros. En tales circunstancias, si no puede resistirse, intente consumir un tentempié, como una pieza de fruta o un yogur, antes de que su deseo de chocolate sea irrefrenable y caiga en la tentación.

LES GUSTA EL CHOCOLATE

late se observaron algunas características comunes a las de las personas con adicción al alcohol y a otras drogas.

De acuerdo con un estudio llevado a cabo en Escocia, la mayoría de las mujeres chocoadictas consideran que su consumo es excesivo y les provoca problemas, como no poder adelgazar. Aun así no pueden abandonar el «hábito». Al igual que los individuos que experimentan dependencia a las drogas, estas mujeres mencionaron la necesidad de consumir chocolate con una frecuencia regular, una media de 6 veces a la semana. Y después de comer chocolate, se sienten mejor, a pesar de que más tarde tienen sentimientos de culpa y se deprimen por haber sucumbido a su «adicción».

¿Es posible resolver el deseo de comer chocolate? Los expertos consideran que no existe un tratamiento que sea útil para todas las personas. Algunos estudios sugieren que tratar de pasar por alto el deseo de chocolate sólo consigue intensificarlo. Así pues, los dietistas sugieren que cuando el deseo sea irresistible, es preferible comer una pequeña porción.

Éste puede ser el mejor de los remedios, ya que algunos expertos indican que la gente que come grandes cantidades de chocolate pierde progresivamente la sensibilidad a su ingrediente activo (es decir, desarrolla tolerancia), de modo que para obtener el mismo grado de placer y la misma sensación de saciedad, el chocoadicto requiere cantidades cada vez mayores de chocolate.

NO ES TAN MALO COMO PARECE

Aunque el chocolate es muy rico en grasas saturadas y en calorías, un trozo pequeño probablemente no es perjudicial. Los investigadores sugieren que el chocolate no es tan malo como parece para el corazón, puesto que no aumenta los niveles sanguíneos de colesterol total ni de colesterol-LDL, el malo. El tipo de grasa saturada que contiene el chocolate, el ácido esteárico, parece afectar a los niveles de colesterol de manera diferente a como lo hacen otros tipos de ácidos grasos saturados.

Otra estrategia: si necesita imperiosamente comer chocolate, escoja algún producto fabricado con cacao desgrasado, con menos calorías y menos grasas.

Ponga música lenta. Se ha demostrado que la gente mastica más deprisa y come más si oye música alegre o del tipo de las marchas; así pues, si le agrada la música a la hora de comer, escoja música lenta y melódica.

Si sale a comer con unos amigos, vigile su plato. Cuando comemos en un restaurante con otras personas, corremos el riesgo de acabar probando lo que les han servido a los demás. Asimismo, un estudio de la Universidad Estatal de Atlanta demostró que la gente come más cuando está acompañada que cuando come sola (hasta un 75 % más).

Practique ejercicio. El ejercicio realizado de manera correcta y saludable puede disminuir el apetito. Si anda, corre, nada o juega al tenis 3-5 veces por semana, en sesiones de 20-60 minutos, a la larga tendrá menos apetito.

Esté alerta. Nuestros reguladores internos del apetito parecen ser más eficaces cuando somos jóvenes. Un grupo de investigadores del Departamento de Agricultura de Estados Unidos han comprobado que los hombres jóvenes tienen mayor facilidad que los de edad avanzada para adaptar el consumo de alimentos a fin de satisfacer las necesidades energéticas según el nivel de actividad. No está claro si esto también es cierto en el caso de las mujeres, pero probablemente es más sensato que controle los alimentos que consume a medida que envejece.

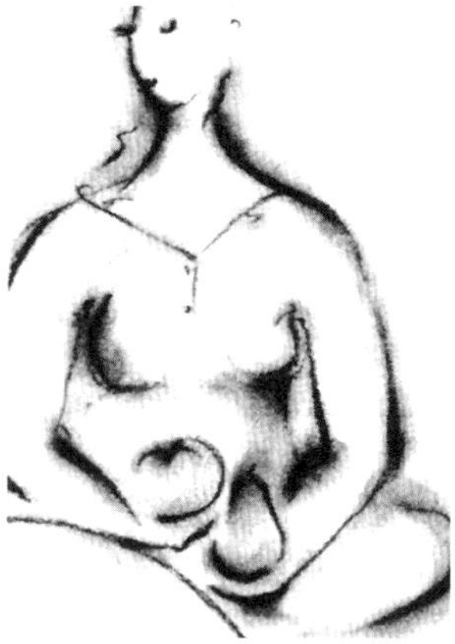

CAPÍTULO TREINTA Y NUEVE

SÍNDROME DE TENSIÓN PREMENSTRUAL

Dieta para aliviar los síntomas

Igual que los pagos de impuestos, las rebajas de verano y las modas pasajeras inexplicables, el síndrome de tensión premenstrual aparece con una regularidad muy desagradable.

Este síndrome se manifiesta por mayor irritabilidad, mal humor, depresión, insomnio, hinchazón abdominal, profunda sensación de tensión nerviosa, estreñimiento, cansancio y dolorimiento mamario, para nombrar sólo algunos de los síntomas más molestos.

Por si no fuera suficiente con ello, se siente un apetito incontrolable y un deseo irresistible de comer chocolate y patatas fritas que malogran las mejores intenciones de cualquier víctima de evitar las grasas, los dulces, la sal y otros alimentos «prohibidos». El síndrome de tensión premenstrual incluso puede exacerbar problemas de salud preexistentes, como el asma o las alergias.

HUMOR VARIABLE Y APETITO CAPRICHOSO

Por desgracia, nadie sabe por qué algunas mujeres sufren el síndrome de tensión premenstrual y otras no; ni por qué en algunas mujeres los síntomas son tan intensos mientras que en otras apenas se manifiestan. Un afortunado 15 % de las mujeres mencionan incluso unos efectos premenstruales agradables, como un aumento del deseo sexual o de la creatividad.

Los niveles sanguíneos de las hormonas sexuales, los estrógenos y la progesterona, fluctúan notablemente antes de la menstruación. Pero estos factores solos no explican todo el síndrome de tensión premenstrual. Diversos estudios indican que las mujeres que no presentan un síndrome de tensión premenstrual experimentan las mismas fluctuaciones hormonales. Si éstas fueran las responsables, toda mujer en edad fértil con una menstruación regular sufriría el síndrome.

Los expertos sugieren que la explicación es más compleja. Las mujeres que padecen el síndrome parecen presentar variaciones de los neurotransmisores cerebrales (aunque los niveles son normales). En estas mujeres, los neurotransmisores cerebrales que transfieren los mensajes de una neurona a otra a través del sistema nervioso pueden comportarse de manera diferente.

Por alguna razón, los neurotransmisores de estas mujeres responden de manera diferente a los cambios hormonales, según indica la doctora Rapkin, profesora de obstetricia y ginecología de la Universidad de California. En su opinión, las mujeres con el síndrome de tensión premenstrual presentan niveles disminuidos de un neurotransmisor regulador del humor, denominado serotonina, en comparación con las mujeres sin el síndrome. Un estudio llevado a cabo en el Reino Unido indica que las deficiencias de otros neurotransmisores reguladores del humor, como las endorfinas, podrían desempeñar un papel clave en los síntomas premenstruales.

Los déficit de estas sustancias químicas o la forma en que el cuerpo los utiliza explicarían algunos síntomas del síndrome de tensión premenstrual. Se ha demostrado que una disminución de los niveles de serotonina y de otras sustancias químicas puede causar depresión y ansiedad y exacerbar el deseo de alimentos ricos en grasa, azucarados y ricos en sal que muchas mujeres mencionan antes de la menstruación.

En estas mujeres se observa una tendencia a desear alimentos dulces y salados antes de la menstruación. No siempre es un deseo de chocolate. También pueden sentir deseos de bollos, galletas o cacahuetes.

Los estudios sugieren que estos deseos pueden ser el medio utilizado por el cuerpo para pedir un mayor consumo de alimentos ricos en hidratos de carbono como consecuencia de la disminución de los neurotransmisores. Cuando unos investigadores del Instituto de Tecnología de Massachusetts sometieron a un grupo de mujeres con el síndrome a una dieta rica en hidratos de carbono que estimularon la secreción de endorfinas, las mujeres mencionaron sentirse menos deprimidas, fatigadas y tensas.

Las investigaciones también han demostrado que los fármacos capaces de estimular la actividad de la serotonina suprimen algunos síntomas del síndrome de tensión premenstrual, lo que sugiere que los deseos podrían ser una forma instintiva de «automedicación» mediante la comida.

Algunos estudios sugieren que el consumo de calcio y magnesio, minerales que desempeñan un importante papel en la producción de serotonina, puede aliviar los síntomas.

¿ES REALMENTE UN SÍNDROME DE TENSIÓN PREMENSTRUAL?

Si usted padece un síndrome de tensión premenstrual, tiene muchas probabilidades de conocerlo bien, ya que los síntomas se repiten todos los meses. Habitualmente los síntomas aparecen unos 7-10 días antes de la menstruación y desaparecen de 1 a 3 días después de su inicio, para volver a presentarse 2 semanas más tarde.

Las pruebas indican que el 95 % de las mujeres experimentan como mínimo algunos síntomas del síndrome de tensión premenstrual. Algunas presentan los mismos síntomas a mitad del mes, pero éstos empeoran antes de la menstruación. En alrededor del 5 % de las mujeres los síntomas son tan graves que interfieren en el trabajo y las relaciones con los demás.

Para estar segura de que sus síntomas guardan relación con las hormonas y no se deben al estrés, a problemas psicológicos o médicos (p. ej., a una enfermedad de la glándula tiroides que a veces puede causar síntomas similares) es aconsejable que anote en un diario todos los síntomas durante al menos 2 meses, según aconseja la doctora Gise, directora del Programa del Síndrome de Tensión Premenstrual de la ciudad de Nueva York. Cada día anote en el diario el momento del ciclo menstrual, los síntomas y su gravedad.

¿Se tranquiliza cuando come algo dulce? ¿El insomnio la conduce a saquear la nevera y comerse cualquier sobra de la cena? Si tiene elección, ¿qué prefiere, comer chocolate o acostarse con su pareja? Intente descubrir el patrón de los síntomas que aparecen antes, pero no durante o después, de la menstruación.

AMIGOS Y ENEMIGOS DIETÉTICOS

Si es víctima del síndrome de tensión premenstrual, algunos cambios en su dieta, en lo que come y cuándo lo come, pueden ayudarla a aliviar los síntomas.

Coma antes de sentir la necesidad apremiante de comida. Si planifica frecuentes tentempiés de pequeñas cantidades de alimentos ricos en hidratos de carbono complejos, su malhumor probablemente se aliviará y mantendrá a raya el deseo irrefrenable de un capricho gastronómico. Diversas pruebas sugieren que las mujeres con el síndrome se sienten más irritables alrededor de 4 horas después de la última comida. En consecuencia, los expertos sugieren comer cada 3-4 horas. Lo más aconsejable es consumir entre horas pequeñas cantidades de fruta y verdura fresca. Por ejemplo, un zumo de pomelo o un helado de plátano preparado en casa o bien una pera troceada y mezclada con un poco de yogur desnatado.

Preste atención a las combinaciones de grasa y glúcidos simples (azúcar). Como ya se ha mencionado, los estudios sugieren que el ansia de chocolate y otros

SÍNDROME DE TENSIÓN PREMENSTRUAL
Medidas eficaces

Las mujeres que respondieron al sondeo de *Saber comer* compartieron sus secretos para luchar contra el síndrome de tensión premenstrual mediante la dieta y mencionaron numerosas estrategias, desde aliviar sus síntomas con el consumo de dulces hasta aligerar la ansiedad con un poco de helado de yogur. Los expertos explican por qué estas estrategias son eficaces.

SUSAN, 34 AÑOS

«Me siento muy deprimida antes de la menstruación, y no puedo resistir el deseo de comer chocolate o una bolsa entera de patatas fritas. Decidí acudir a mi ginecólogo, que me recomendó unos suplementos de vitaminas. Con estos suplementos de vitamina E, magnesio y vitamina B_6 mis síntomas se han aliviado, me siento mucho menos deprimida. Sigo sintiendo deseos de chocolate, pero intento comer pan integral bajo en sodio ya que soy consciente de que es más sensato que consumir chocolate.»

Por qué es eficaz. Tanto la vitamina B_6 como el magnesio contribuyen a aumentar la producción de serotonina, el neurotransmisor cerebral cuya disminución se asocia con la depresión, según el estudio del British Medical Journal. En cuanto a los tentempiés de pan integral bajo en sodio, las mujeres que consumen hidratos de carbono complejos indican sentirse menos deprimidas y con menos cambios de humor asociados con el síndrome. El consumo de sal puede provocar mayor retención de líquido, de modo que la elección de pan bajo en sodio parece muy sensata.

JEAN, 44 AÑOS

«Siento un deseo irrefrenable de chocolate y dulces, pero, en su lugar, chupo continuamente caramelos duros con lo que apaciguo mi anhelo y me permito el lujo de tomar un poco de helado de yogur cada noche. Esto me

dulces antes de la menstruación se debe al aumento en los niveles de los neurotransmisores cerebrales que mejoran el humor, producido por la combinación de alimentos ricos en grasas y azúcares.

Por desgracia, los glúcidos simples mejoran el humor, pero luego intensifican la sensación de depresión. Si come muchos dulces, los niveles de glucosa en sangre ayuda a controlar el deseo de comer chocolate. Además, intento reducir el consumo de cafeína y aumentar el de alimentos ricos en vitamina B, aproximadamente 2 semanas antes de la menstruación. De este modo, me siento menos tensa e irritable.»

Por qué es eficaz. Los caramelos duros contienen poca materia grasa, mientras que 30 g de chocolate con leche contienen casi 9 g. Así pues, Jean modera su deseo de chocolate y dulces y evita el consumo de calorías innecesarias. Por lo que respecta al yogur, las mujeres que consumen una cantidad adecuada de calcio parecen presentar menos síntomas de tensión premenstrual. Por otra parte, la vitamina B_6 contribuye a la producción de serotonina. Los estudios clínicos indican que la cafeína, un estimulante del café y el chocolate, puede intensificar la ansiedad premenstrual. Por consiguiente, la supresión del café la ayuda a reducir el nerviosismo.

CATHY, 33 AÑOS

«Siento unos deseos irresistibles de comer chocolate. A mí, lo que realmente me surte efecto es resistirme al primer bocado de la tableta de chocolate. Si lo consigo, me olvido de él. En ocasiones, cuando siento que no puedo sobreponerme al deseo, intento calmarlo con chocolate dietético bajo en grasas. Muchas veces me siento muy hinchada antes de la menstruación, de modo que trato de consumir muy poca sal.»

Por qué es eficaz. Las investigaciones llevadas a cabo por Sarah Leibowitz, de la Universidad de Nueva York, indican que dejarse vencer por la tentación de alimentos ricos en grasas provoca un deseo todavía mayor de consumir alimentos ricos en materia grasa. Así pues, consumir alimentos bajos en grasas contribuye a mantener el deseo bajo control. Como ya se ha mencionado previamente, la sal puede empeorar la retención de líquidos antes de la menstruación.

aumentarán rápidamente para disminuir después en picado, y la sensación que percibirá será de mayor cansancio e irritación que antes.

Además, si los dulces son ricos también en materias grasas, por ejemplo, las galletas de chocolate, es posible que gane unos cuantos kilos no deseados.

En lugar de dulces, debería pensar en tentempiés de hidratos de carbono com-

INFUSIONES PARA EL SÍNDROME

¡Suerte que existe el té!, exclamó un día el ensayista inglés Sydney Smith. Y con mucha razón: nada calma más los nervios que una buena taza de té o cualquier infusión caliente. Y según el tipo de infusión escogida, puede contribuir a aliviar algunos síntomas molestos del síndrome de tensión premenstrual, como los dolores de cabeza o el insomnio.

En un estudio, el 89 % de las mujeres voluntarias indicaron que su sueño había sido más reparador después de consumir una taza de una infusión de valeriana. Las sustancias contenidas en la raíz de valeriana, con la cual se prepara la infusión, parecen combinarse con receptores cerebrales que desempeñan un papel clave en la sedación.

La matricaria, otra planta medicinal, goza de fama como remedio contra el dolor de cabeza desde hace más de 200 años. Los estudios científicos del siglo XX han confirmado su reputación.

Tanto la valeriana como la matricaria se consideran plantas medicinales seguras, a pesar de que, al igual que muchas otras, no se ha demostrado su seguridad durante el embarazo. La matricaria se utiliza según necesidades pero no sin interrupción, ya que al suspender su consumo después de varios años, paradójicamente, puede provocar migrañas intensas.

plejos, como unas tostadas de pan integral o alguna hortaliza cruda, como una zanahoria rallada o una manzana o incluso un poco de apio. El consumo de estos hidratos de carbono complejos mantendrá unos niveles adecuados de glucosa en sangre y unos mejores niveles de energía. Recuerde que para que estos tentempiés surtan efecto debe comerlos lentamente, saboreándolos. Se sentirá más relajada y satisfecha.

Beba leche. Los estudios sobre este síndrome demuestran que las mujeres que consumen alrededor de 1.500 mg de calcio al día experimentan menor número de síntomas premenstruales que las que ingieren 500-600 mg, el consumo promedio de las norteamericanas y europeas.

Su objetivo debería ser aumentar el consumo de calcio hasta al menos 1.000 g diarios, preferentemente a partir de alimentos ricos en calcio (leche semidesnatada o desnatada, yogur, queso bajo en grasas, col y salmón). Si no consigue esta cantidad a través de la dieta, debe considerar un suplemento de calcio.

Acuerdese de la vitamina B_6. Al igual que el magnesio y el calcio, la vitamina B_6 parece contribuir a la producción de serotonina, el neurotransmisor cerebral deficitario en las mujeres con síndrome de tensión premenstrual, de acuerdo con

DE TENSIÓN PREMENSTRUAL

Asimismo, debe tenerse en cuenta que las hierbas son una forma de medicamentos y no están desprovistas por completo de efectos secundarios. Si cuando las consume se siente peor, considere otras opciones.

INFUSIÓN DE RAÍZ DE VALERIANA PARA EL INSOMNIO PREMENSTRUAL

Puede adquirir polvo de raíz de valeriana en las herboristerías.

Para preparar la infusión, vierta una taza de agua hirviendo sobre una cucharada de polvo de raíz de valeriana. Tape la infusión para evitar la evaporación de los aceites volátiles y déjela reposar durante 10 minutos. Después cuélela y bébala caliente.

INFUSIÓN DE MATRICARIA PARA EL DOLOR DE CABEZA PREMENSTRUAL

Al igual que la valeriana, la matricaria se vende en herboristerías y tiendas de dietética. Se aconseja beber 1 o 2 tazas diarias durante la semana previa a la menstruación. Prepare la infusión de la misma forma que la valeriana, con una cucharadita colmada de hojas secas de matricaria.

un artículo publicado en el *British Medical Journal*. Una dosis de 100 mg diarios parece contribuir a aliviar los síntomas. No obstante, no conviene sobrepasar esta cantidad ya que unos niveles elevados de vitamina B_6 pueden producir efectos deletéreos sobre el sistema nervioso periférico. Consuma alimentos ricos en esta vitamina, como plátanos, pavo, pechuga de pollo, patatas al horno, garbanzos, espinacas, tomates, arroz integral, trucha y atún fresco. Estos alimentos le asegurarán un nivel adecuado de vitamina B_6.

Limite el consumo de sal. Los alimentos salados empeoran la retención de líquidos. Si su síntoma principal es la hinchazón abdominal, limite el consumo de sal. Condimente los alimentos con hierbas o con un sustituto de la sal y, sobre todo, evite las comidas preparadas y precocinadas que se caracterizan por un elevado contenido de sal.

Algunas mujeres se sienten hinchadas cuando consumen alimentos ricos en sal, como la pizza. Por consiguiente, es aconsejable limitar el consumo de sal.

Evite la cafeína. Una taza de café puede parecer el mejor antídoto contra el cansancio premenstrual, pero el café provoca más problemas de los que en realidad resuelve. Se han publicado estudios que demuestran que la cafeína, un estimulante, empeora los síntomas si está ansiosa e irritable. Además, contribuye a empeorar el dolorimiento mamario. Así pues, limite el consumo de café, té, colas y chocolate, pero hágalo gradualmente. No interrumpa bruscamente el café, ya que es probable que sufra dolores de cabeza muy intensos, debidos a la abstinencia brusca de la cafeína.

Es aconsejable empezar tomando un poco de café descafeinado mezclado con el café normal para, más tarde, beber sólo café descafeinado.

Limite el consumo de alcohol. Las mujeres que consumen como media 10 bebidas alcohólicas o más a la semana tienen mayores probabilidades de experimentar un síndrome premenstrual moderado o grave que las mujeres abstemias, de acuerdo con un estudio llevado a cabo en un centro médico de San Francisco.

El alcohol es una sustancia depresora y, en consecuencia, si ya está deprimida se sentirá peor. Al mismo tiempo, el alcohol disminuirá sus inhibiciones, lo cual no siempre es beneficioso. El alcohol puede estimular las explosiones de cólera y otras acciones impulsivas.

OTROS CONSEJOS PARA LA DEPRESIÓN DEL SÍNDROME DE TENSIÓN PREMENSTRUAL

Las estrategias dietéticas mencionadas tienen mayores probabilidades de surtir efecto si se acompañan de otras medidas no dietéticas.

Practique ejercicio. El ejercicio puede mejorar el estado de ánimo. Además, contribuye a luchar contra la fatiga, alivia la tensión, aumenta la concentración, ayuda a controlar el apetito y alivia el insomnio, de acuerdo con el Colegio Americano de Obstetricia y Ginecología.

No hace falta que el ejercicio sea aeróbico o que se dedique al patinaje. Son suficientes 20 minutos de marcha ligera todos los días. Practique el ejercicio a diario, pero especialmente antes de la menstruación. Los estudios sobre fatiga indican que un paseo con marcha rápida durante 20 minutos es tan beneficioso como una siesta de 20 minutos.

Además, el ejercicio la ayudará a mantener un peso estable si tiene tendencia a comer más durante los días previos a la menstruación.

Deje de fumar. La lista de razones para abandonar el hábito sigue creciendo. Aquí tiene otra: la nicotina posee un efecto estimulante, pero éste se desvanece rápidamente y la deja más cansada que antes de fumarse el cigarrillo.

Tómese tiempo para relajarse. El estrés intensifica los síntomas del síndrome de tensión premenstrual, de modo que la relajación puede ayudarla. Un grupo de investigadores enseñaron a sus pacientes a relajarse con la ayuda de imágenes guiadas y comprobaron que las molestias del síndrome disminuyeron considerablemente. Otras opciones de relajación incluyen algunos minutos de yoga o una pausa para hacer ejercicio, tal como un paseo por el parque, que puede mejorar el estado de ánimo.

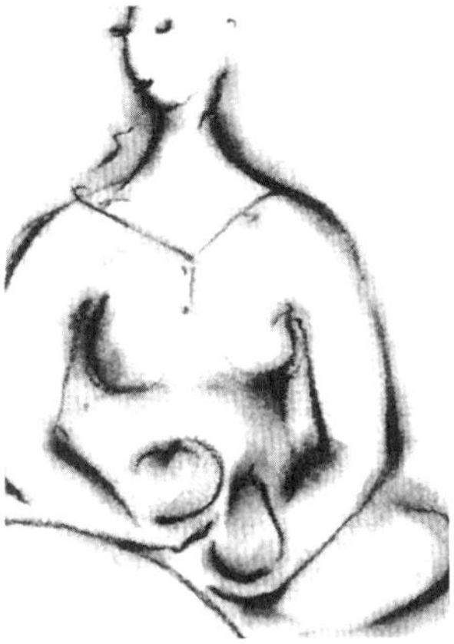

Capítulo Cuarenta

EMBARAZO Y POSPARTO

Los mejores alimentos para la madre y el hijo

Las comadronas norteamericanas aconsejaban a las futuras madres que nunca comieran patatas con manchas porque sus hijos nacerían deformes. Las comadronas asiáticas indicaban a las embarazadas que evitaran la comida triturada y los purés porque corrían el riesgo de que sus hijos sufrieran diarreas.

Las comadronas del polo norte recomendaban a sus pacientes el consumo de tiroides de alce, y las expertas de las islas Fiji aconsejaban a las futuras madres el consumo abundante de cangrejos.

Cualquier mujer que ha estado embarazada sabe que los consejos sobre qué, cómo y cuándo comer (y qué no comer) durante el embarazo son inagotables. Sin embargo, la dieta durante el embarazo (y antes de éste) no es tan exótica o complicada como parece. La única realidad es que la mujer embarazada necesita un mayor número de nutrientes, pero no tantas calorías adicionales como las que en principio podría pensarse (es decir, no hay que comer por dos sino comer alimentos más nutritivos). La clave está en escoger con mayor cuidado los alimentos y preferir los más ricos en nutrientes. Debe recordar que en su seno se está formando un nuevo ser, cuyo crecimiento y desarrollo adecuados dependen de los alimentos que usted consuma.

Prepararse

Hoy día, los ginecólogos insisten en la importancia de la salud antes de la concepción. Idealmente debería establecer una base nutricional sólida *antes* de quedarse embarazada; aunque su dieta previa no haya sido precisamente un modelo de salud, nunca es demasiado tarde para modificarla. Si es posible, debería concederse un

DIGA ADIÓS PARA SIEMPRE A LAS NÁUSEAS MATUTINAS

Una tribu africana incluye en su folclore una hermosa historia sobre el embarazo. Según ella, la estrella Polar dio a luz a todas las plantas de la Tierra después de un embarazo que duró una breve noche.

Es una lástima que todos los embarazos no sean tan breves, ya que si así fuera no existirían las náuseas matutinas, un nombre poco apropiado ya que pueden aparecer en cualquier momento del día. Las náuseas suelen desaparecer después del primer trimestre, pero con los siguientes consejos puede prevenir algunos de sus efectos.

- Evite los olores penetrantes. Muchas mujeres embarazadas no toleran los aromas fuertes como los del café o el beicon, la carne mientras se fríe o un perfume muy intenso.
- Combata las náuseas consumiendo alimentos sólidos y, un poco más tarde, beba líquidos.
- Coma varias galletas antes de levantarse. El estómago vacío favorece las náuseas.
- Las bebidas carbónicas pueden aliviar un estómago revuelto.
- Evite los alimentos especiados. Algunas mujeres toleran muy mal las especias de sabor intenso durante el embarazo.
- Para algunas mujeres con náuseas y vómitos muy intensos la vitamina B_6 puede ser muy útil. Pero no debe sobrepasar una dosis de 10 mg de vitamina B_6 al día, porque dosis mayores pueden ser peligrosas. Consúltelo con su médico.

tiempo (desde unos meses hasta un año) para recuperar el equilibrio nutricional antes de quedarse embarazada.

La nutrición previa al embarazo es tan importante como la nutrición durante éste. A menudo una mujer no conoce su estado hasta muchas semanas después de haberse producido y, para entonces, en el feto en desarrollo ya se han llevado a cabo transformaciones decisivas. A continuación se proporciona un plan dietético previo al embarazo basado en ocho puntos.

Consiga su peso ideal. De acuerdo con el Colegio Americano de Obstetricia y Ginecología, alcanzar unos límites de peso apropiado es indispensable para un embarazo saludable. Para algunas mujeres esto significa *aumentar* de peso. Las mujeres cuyo peso es inferior a los niveles apropiados para la talla y la edad son más propensas a dar a luz niños con un peso inferior a 2,5 kg, el mínimo necesario para que su hijo sea fuerte y sano. Estadísticamente, los niños con bajo peso al nacer son más vulnerables a las infecciones u otros problemas de gravedad y a menudo necesitan atención médica para sobrevivir.

Por otra parte, las mujeres con sobrepeso en el momento de concebir tienen mayores probabilidades de desarrollar complicaciones, como diabetes del embarazo, una enfermedad que sólo aparece en las mujeres embarazadas.

Si ha de perder peso, adelgace antes de concebir. El embarazo es la peor época para seguir una dieta hipocalórica, ya que es posible que su hijo en desarrollo no reciba los nutrientes adecuados para un crecimiento y una maduración saludables.

Reeduque su paladar. Antes de quedarse embarazada, eduque el sentido del gusto para acostumbrarse a los alimentos nutritivos que quizá omite de su dieta en la actualidad. El embarazo a menudo se acompaña de náuseas matutinas, de modo que si nunca le han gustado las verduras, no será el mejor momento para intentarlo.

Recuerde las cinco raciones. Para establecer una dieta preembarazo saludable, comience con un mínimo de 5 raciones de fruta y verdura al día. Incluya en su dieta fresas, pimientos verdes u otras verduras ricas en vitamina C, además de melón, espinacas y zanahorias, ricos en betacarotenos.

Acuérdese del ácido fólico. Si desea quedarse embarazada, incluya en su dieta ácido fólico, una vitamina del grupo B que se encuentra en el zumo de naranja, las verduras de hoja verde, legumbres, espárragos, frutos secos, quesos como el brie, castañas, bróculi y germen de trigo. El ácido fólico disminuye espectacularmente el riesgo de que el feto presente defectos del tubo neural, anomalías muy graves de la médula espinal y del cerebro. La dosis diaria recomendada para las mujeres embarazadas es de 400 µg de ácido fólico al día.

Si no consume diariamente alimentos ricos en ácido fólico, puede ser necesario un suplemento. Además, recuerde que el alcohol afecta a la asimilación de ácido fólico.

Muchos ginecólogos sugieren empezar con 400 µg de ácido fólico tan pronto como intente concebir. El tubo neural del futuro niño se forma durante las primeras 4 semanas de la gestación, cuando la mayoría de las embarazadas desconoce su estado.

Consuma alimentos ricos en calcio. Añada a su dieta habitual 2 o 3 raciones de alimentos ricos en calcio, como leche desnatada o yogur desnatado. El calcio es esencial para los huesos de la madre y, durante el embarazo, para el desarrollo de los huesos del feto.

Consuma cereales. Durante el embarazo, complemente su dieta con al menos 6 raciones de cereales integrales y otros hidratos de carbono complejos que le proporcionarán energía.

Añada proteínas. En su plan previo al embarazo ha de incluir unos 50 g de alimentos ricos en proteínas como pollo (sin piel) o carne de buey, pescado o tofu (un queso de leche de soja) que contribuirán al crecimiento y desarrollo del feto.

Abandone el tabaco y el alcohol. El alcohol puede provocar lesiones cerebrales y un crecimiento insuficiente del feto. Los expertos aconsejan a la mujer evitar el consumo de alcohol si cree que está embarazada o desea concebir. Y si todavía no ha dejado de fumar, ahora es el momento oportuno. Los estudios indican que el hábito tabáquico es la principal causa de que una mujer dé a luz un niño con bajo peso al nacer.

Alimentos para el embarazo

Una vez que esté embarazada, habrá llegado el momento de pasar a la segunda fase de su plan de nutrición.

Utilice la balanza. Si al quedar embarazada su peso es el ideal, debe comer lo suficiente durante los 9 meses para aumentar entre 12-14 kg. Un número inferior de kilos puede significar dar a luz un niño con bajo peso al nacer. Pero sobrepasar esta cantidad también aumenta las posibilidades de padecer diabetes del embarazo o hipertensión (también conocida como preeclampsia o toxemia del embarazo, caracterizada por hipertensión arterial, pérdida de proteínas por la orina, edemas o piernas y cara hinchadas y convulsiones que pueden conducir a un coma), lo que constituye una amenaza para su salud y la de su hijo.

Si cuando queda embarazada su peso es superior al ideal, es decir, pesa un 20 % más de su peso ideal, puede aumentar unos 7 kg aproximadamente y dar a luz un niño con un peso normal al nacer. Si, en cambio, su peso es inferior al ideal, deberá aumentar un poco más de la media. El ginecólogo puede ayudarla a determinar lo mejor para usted.

Durante los dos primeros meses del embarazo, a algunas mujeres les resulta difícil ganar peso. Incluso algunas mujeres al principio *pierden* peso, a menudo debido a las náuseas y los vómitos matutinos.

El objetivo: 300 calorías adicionales al día. Siga la dieta saludable previa a la concepción y añada 300 calorías más. Dado que también necesita mayor cantidad de proteínas, vitaminas y minerales, las 300 calorías adicionales han de proceder de alimentos saludables: por ejemplo, un bocadillo de pan integral y una pieza de fruta y no de un donut, un *croissant,* etc.

Utilice la imaginación. Si no le gustan los bocadillos, puede prepararse una pechuga de pollo al vapor y algunas galletas integrales o un poco de tofu con pan integral o queso bajo en grasas. Si no le apetece la fruta, tome un vaso de zumo de frutas o de zumo de hortalizas o un plato de hortalizas troceadas con salsa de yogur.

Consuma leche en abundancia. De acuerdo con los Institutos Nacionales de Salud norteamericanos, las mujeres embarazadas necesitan como mínimo 1.200 mg/día de calcio durante el embarazo (200 mg más de la cantidad mínima necesaria antes del embarazo). Si consigue ingerir una cantidad superior consumiendo alimentos ricos en calcio como la leche desnatada, mejor todavía. Los estudios indican que el aumento del consumo de calcio disminuye el riesgo de preeclampsia, toxemia del embarazo y partos prematuros en las mujeres con riesgo elevado. Lo recomendable es añadir dos tazas de leche semidesnatada o desnatada al menú diario, lo cual significa un total de 5 vasos de leche desnatada (o su equivalente). Si no se cree capaz de beber tanta leche, puede consumir calcio indirectamente. Para ello añada leche en polvo a una crema de verdura, un estofado, un asado o una hamburguesa. Cuando se prepare un bocadillo, unte el pan con queso bajo en grasas, que también puede añadir a una ensalada. Consuma yogur, helado de yogur, requesón, queso fresco y verduras ricas en calcio como el bróculi. Un bocadillo de sardinas (sin aceite) es un tentempié muy saludable. También puede tomar zumo de naranja enriquecido con calcio. Si prepara un pastel casero, hágalo con leche o con yogur.

Coma poco y a menudo. De este modo conseguirá varios objetivos. Evitará las náuseas matutinas al tener alimento en el estómago e ingerirá un mayor número de nutrientes necesarios durante el embarazo. Comer poco y a menudo también la ayudará a controlar el apetito y a mantener constante el nivel de glucosa en sangre, con lo cual disminuirá la tendencia a consumir «comida basura». Además, los tentempiés ligeros son más tolerables al final del embarazo cuando el feto ejerce una presión considerable sobre el abdomen y el tubo digestivo.

No se salte el desayuno. Algunas mujeres se quejan de cansancio desde los primeros meses del embarazo. Así pues, es imprescindible desayunar de manera adecuada. Un desayuno apropiado evitará la sensación de agotamiento y desgana a media mañana.

Limite el consumo de cafeína. Algunos estudios han demostrado que cantidades moderadas de cafeína durante el embarazo, de hasta 3 tazas de café al día, o equivalentes, no provocan efectos deletéreos sobre el feto, pero otros estudios sugieren que 2 tazas diarias o menos entrañan riesgo de aborto. Lo mejor es ser prudente y evitar todos los alimentos que contienen cafeína, como colas, café, té y chocolate.

Considere la posibilidad de un suplemento. Incluso las mujeres más sensatas tienen dificultades para ingerir todos los nutrientes necesarios sin consumir un exceso de calorías, por lo que la mayoría de los ginecólogos recetan un preparado multivitamínico prenatal. Estos preparados son similares a los suplementos multivitamínicos que se adquieren sin receta pero contienen mayores dosis de calcio, ácido fólico, hierro y otros nutrientes esenciales.

Con este preparado multivitamínico, la mujer embarazada tiene la seguridad de que sus necesidades están cubiertas, aunque es imprescindible que siga consumiendo las raciones adecuadas de fruta y verdura. Si desea tomar un suplemento, consulte con su ginecólogo.

¡Cuidado con la vitamina A! El consumo de más de 25.000 UI de vitamina A durante el embarazo puede ser perjudicial para los huesos del feto, así como para el aparato urinario y el sistema nervioso central del futuro niño. Unas dosis elevadas pueden ser especialmente deletéreas en el primer trimestre. Algunos médicos recomiendan como máximo 15.000 UI. Es preciso seguir las recomendaciones de su médico y *no* automedicarse.

Ya brindará después del parto. Al igual que beber y conducir son incompatibles, el embarazo y el alcohol son enemigos. El consumo de alcohol durante el embarazo puede afectar al cerebro del feto e impedir su desarrollo. Durante el embarazo hay que abstenerse del alcohol.

Consuma mucha fibra. Durante el embarazo existe una acusada tendencia al estreñimiento. Para combatirlo, consuma mayor cantidad de alimentos ricos en fibra, como legumbres y cereales, y beba agua en abundancia. La función intestinal es más irregular debido a unos movimientos intestinales más lentos provocados por los niveles hormonales durante el embarazo. Además, al término del embarazo, el feto puede comprimir el tercio inferior del intestino (el colon).

Beba agua. Es importante consumir abundante cantidad de agua para mantenerse hidratada. Puede añadirle un chorrito de zumo de limón para mejorar su sabor. Y naturalmente la leche también es un líquido que cuenta.

Haga ejercicio. Si sigue una dieta nutritiva con alimentos bajos en grasa, aumenta las probabilidades de dar a luz un niño sano y evitar un aumento excesivo de peso al final de su embarazo. El ejercicio la ayudará a no aumentar más kilos de los necesarios y es seguro para la mayoría de las madres. Puede andar o hacer natación y también aeróbic. Al término del embarazo, cuando haga ejercicio debe mantener una frecuencia cardíaca inferior a 150 latidos por minuto.

El ejercicio –incluso el que practican las deportistas profesionales– no perjudica al feto, pero el embarazo somete al corazón a un esfuerzo adicional. Por consiguiente, practique ejercicio de intensidad moderada. Cuanto mayor sea el impacto del ejercicio, más perjudicial puede ser para su estado. Lo más sensato es mantener un nivel de ejercicio similar al nivel previo al embarazo, ya que durante éste no es conveniente intensificarlo.

Después del parto, es posible que pese unos 5 kg más que antes. Es normal y saludable. Si da el pecho a su hijo y hace ejercicio, con el tiempo perderá estos kilos de más.

Ponga los deseos irresistibles a trabajar a su favor

Hasta ahora, hemos descrito los alimentos saludables durante el embarazo, pero ¿cuáles son los que debe evitar? Los expertos indican que no son aconsejables los dulces, los fritos, la crema y todas las grasas en general, ya que son bajos en nutrientes y muy ricos en grasas, y, por supuesto, tampoco el alcohol.

Por desgracia, la lista de los alimentos que las mujeres desean con mayor intensidad durante el embarazo es muy parecida a la de los alimentos que hay que evitar. Se calcula que el 66-85 % de todas las embarazadas mencionan deseos y/o aver-

CONSEJOS PARA LAS FUTURAS MADRES VEGETARIANAS

Si es usted vegetariana, puede necesitar mayores cantidades de vitamina B_{12} y cinc, según el Colegio Americano de Obstetricia y Ginecología, ya que la carne es la principal fuente de ambos nutrientes. Si no consume productos lácteos, debe tomar suplementos de calcio y vitamina D. Consulte con su ginecólogo si el suplemento prenatal le aporta la cantidad suficiente de estas vitaminas y minerales. También ha de aumentar el consumo de proteínas con mayor cantidad de leche, legumbres (incluyendo los productos de soja como el tofu) y todos los alimentos derivados del trigo.

siones por determinados alimentos. De acuerdo con los investigadores de la Universidad de Tennessee, las adolescentes embarazadas sienten muchos más deseos irrefrenables de chocolate, dulces, fruta y zumos de fruta, encurtidos, helados y patatas fritas que de otros alimentos (y sienten aversión por el café, el alcohol, la carne y los huevos).

Durante el embarazo, ningún antojo es demasiado inverosímil. Los investigadores no están seguros de la razón de que las embarazadas sientan estos deseos. Algunos parecen derivar de factores culturales. Siempre se ha oído decir que las embarazadas sienten deseos de fresas con nata y, en consecuencia, cuando usted se queda embarazada, también los tiene. Otros deseos pueden ser una señal de que su dieta carece de algún nutriente. Después de todo, los helados y la nata proporcionan calcio. A continuación se ofrecen algunas sugerencias para convertir los deseos en algo beneficioso.

Analice sus deseos. Hable con su ginecólogo de sus deseos. En ocasiones pueden poner de relieve una deficiencia nutricional.

Sustituya, sustituya, sustituya. Si sueña con unas trufas de chocolate, puede satisfacer su deseo y a la vez sus necesidades nutricionales. Por ejemplo, saboree un helado de yogur con sabor a chocolate pero bajo en grasas. Si no puede resistirse al deseo de unas patatas fritas, pruebe con una zanahoria cruda con salsa de yogur. La próxima vez que cocine, trocee algunas verduras y guárdelas en el refrigerador para estos momentos de deseo incontenible.

Coma sólo un poco. Si estos sustitutos no dan resultado, el mundo no se hundirá porque usted sucumba al deseo de unas patatas fritas siempre que coma una pequeña cantidad y las combine con una alimento más nutritivo, como un bocadillo de pan integral con pavo y un poco de ensalada. De esta forma no convertirá un tentempié en un consumo excesivo de calorías.

Consejos para las madres en período de lactancia

Después de dar a luz sus necesidades nutricionales volverán a cambiar. Si no da el pecho a su hijo, puede reanudar su dieta saludable previa al embarazo. Pero debe tener en cuenta que la lactancia presenta muchas ventajas. Durante las primeras semanas, a través de la leche materna transferirá al bebé inmunoglobulinas que aumentarán sus defensas frente a las infecciones. Los estudios sugieren que los bebés alimentados al pecho presentan menos problemas de desarrollo que los bebés alimentados con biberón. Por consiguiente, si amamanta a su hijo necesitará unas 500 calorías diarias más que antes del embarazo y 200 más de las necesarias durante el embarazo.

Complete la diferencia con alimentos ricos en calcio, como yogur, leche desnatada y queso bajo en grasas y otras elecciones mencionadas previamente. Probablemente su ginecólogo le sugerirá que durante la lactancia continúe tomando los suplementos de vitaminas prenatales.

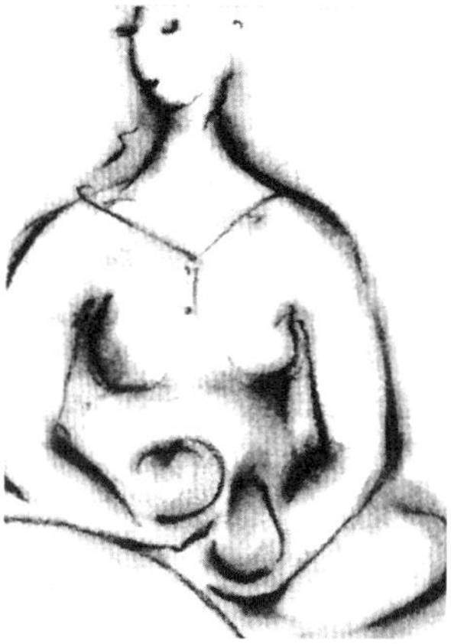

CAPÍTULO CUARENTA Y UNO

MENOPAUSIA

Fuentes dietéticas naturales para preservar los estrógenos

Hace algunos años, expertos en los síntomas de la menopausia advirtieron algo muy peculiar en las mujeres orientales: no presentaban uno de los síntomas típicos de la menopausia.

En efecto, las mujeres japonesas rara vez mencionaban la presencia de sofocos durante la menopausia. Por el contrario, en Estados Unidos el síntoma prevalente entre las mujeres menopáusicas lo constituyen los sofocos.

Intrigados por la relativa «frialdad» de las mujeres japonesas, los científicos estudiaron el fenómeno con mayor detenimiento. ¿Algún alimento de la dieta de las mujeres japonesas evitaba algunos síntomas de la menopausia? Posiblemente. Los expertos comprobaron que en la dieta de las japonesas predominaban el tofu, la sopa de miso y otros alimentos ricos en soja, ingrediente que apenas está presente en la cocina y la dieta norteamericanas. Así, llegaron a la conclusión de que la soja podía explicar el enigma de la ausencia de sofocos en las mujeres japonesas menopáusicas.

La presunción resultó correcta. Se ha comprobado que los alimentos ricos en soja contienen fitoestrógenos, ingredientes que durante la digestión se convierten en sustancias similares a las hormonas sexuales femeninas, los estrógenos. Las mujeres japonesas consumen una cantidad mucho mayor de fitoestrógenos a partir de la dieta que las mujeres norteamericanas.

No obstante, los fitoestrógenos explican sólo en parte el menor número de síntomas durante la menopausia de las mujeres asiáticas. Éstas también suelen seguir dietas bajas en grasas, lo que también podría justificar la diferencia, según menciona la doctora Woods, catedrática de la Facultad de Medicina de Boston que lleva a cabo investigaciones sobre los fitoestrógenos.

Explorar el eslabón perdido

En la naturaleza, los fitoestrógenos se hallan en dos formas generales: isoflavonas y lignanos. Las isoflavonas se encuentran principalmente en los alimentos de soja, y los lignanos, en los cereales, las frutas y las verduras. La teoría de que una dieta rica en estas sustancias similares a los estrógenos podría aliviar los síntomas de la menopausia es razonable, según consideran los expertos. La menopausia se produce cuando la secreción de estrógenos por los ovarios disminuye considerablemente. En realidad, los síntomas de la menopausia, como los sofocos u oleadas de calor, los dolores de cabeza y el insomnio, entre otros, son la respuesta del organismo al déficit de estrógenos. Por consiguiente, según los investigadores, un aporte continuo de sustancias químicas semejantes a los estrógenos como los fitoestrógenos podría aliviar los síntomas causados por la menor producción hormonal.

La menopausia se inicia cuando cesa la menstruación (edad media, 51 años) y dura hasta que el cuerpo de la mujer se adapta al nuevo orden hormonal y los síntomas desaparecen. Pero la menopausia no es un fenómeno que ocurre de la noche a la mañana, sino que el organismo empieza a producir menos estrógenos unos 10 años antes aproximadamente de que desaparezca la menstruación. A finales de la década de los 40 años, la producción de estrógenos disminuye de manera importante y la mujer entra en el período denominado perimenopausia. En este momento, muchas mujeres empiezan a experimentar los síntomas leves de los cambios más importantes que poco después se iniciarán.

Las oleadas de calor o sofocos son el signo más frecuente de la menopausia, pero no el único. En el punto culminante de la menopausia, las mujeres pueden experimentar cualquiera de los síntomas o todos ellos, incluyendo insomnio, fatiga, dolores de cabeza, sequedad vaginal, problemas de las vías urinarias, dolor articular y estreñimiento.

Para algunas mujeres la menopausia es similar al síndrome premenstrual. Pueden sentirse notablemente deprimidas durante la menopausia o, por el contrario, muy nerviosas. Muchas mujeres aumentan de peso, posiblemente debido a los deseos incontenibles de chocolate y de otros dulces.

Con el tiempo, el cuerpo de la mujer se adapta finalmente a los cambios hormonales y desaparecen los síntomas, pero la pérdida de los estrógenos tiene un impacto espectacular. Aumenta la vulnerabilidad a las cardiopatías y a la osteoporosis. Después de la menopausia, cuando los niveles sanguíneos de estrógenos son menores, los riesgos de ambas enfermedades aumentan considerablemente.

Algo más que sofocos

Los síntomas de la menopausia son muy variables porque existen muchas regiones del cuerpo de la mujer que son muy sensibles a los estrógenos, según explica el doctor Walsh, catedrático de obstetricia y ginecología del Hospital de Mujeres de Boston. Las células del cerebro, el corazón, la piel, la vejiga urinaria y los genitales poseen receptores para los estrógenos, una especie de pequeñas estaciones de intercambio que recogen y transmiten las instrucciones que indican al organismo que ha de comportarse de una determinada forma. Cuando los estrógenos se unen a los receptores y empiezan a transmitir mensajes a través de estos receptores, provocan todo tipo de reacciones del organismo femenino. Cuando la producción de estrógenos empieza a disminuir en la menopausia, todo el organismo ha de adaptarse a la ausencia de hormonas. Y este período de transición puede ser delicado.

Los médicos consideran que las investigaciones sobre los fitoestrógenos de los alimentos son preliminares. No puede prescribirse, por ejemplo, tofu, pero la relación entre los fitoestrógenos y el alivio de los síntomas de la menopausia es muy sólida desde el punto de vista científico. Los fitoestrógenos parecen unirse con los receptores estrogénicos del organismo de la mujer al igual que lo hacen los estrógenos.

Antes de la menopausia, los fitoestrógenos incluso podrían competir con los estrógenos por los receptores estrogénicos.

Una vez que los fitoestrógenos se unen a los receptores, pueden transmitir instrucciones parciales del mismo modo que las transmiten los estrógenos, aunque de manera menos potente y precisa. Así pues, su efecto es menos claro y, por ese moti-

¿DESEA QUEDARSE EMBARAZADA?

Evite la soja

Si bien los fitoestrógenos de la soja son muy adecuados para las mujeres que alcanzan la menopausia, pueden ser muy poco apropiados para las mujeres que desean un embarazo.

Puesto que los estrógenos de origen vegetal se comportan como los estrógenos circulantes, las sustancias químicas de la soja podrían tener los mismos efectos que una píldora anticonceptiva, según menciona el doctor Hughes, profesor de obstetricia y ginecología de la Facultad de Medicina de Carolina del Norte. De hecho, este experto postula que algunas mujeres vegetarianas podrían tener dificultades para concebir porque sus dietas son excesivamente ricas en fitoestrógenos. Es aconsejable que una mujer vegetariana que intenta concebir limite el consumo de alimentos ricos en fitoestrógenos, como la harina de soja, el germen de soja y los brotes de alfalfa.

vo, todavía están siendo investigados. Después de la menopausia, cuando el déficit de estrógenos es mayor, los fitoestrógenos continúan uniéndose a los receptores y actuando en cierto modo como los estrógenos. En realidad la presencia de fitoestrógenos tiene un efecto amortiguador sobre la disminución drástica de los estrógenos.

«Nuestra hipótesis es que en las mujeres orientales la reducción neta de los niveles de estrógenos es menor que en las mujeres norteamericanas», indica el doctor Woods.

El efecto de los fitoestrógenos puede ir más allá de aliviar los sofocos. En un estudio se observó que las mujeres asiáticas manifestaban un menor número de síntomas menopáusicos. Otros estudios sugieren que los fitoestrógenos contribuían a proteger a las mujeres posmenopáusicas frente a la osteoporosis de la misma forma que lo hacen los estrógenos.

Brinde una oportunidad a la soja

Los expertos opinan que los fitoestrógenos podrían ser, hasta cierto punto, una alternativa a las hormonas sintéticas que alivian los síntomas menopáusicos, además de disminuir los riesgos de cardiopatías y de osteoporosis, pero parecen aumentar el riesgo de cáncer de mama. Por el contrario, los fitoestrógenos protegerían a la mujer del riesgo de cáncer de mama. En comparación con las mujeres norteamericanas, las mujeres japonesas presentan una menor incidencia de cáncer de mama. ¿Cuál es la razón? Unos niveles sanguíneos elevados de estrógenos parecen aumentar la predisposición al cáncer de mama, pero una dieta rica en fitoestrógenos garantiza que el organismo sólo se expone a niveles moderados de estrógenos. La razón es que los fitoestrógenos compiten con los estrógenos naturales por los receptores. Cuando los fitoestrógenos se unen a los receptores, desplazando a los estrógenos, su efecto sobre el organismo es similar, aunque más débil que el producido por los estrógenos. Con dosis elevadas de fitoestrógenos, el cuerpo obtiene dosis diluidas de estrógenos.

Puesto que la investigación sobre los fitoestrógenos es muy reciente, los médicos no están seguros de cuál es el consumo óptimo para las mujeres. Algunos investigadores sugieren que las mujeres tendrían que tomar ejemplo de las asiáticas e incluir 1 o 2 raciones de alimentos ricos en soja en su dieta.

Es razonable incluir mayores cantidades de proteínas de soja en la dieta para la salud general, y este mayor consumo de soja tendrá un impacto en los síntomas menopáusicos.

Si no le gusta el tofu (se requiere tiempo para acostumbrarse a su sabor), consuma la soja en brotes preparándola en ensalada o como relleno de una tortilla. O tome leche de soja o yogures con leche de soja.

MÁS ESTRATEGIAS DIETÉTICAS FRENTE A LA MENOPAUSIA

Además de la soja, los profesionales de la salud ofrecen otros consejos nutricionales para aliviar los síntomas de la menopausia. (Para mayor información sobre la nutrición a medida que envejece, véase capítulo 42.)

Luche contra la depresión y fortalezca sus huesos con leche. La eficacia del calcio para combatir la osteoporosis está bien documentada y se describe en el capítulo 27. Los expertos sugieren que el calcio también puede aliviar los cambios del humor en el período premenstrual y, por el mismo motivo, podría aliviar un estado de ánimo deprimido durante la menopausia.

Los médicos consideran que la mujer necesita mayor cantidad de calcio después de la menopausia. Los Institutos Nacionales de Salud norteamericanos recomiendan 1.500 mg al día (lo que corresponde aproximadamente a 8 vasos de leche desnatada) para las mujeres no sometidas a un tratamiento de sustitución con estrógenos. Las mujeres menopáusicas que siguen este tratamiento necesitan una cantidad de calcio ligeramente menor, de 1.000 mg diarios.

Si no le gusta la leche, «disfrácela». Añada leche en polvo a las salsas o a las sopas o consuma queso bajo en grasas o yogur desnatado. Además, para desayunar elija cereales o zumo de naranja enriquecidos con calcio. Si consigue consumir la cantidad recomendada de calcio, puede tomar un suplemento. Es recomendable un suplemento de carbonato cálcico o citrato cálcico en comprimidos de 500 mg.

Recuerde la vitamina *D* para mejorar la «*d*»ensidad de los huesos. La vitamina D es esencial para la absorción de calcio. Una buena fuente de vitamina D es la radiación solar, que sintetiza la vitamina D en la piel. La leche pasteurizada está enriquecida con vitamina D, mientras que otros productos lácteos como el queso y el yogur carecen de vitamina D. Por consiguiente, si no es una gran aficionada a la leche y no permanece mucho tiempo al aire libre o vive en un país con escasa radiación solar, puede ser necesario un suplemento de vitamina D. Son aconsejables 200 UI diarias de vitamina D.

La mayor parte de la gente sintetiza toda la vitamina D que necesita. Sólo se requiere permanecer 15 minutos al sol, con las manos y la cara expuestas. En realidad puede almacenar la cantidad suficiente durante el verano para todo el invierno. Las personas más ancianas que apenas se exponen al sol pueden necesitar suplementos.

Limite el consumo de proteínas animales. El exceso de proteínas contribuye a la pérdida de calcio por el organismo. Es aconsejable sustituir la mayoría de los platos de carne por alimentos ricos en soja. En general son suficiente 60 g de proteínas de origen animal, como las procedentes de pollo, ternera o pescado. En los países donde el consumo de proteínas animales es escaso, las fracturas óseas, sobre todo las fracturas de cadera, son mucho menos frecuentes que en los paí-

ALIMENTOS RICOS EN FITOESTRÓGENOS

Si desea aprovechar las ventajas de los fitoestrógenos contenidos en los alimentos, tenga en cuenta la lista siguiente.

LAS MEJORES FUENTES
Soja y harina de soja

ALIMENTOS CON UN CONTENIDO MODERADO DE SOJA (EN ORDEN DECRECIENTE)
Brotes de alfalfa y de trébol.
Tofu, sopa de miso y otros productos procesados de la soja.
Centeno
Guisantes secos, alubias y judías blancas.

ses occidentales. Una de las razones podría ser que la proteína de la soja provoca una menor pérdida de calcio a través de la orina que las proteínas de origen animal.

Siga la regla de los «tres cuartos». Antes de empezar a comer, eche una ojeada a su plato y compruebe si tres cuartas partes del contenido corresponden a verduras, fruta y cereales. Sólo una cuarta parte de lo que coma debe ser carne.

Inclínese por el aceite de oliva y olvídese de la mantequilla, la crema y las salsas. Los estrógenos parecen proteger el corazón porque mantienen unos niveles sanguíneos adecuados de colesterol. Una serie de estudios han revelado que después de la menopausia las mujeres presentan un aumento de los niveles sanguíneos de colesterol-LDL (el colesterol malo, que obstruye las arterias) y una disminución de los niveles de colesterol-HDL (el colesterol bueno, que impide la obstrucción de las arterias).

Las investigaciones muestran que una dieta baja en grasas disminuye el riesgo de cardiopatías después de la menopausia. Es preciso limitar el consumo de grasas al 25-30 % de las calorías diarias totales, lo que contribuirá a disminuir los niveles sanguíneos del colesterol malo. Las grasas saturadas, como la manteca de cerdo, las grasas animales (crema, beicon, carnes grasas, etc.) y los aceites tropicales, como el aceite de coco, parecen aumentar los niveles sanguíneos de colesterol-LDL. Por consiguiente, evite su consumo. Las grasas monoinsaturadas como el aceite de oliva y las grasas poliinsaturadas como el aceite de maíz aumentan los niveles de colesterol-HDL y son la mejor opción.

Mejor un descafeinado con leche desnatada. Al igual que el exceso de proteínas de origen animal, el consumo excesivo de cafeína aumenta la pérdida de calcio. Un grupo de expertos de la Facultad de Medicina de Harvard han observado que las mujeres que toman más de 3 tazas de café al día presentan una menor masa ósea, es decir, unos huesos más frágiles que las mujeres que beben café descafeinado. Por esta razón, debe limitar el consumo de café, cola, té y chocolate. Esto la ayudará también a luchar contra el insomnio que suele ser un síntoma común durante la menopausia.

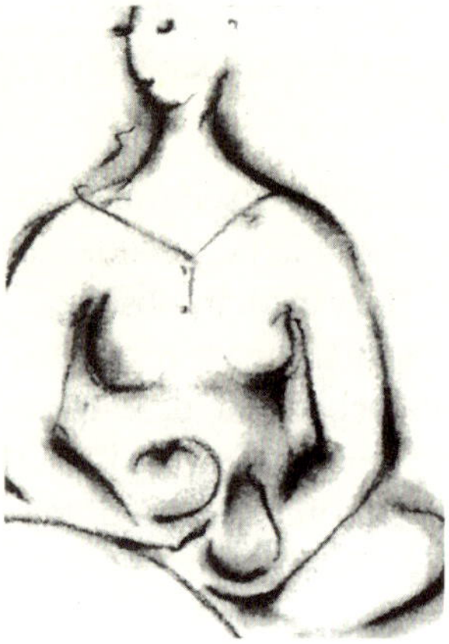

CAPÍTULO CUARENTA Y DOS

LA NUTRICIÓN

Un plan dietético perfecto para la mujer

Un helado de fruta es una parte esencial de una dieta nutritiva.

Bueno, de acuerdo, no es verdad... sólo deseábamos llamar su atención. La verdad es que la nutrición es una ciencia mucho más interesante que las clases sobre los cuatro grupos de alimentos básicos que nos daban en el instituto.

En realidad, nuestras necesidades nutricionales son diferentes y muchas de ellas están influidas por características exclusivamente femeninas, como la maternidad y la menopausia.

Según la doctora Rock, profesora de nutrición de la Universidad de Michigan, una mujer necesita ingerir 24 nutrientes diarios; pero, no se asuste, no es preciso que memorice los grupos de alimentos para comer correctamente. A continuación se proporcionan unas directrices detalladas, comida tras comida, sobre lo que necesita una mujer y cómo obtenerlo sin sobrepasar su «presupuesto» de calorías.

La cantidad de calorías diarias aconsejable para una mujer es de aproximadamente 1.500 y el plan descrito está concebido para que consuma los nutrientes principales que necesita para gozar de buena salud. Si practica incluso una cantidad mínima de ejercicio, como un paseo de 20 minutos, 3 veces a la semana, puede seguir este plan dietético sin aumentar de peso. Cuanto más tiempo dedique al ejercicio, mayor podrá ser su consumo de calorías. Una mujer más activa puede consumir sin peligro entre 1.800 y 2.000 calorías diarias, pero recuerde que si come con sensatez, disminuye la grasa de su dieta y hace ejercicio con regularidad no es necesario que preste excesiva atención al recuento de calorías.

A continuación se incluye una relación de los alimentos necesarios en la dieta femenina.

EL DESAYUNO ES INDISPENSABLE

No debe esperar hasta el mediodía para alimentarse, pero un desayuno consistente en un café y un bollo no es un desayuno.

Fruta. Una norma básica de una dieta saludable es incluir en cada comida una fruta o verduras. En el desayuno la fruta es la elección más adecuada. Puede escoger, a su gusto, diversas frutas, como el melón, que le aporta las cantidades adecuadas de betacarotenos, otros carotenoides y vitamina C. Juntos, estos antioxidantes contribuyen a protegerla frente al cáncer, las cardiopatías y el ictus (apoplejías). Puede tomar un melocotón, un mango o media taza de fresas. Otras opciones incluyen medio plátano o medio pomelo, media taza de uva o media taza de ciruelas secas.

Beba zumo. Es aconsejable tomar un vaso de zumo de naranja, de fresa o de kiwi, ricos en vitamina C. Un grupo de investigadores españoles que compararon a mujeres que habían desarrollado un cáncer de mama con mujeres sanas observaron que el segundo grupo consumía mayores cantidades de fruta y verduras que el primero. Y, aún más importante, las mujeres con cáncer de mama consumían menos vitamina C en su dieta.

El zumo es una fuente rica en betacarotenos, que también son protectores. Un grupo de expertos observó que las mujeres que consumían 15-21 mg/día de betacarotenos, que se encuentran en la fruta y en la verdura, presentaban un riesgo de infarto de miocardio un 22 % menor que las mujeres que ingerían menos de 6 mg. En dichas mujeres el riesgo de apoplejías era un 40 % más bajo.

Consuma leche. El desayuno también debe aportar cierta cantidad de proteínas. Los productos lácteos ricos en calcio, como la leche, son una buena elección porque el calcio es uno de los nutrientes más necesarios para evitar la osteoporosis. Puesto que los huesos de la mujer son más frágiles que los del varón, el riesgo de osteoporosis es mayor. La mejor defensa frente a esta enfermedad es aumentar la masa ósea y tratar de conservarla con un consumo adecuado de calcio. Por desgracia, su cuerpo empieza a perder masa ósea después de los 35 años de edad. Por consiguiente, lo mejor es preservar el «capital» de masa ósea formada hasta ese momento.

Coma yogur. Los yogures semidesnatados o desnatados constituyen otra elección óptima porque suministran simultáneamente proteínas y calcio. De acuerdo con los Institutos Nacionales de Salud, las mujeres de 25-55 años de edad necesitan como mínimo 1.000 mg de calcio al día, que se encuentran en 8 vasos de leche desnatada o 3 tazas de yogur desnatado. Si está embarazada o en período de lactancia, necesita una cantidad significativamente mayor, de unos 1.200 mg/día. Si después de la menopausia no sigue un tratamiento de sustitución con estrógenos, necesitará una cantidad de calcio incluso mayor, como mínimo de 1.500 mg diarios.

ALIMENTOS VERDADEROS FRENTE A DESAYUNOS INSTANTÁNEOS Y BARRITAS DIETÉTICAS

Es una de esas mañanas en las que no oye el despertador, los niños han perdido el autobús escolar y se ha hecho una carrera espectacular en el último par de medias que ha encontrado en el cajón. Ha de desayunar a toda prisa.

En casos de emergencia, no hay nada malo en tomar alguno de estos preparados instantáneos para el desayuno, generalmente enriquecidos. Este tipo de preparados le suministrarán algunas vitaminas pero nada de fibra ni nutrientes protectores (los denominados fitoquímicos) que ofrecen los alimentos reales. La adición de una pieza de fruta fresca a su desayuno instantáneo lo convertirá en una comida más nutritiva. Añadirá fibra, vitaminas (sobre todo betacaroteno y vitamina C si escoge melón o una naranja). La adición de fruta también garantiza un consumo de sustancias fitoquímicas protectoras.

Y ¿si tiene prisa a la hora de comer? ¿Son suficientes las barritas energéticas como las de los deportistas? En momentos de apuro, no hay inconveniente en utilizarlas como sustituto del almuerzo, pero la adición de una fruta o unos frutos secos le proporcionará los minerales y vitaminas necesarios.

El yogur semidesnatado suele ser más rico en calcio que el yogur natural o desnatado, ya que en general está enriquecido con leche desnatada en polvo. Por consiguiente, es la mejor elección.

Recuerde la lactasa. Para que el calcio sea eficaz, su organismo también necesita vitamina D. La leche es una fuente importante de calcio y vitamina D y además es saludable para sus huesos, por lo que debe incluirla en su dieta incluso si padece intolerancia a la lactosa y no puede digerir el azúcar de la leche. En este caso, puede agregar unas gotas de lactasa a la leche una hora antes de tomarla, para ayudar a digerir la lactosa de la leche. Por otra parte, el yogur en general contiene la lactosa autodigerida, por lo que si padece intolerancia a la lactosa, es el alimento lácteo más aconsejable.

Adquiera productos lácteos sin lactosa. La leche fermentada con acidófilos no contiene lactosa. Pero recuerde también que el yogur y el queso no contienen vitamina D.

Bébala fría. Si no le gusta la leche, consúmala fría y notará menos su sabor.

Coma cereales con leche. Además de ser adecuados para los niños, los cereales son saludables para los adultos. Además de la fruta, las proteínas y el calcio, necesita dos raciones de cereales. Es muy importante que los incluya a diario en su desayuno. La mayoría de los cereales listos para el desayuno están enriquecidos con minerales y vitaminas (p. ej., hierro y vitaminas del grupo B). Si es propensa al estreñimiento, los cereales ricos en salvado de trigo probablemente son la mejor elección. Puede añadirles un puñado de pasas, un melocotón troceado, una taza de frutos secos, albaricoques o fresas.

Además, los cereales integrales son una fuente importante de cinc, un mineral con muchas funciones, entre las cuales destaca la de conservar en buen estado el sistema inmunitario. Su organismo necesita 12 mg diarios de este mineral. Si el estrés del trabajo y del hogar aumenta su vulnerabilidad a los resfriados o a otras infecciones, su sistema inmunitario puede necesitar un refuerzo.

Tostada de pan integral con queso fundido. Otra forma de combinar los productos lácteos con los cereales es untar una tostada de pan integral con queso fundido bajo en grasas.

Tostada de pan integral con mantequilla de cacahuete o margarina vegetal. Para variar, puede untar la tostada de pan integral con mantequilla de cacahuete o margarina vegetal, ricas en vitamina E, otro antioxidante. Aunque son alimentos ricos en grasas, éstas son insaturadas, menos perjudiciales, y no aumentarán los niveles sanguíneos de colesterol.

Por lo que respecta a los bollos, magdalenas y galletas, es mejor olvidarlos. Es preferible que en su desayuno incluya pan integral, pan de varios cereales, pan de centeno, de avena, de soja, etc. Estos panes le aportarán mayor cantidad de fibra y ésta contribuirá a luchar contra el estreñimiento y disminuirá los niveles sanguíneos de colesterol y el riesgo de cardiopatías y cáncer de colon, dos de las cuatro causas principales de mortalidad en las mujeres. La cantidad de fibra diaria necesaria es de al menos 20-30 g.

Si consume un mínimo de 5 raciones de fruta y verdura al día junto con una cantidad adecuada de cereales, no es necesario que cuente los gramos de fibra que consume. Es muy posible que sean suficientes.

Consuma quesos no grasos. Elija quesos bajos en grasa para untar en las tostadas.

Los tentempiés de media mañana

Comer algún alimento a media mañana le brinda una oportunidad para reforzar su consumo de nutrientes siempre que el tentempié sea saludable.

Refuerzo del desayuno. Si no siente especial apetito cuando se levanta, fraccione el desayuno y reserve el zumo o los cereales como tentempié de media mañana.

MAXINUTRIENTES, MINICALORÍAS

Desde el punto de vista nutricional, algunos alimentos son muy superiores a otros porque aportan una gran cantidad de nutrientes sin tener un elevado nivel calórico. De acuerdo con Janis Jibrin, una enfermera norteamericana especializada en dietética, una dieta basada fundamentalmente en frutas, verduras, productos lácteos bajos en grasas y cereales integrales, ricos en hidratos de carbono complejos, como la pasta y el arroz integral, constituye una estrategia óptima si desea alimentarse de una manera saludable y equilibrada. Dado que en la mayoría de los países occidentales se consumen demasiadas proteínas, si limita el consumo de carne a 90 g diarios o, mejor aún, si 3 veces por semana la sustituye por legumbres, su alimentación siempre será mucho más saludable. Para asegurarse una nutrición óptima correspondiente a su consumo calórico, Janis Jibrin recomienda ingerir los siguientes alimentos:

Nutriente	**Alimento**
Antioxidantes, otras vitaminas	Bróculi, zanahorias, col, naranjas, papaya, melón
Ácido fólico	Naranjas, zumo de naranja, verduras de hoja verde
Calcio	Yogur desnatado, verduras, zumo de naranja enriquecido, leche desnatada, sardinas
Hierro	Cereales enriquecidos, alubias, verduras de hoja verde
Magnesio	Verduras de hoja verde, cereales integrales, alubias y garbanzos

Fuente de proteínas	**Alimento**
Carne	Seleccionar las partes magras
Pescados	Todo el pescado blanco, platija, pargo, sardinas, salmón, etc.
Aves	Pollo, pavo (sin piel) y hamburguesas de pollo
Legumbres	Garbanzos, alubias, lentejas, soja y alimentos con soja como el tofu, yogur y leche de soja

Galletas y fruta. El tentempié ideal de media mañana consiste en fruta y galletas de cereales. Obtendrá hidratos de carbono complejos (para una energía rápida), fibra y ácido fólico, una vitamina esencial del grupo B.

El almuerzo ideal

Siente el estómago vacío y el apetito empieza a despertarse cada cuatro horas más o menos. Sabe que ha llegado la hora del almuerzo y está anhelando comer algo.

El almuerzo no es un simple tentempié. Si apenas dispone de tiempo para comer, un bocadillo de pan integral con atún o pollo y un poco de ensalada le proporcionarán una cantidad adecuada de proteínas y cereales. Añada apio y zanahorias para un mayor consumo de fibra y betacarotenos.

La adición de dos cucharaditas de mayonesa baja en grasas a la ensalada de pollo o a un bocadillo de rosbif aumentará su sabor y ayudará a absorber las vitaminas de la dieta. La grasa suministra vitaminas A, D, E y K y además cumple otras funciones esenciales en su organismo. Puesto que la grasa es un componente natural de los tejidos corporales, necesita cierta cantidad en la dieta. Además, la grasa mejora el sabor de los alimentos. El truco consiste en mantener un consumo de grasa mínimo.

Por otra parte, no hay nada malo en comer un bocadillo de rosbif bien magro, ya que 60 g de carne entre dos rebanadas de pan integral o incluso de pan blanco le proporcionan las proteínas necesarias. En realidad puede comer carne roja con moderación, 3 veces a la semana, ya que le aportará un porcentaje significativo de hierro a su dieta.

La carne roja es especialmente adecuada si se encuentra en la edad fértil. Durante la menstruación pierde hierro a través de la regla. Para compensarlo necesita un aporte de 18 mg diarios de hierro a través de la dieta, 1,5 veces más de lo que necesitará después de la menopausia.

Algunos expertos en nutrición opinan que la cantidad apropiada de carne es de unos 100 g al día. Tanto los hombres como las mujeres consumen mayor cantidad de proteínas de las necesarias. Cuando se consume un exceso de proteínas, el organismo elimina mayores cantidades de calcio, de modo que una mujer que consuma una cantidad excesiva de carne corre un mayor riesgo de osteoporosis. Consuma sólo la cantidad de proteínas que necesita en realidad.

El pan enriquecido también suministra mayores cantidades de hierro, al igual que las verduras de hoja verde, los garbanzos, el zumo de tomate y las pasas y, en general, todos los frutos secos. Si es usted vegetariana, tenga en cuenta que el hierro que aportan las fuentes vegetales no es utilizado con tanta facilidad por el organismo. Si no come carne, consulte con su médico la posibilidad de tomar un suplemento multivitamínico que incluya hierro.

La fruta y la verdura. Los expertos recomiendan incluir 1 o 2 raciones de verduras en el almuerzo. Las hortalizas crudas, como las zanahorias ralladas, son ricas en betacarotenos y otros carotenoides que la protegen del cáncer. Los tomates, el melón y las naranjas también son ricos en estos nutrientes. Puede tomar un vaso helado de zumo de tomate o una sopa de tomate, ricos en vitamina C.

Amplíe el abanico de verduras. Cuanto más variado sea el consumo de verduras, tanto mejor. No existe un alimento individual que le aporte todos los nutrientes que su organismo necesita. Por ejemplo, algunos carotenoides (existen 400 variedades diferentes) se encuentran en algunas frutas y verduras pero no en otras. Incluso estos nutrientes, los primos hermanos de los betacarotenos, pueden contribuir a la prevención de las enfermedades.

Varíe los sabores de sus platos. La pasta (p. ej., unos tallarines con queso fresco de tipo requesón u otro queso bajo en grasas) le aporta dos raciones de cereales, 60-90 g de proteínas y muy poca grasa. La pechuga de pollo y unas verduras al vapor con un poco de aceite de oliva también son una combinación saludable.

TENTEMPIÉ DE MEDIA TARDE

En cualquier plan de dieta saludable es aconsejable un tentempié de media tarde. A continuación se mencionan algunas opciones.

Continúe el almuerzo. Los expertos sugieren reservar el zumo de hortalizas o el plátano o una rebanada de pan integral procedente del almuerzo y consumirla a media tarde.

Frutas y galletas como tentempié. También puede comer una naranja o unas galletas integrales con un poco de compota de fruta.

UNA CENA SALUDABLE

La cena constituye la última comida del día. Ella debe incluir nutrientes esenciales y, al mismo tiempo, alimentos adecuados para conciliar un sueño reparador. Además, es importante que disfrute de la comida.

Su cena debería incluir 2 raciones de cereales, un poco de grasa y una cantidad moderada de alimentos ricos en proteínas.

Buey. Si no ha comido carne en el almuerzo, puede consumir unos 60 g de buey o cualquier otra carne magra.

Como primer plato, sopa. Una sopa preparada con un delicioso caldo de hueso de ternera y un poco de pollo (sin piel) y abundantes hortalizas es un buen plato para empezar la cena.

Un poco de pasta o un plato de arroz. Puede preparar un plato de pasta o de arroz como acompañamiento del buey.

Algo de pescado. El pescado, como atún, arenque o bacalao, y los mariscos, como ostras, almejas, etc., son muy ricos en vitamina B, por lo que representan opciones saludables. La píldora anticonceptiva reduce las reservas de vitamina B del organismo. Por consiguiente, si toma la píldora, debe prestar atención al consumo de vitamina B. Las personas mayores de 60 años presentan una disminución de la absorción de vitamina B_6 y B_{12}, por lo cual deben consumir mayor cantidad de alimentos ricos en vitaminas del grupo B.

El marisco también es una fuente adecuada de cinc, necesario para un sistema de defensas adecuado.

Legumbres. Las alubias y las lentejas son una buena elección como alimento rico en proteínas, ya que son bajas en grasas y en colesterol. Una taza de alubias le proporciona la misma cantidad de proteínas que 60 g de buey magro. Si ya se encuentra en la menopausia, necesita menos cantidad de hierro y debe consumir menos calorías y alimentos ricos en grasas y en colesterol. Por consiguiente, para usted las legumbres son una buena elección.

Por otra parte, las legumbres son ricas en fibra, lo que contribuye a disminuir el riesgo de cáncer de colon.

Por último, las legumbres, al igual que otras verduras y hortalizas, contienen sustancias protectoras conocidas colectivamente como fitoquímicos. Los estudios clínicos han indicado que las mujeres que consumen alimentos ricos en estas sustancias presentan un menor riesgo de cáncer de mama.

Queso y pasta, dos buenos aliados. Si a lo largo del día no ha tomado dos raciones de leche, yogur o queso, puede tomar un plato de pasta aderezado con 60 g de mozzarella o cualquier otro queso bajo en grasas.

Y los viernes, pizza. La pizza hecha en casa, baja en calorías y grasas y con abundantes verduras, puede satisfacer sus necesidades nutricionales.

Verduras. Es necesario tomar como mínimo una ración de verduras u hortalizas en la cena, o dos, si no lo hizo en el almuerzo.

Al menos una de las raciones ha de ser de verdura de hoja verde, que es rica en calcio y hierro, por ejemplo unas coles de Bruselas son una buena elección. También puede tomar col, judías verdes y bróculi. Puede añadir a la ensalada unas verduras salteadas con aceite de oliva y un poco de ajo picado. De este modo consumirá la grasa necesaria para absorber estas vitaminas y además aumentará el sabor de sus platos.

Manzana como acompañamiento. Media manzana puede servir como guarnición a la hora de la cena.

Un postre beneficioso para su salud. No hay nada tan sabroso como una fruta de temporada. Si presenta un déficit de calcio, un helado de yogur o un yogur desnatado con frutas es una elección óptima.

Prepárese un sorbete de fruta. Sólo tiene que triturar algunas fresas, mezclarlas con hielo picado, verterlo en la sorbetera e introducirlo en el congelador unas horas.

MENÚ RÁPIDO

Qué comer, cuándo y por qué

Este menú de un día ha sido confeccionado por la doctora Rock, experta en nutrición de la Universidad de Michigan. Es un ejemplo de un plan dietético óptimo. Es aconsejable que lo pegue en la puerta de su frigorífico como menú de referencia.

QUÉ COMER	CONTENIDO EN NUTRIENTES
Desayuno	
180 g de mango, papaya, o macedonia de frutas	Betacaroteno, vitamina C, ácido fólico
Tostada de pan integral con 60 g de queso fundido bajo en grasas	Fibra, ácido fólico, calcio, y proteínas
Tentempié a media mañana	
Galletas integrales	Ácido fólico e hidratos de carbono
Almuerzo	
Ensalada de espinacas con dos cucharadas de aceite de oliva	Betacaroteno, hierro, magnesio, grasa monoinsaturada
Un vaso de zumo de tomate	Vitamina C
90 g de rosbif con dos rebanadas de pan integral (centeno)	Hierro, cinc, proteínas e hidratos de carbono
Tentempié a media tarde	
Pan de multicereales o de soja	Fibra e hidratos de carbono
Cena	
Col salteada con una cucharadita de aceite de oliva	Magnesio, betacaroteno y grasa monoinsaturada
90 g de atún asado con limón	Vitamina B, proteínas
Media taza de arroz integral	Fibra e hidratos de carbono
Un panecillo	Fibra e hidratos de carbono
Postre	
Media taza de helado de yogur con fresas frescas	Calcio y vitamina C

Batidos. Puede preparar un exquisito batido de frutas mezclando plátano troceado, leche desnatada, canela y vainilla.

Como habrá comprobado con estos consejos, una dieta nutritiva no necesariamente ha de ser un incordio. Puede escoger entre numerosos alimentos y prepararse comidas saludables sin necesidad de complicarse la vida.

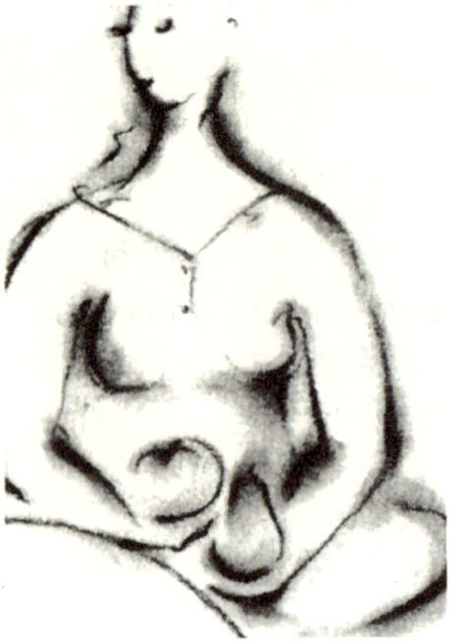

CAPÍTULO CUARENTA Y TRES

LOS SUPLEMENTOS

Nunca son sustitutos de las comidas

Del mismo modo que existen géneros literarios mayores y menores, o el romanticismo y las novelas románticas o las novelitas rosas, además de disponer de una amplia diversidad de alimentos, en el mercado existen diferentes suplementos de vitaminas y minerales

Pero con la comida, al igual que con muchas otras cosas buenas de la vida, las imitaciones no le llegan a la suela del zapato.

La comida ofrece un aroma apetecible y tentador, unas texturas sensuales, multitud de sabores embriagadores y, si se eligen los alimentos adecuados, todos los nutrientes necesarios para gozar de buena salud. Los suplementos dietéticos suministran lo que indican en la etiqueta, ni más ni menos.

Un suplemento dietético no es más que eso, un complemento que se añade a la dieta, y nunca la única fuente de nutrientes. Si, por ejemplo, en su dieta predominan alimentos como las patatas fritas y los helados, no puede pretender que un comprimido o un granulado de un suplemento le aporten todo lo necesario para conservar una buena salud, según afirman los expertos en nutrición.

Por consiguiente, en primer lugar ha de pensar en alimentarse y después, tal vez, en los suplementos.

CUANDO LA DIETA DE LA MUJER NO ES ÓPTIMA

Las mujeres necesitan más de 20 vitaminas y minerales diferentes cada día. Las necesidades diarias establecidas por los expertos en nutrición se denominan cantidades diarias recomendadas. En el caso de algunos nutrientes las necesidades de las mujeres varían considerablemente con respecto a las de los hombres. Dado que en general la estructura ósea de las mujeres es más pequeña, corren un mayor riesgo de osteoporosis y necesitan mayores cantidades de calcio. Si está usted en la edad fértil, necesita una cantidad adicional de hierro debido a las pérdidas de este mineral durante la menstruación. Si desea quedarse embarazada, necesita una cantidad adicional de ácido fólico. Y si está embarazada o en período de lactancia, necesita cantidades mayores de casi todos los nutrientes.

Los alimentos son la mejor fuente de los nutrientes que nuestro organismo necesita. Aunque la mayoría de los suplementos multivitamínicos y minerales contienen nutrientes esenciales como ácido fólico, calcio y hierro, no aportan proteínas, fibra o hidratos de carbono, que constituyen los principales componentes básicos de la nutrición. Y, aún más importante, la mayoría de ellos no suministran los cientos de sustancias protectoras conocidas como fitoquímicos que se encuentran en la fruta, las verduras y los cereales y que en la actualidad se consideran tan vitales para la salud de una mujer como las vitaminas y los minerales. Algunos estudios sugieren que los fitoquímicos pueden contribuir a proteger a la mujer de la pérdida de masa ósea, de las cardiopatías e incluso del cáncer.

Dicho esto, en todos los países los sondeos indican que existe mucha diferencia entre lo que las mujeres comen y los alimentos y nutrientes que necesitan. De acuerdo con un sondeo llevado a cabo por el Departamento de Agricultura norteamericano, sólo una de cada 10 mujeres consume diariamente una ración de verduras, cuando las autoridades recomiendan un mínimo de 3-5. Y la mayoría de las mujeres sólo ingieren la cuarta parte de los alimentos ricos en calcio que deberían ingerir.

Una de las razones de que la mujer tenga dificultades para obtener los nutrientes necesarios a partir de la dieta es su superficie corporal. Puesto que en general la complexión y la superficie corporal del sexo femenino son menores, consumen un menor número de calorías y, por consiguiente, de nutrientes que los hombres. Además, muchas mujeres reducen el consumo de calorías voluntariamente para perder peso o para no aumentarlo y, en consecuencia, también limitan el consumo de los nutrientes necesarios.

Cuando unos dietistas de la Universidad Estatal de Utah preparaban menús que suministraran las cantidades diarias recomendadas de vitaminas y minerales necesarios para las mujeres, recibieron presiones para que mantuvieran un número de calorías diarias inferior a 2.200, que representan 700 calorías más de las que algunas mujeres pueden ingerir sin aumentar de peso.

Llenar el frigorífico, llenar el vacío

Muchos expertos en nutrición recomiendan suplementos dietéticos para que las mujeres compensen los déficit nutricionales que pueden producirse cuando no consumen el número suficiente de calorías.

Cuando una mujer sigue una dieta hipocalórica muy restrictiva, es posible que no ingiera la cantidad suficiente de nutrientes, en cuyo caso es razonable un tratamiento con suplementos dietéticos. Sin embargo, éstos nunca deben utilizarse como sustitutos de los nutrientes. Nunca deben reemplazar a los alimentos, pero pueden contribuir a garantizar una ingesta de los nutrientes necesarios para conservar la salud y prevenir las enfermedades.

Por otra parte, numerosas personas no siguen una dieta equilibrada; por ejemplo, no consumen verduras, hortalizas y fruta fresca o, por falta de tiempo, abusan de la comida rápida y precocinada. En estos casos, un tratamiento con suplemento es una forma de equilibrar las transgresiones o los déficit de la dieta.

¿VITAMINAS A LA CARTA O UN SUPLEMENTO MULTIVITAMÍNICO?

Los expertos afirman que es posible garantizar una dieta nutritiva de dos maneras: tomando un suplemento del nutriente necesario o tomando un suplemento de múltiples vitaminas y minerales.

Ambas opciones tienen sus ventajas, según los expertos. Si intenta comer de forma más saludable pero, por cualquier razón, cree que su dieta carece de algunos nutrientes, es necesario que analice su dieta, para identificar cuáles son los déficit y elegir los suplementos necesarios para resolver el problema.

Si, por ejemplo, no consume la cantidad suficiente de leche, es probable que deba ingerir un suplemento de calcio. Si consume menos de 3-5 raciones diarias de fruta y verdura, es posible que presente un déficit de ácido fólico, betacarotenos y vitamina C. Si limita el consumo de carne para evitar las grasas y las calorías, posiblemente sus depósitos de hierro serán insuficientes, etc.

Si su dieta en general es desequilibrada y se salta muchas comidas, probablemente tendrá un déficit de varios minerales y vitaminas y deberá considerar un suplemento multivitamínico y minerales.

Muchas mujeres prefieren tomar un suplemento de multivitaminas y minerales. La razón es que normalmente estos suplementos incluyen la combinación adecuada de vitaminas y minerales. Muchos suministran calcio y también incluyen vitamina D, necesaria para absorber el calcio.

Los nutrientes actúan de manera coordinada, es decir, dependen unos de otros para actuar. Y la mayoría de las multivitaminas no suministran dosis excesivas (megadosis) de un nutriente aislado.

El «seguro» de una nutrición equilibrada que aportan los preparados multivitamínicos tiene su compensación. Un estudio demostró que las mujeres que habían consumido un preparado multivitamínico antes de quedar embarazadas y al principio de la gestación tuvieron menos probabilidades de dar a luz niños con defectos neurológicos que aquellas que habían ingerido un suplemento que sólo contenía cobre, manganeso, cinc y dosis bajas de vitamina C.

LOS ANTIOXIDANTES, UNA PROTECCIÓN ADICIONAL

El consumo de más del 100 % de algunos nutrientes como la vitamina C y E y los betacarotenos, que tienen propiedades antioxidantes, puede prevenir muchas enfermedades, de acuerdo con los expertos. Uno de los descubrimientos más fascinantes de la ciencia de la nutrición es que algunas vitaminas bloquean el proceso de oxidación, que genera sustancias deletéreas conocidas como radicales libres. Se denomina radical libre a cualquier molécula en la que un electrón no está emparentado, lo que contraviene las leyes de la naturaleza. Los radicales libres provocan una lesión de las células que se considera que contribuye a la aparición de muchas enfermedades cardíacas e, incluso, al envejecimiento prematuro.

Los estudios sugieren que el consumo de antioxidantes puede disminuir el riesgo de cataratas, hipertensión, cardiopatías y cáncer de mama, boca, estómago, esófago y cuello uterino.

Por desgracia, no está claro si es posible obtener esta protección adicional a partir de los antioxidantes incluidos en los suplementos o si es necesario obtenerlos a partir de los alimentos. Algunos estudios llevados a cabo en Estados Unidos y Europa que han investigado el efecto de un tratamiento con suplementos de vitamina E en varones y mujeres han comprobado un menor riesgo de muerte por diversos tipos de cáncer. Otros estudios sugieren que para que el efecto sea óptimo es necesario obtener los antioxidantes a partir de los alimentos, ya que se acompañan de otras sustancias químicas, los fitoquímicos, y posiblemente de otros nutrientes beneficiosos que la ciencia todavía no ha descubierto. Las investigaciones indican que la combinación de antioxidantes y fitoquímicos junto con otros nutrientes, más que los antioxidantes solos, puede conferir la mejor protección frente a diferentes tipos de cáncer.

Los principales antioxidantes son las vitaminas A y E y el selenio.

SUPLEMENTOS A MEDIDA

Si desea modificar su estilo de vida y cree que un tratamiento con suplementos puede ser beneficioso para su salud, consulte con su médico o algún experto en dietética y nutrición. Es probable que este profesional le plantee las siguientes preguntas.

¿Consume con regularidad zanahorias y otras fuentes de alimentos ricos en betacarotenos? Si no consume a diario 2 o 3 raciones de fruta y verdura rica en betacaroteno, como zanahorias, albaricoques, papayas, tomates, calabaza y mangos, es aconsejable que consulte con el médico la posibilidad de tomar un suplemento de betacaroteno. Si ya toma un multivitamínico pero no contiene betacaroteno, es aconsejable que tome un suplemento específico de este antioxidante. Si sus hábitos alimentarios son irregulares, es decir, si un día consume dos raciones de tomates y zanahorias y al siguiente no consume ningún alimento rico en betacarotenos, también es conveniente que tome suplementos diarios de betacarotenos.

¿Consume regularmente zumos de fruta o frutas cítricas ricas en vitamina C, pimientos u otros alimentos ricos en esta vitamina? A menos que cada día consuma 2 vasos de zumo de naranja o 2 raciones de fruta (p. ej., melón) rica en vitamina C, probablemente deberá tomar un suplemento adicional de vitamina C.

Los estudios sugieren que las dosis superiores a la cantidad diaria recomendada pueden disminuir el riesgo de cáncer, enfermedades cardíacas y cataratas. En un estudio llevado a cabo en Estados Unidos que incluyó a 50.000 mujeres, las que tomaron suplementos con 250-500 mg diarios de vitamina C durante 10 años o más, presentaban un riesgo de cataratas un 45 % menor.

¿Es usted fumadora (o ha abandonado recientemente el hábito tabáquico)? Todos los fumadores deben consumir alimentos ricos en vitamina C, ya que entre los múltiples efectos tóxicos del tabaco se incluye una depleción de los depósitos corporales de antioxidantes.

¿Presenta usted un riesgo elevado de sufrir cardiopatías? (p. ej., en su familia ¿algún miembro ha sufrido un infarto de miocardio o padece otra cardiopatía, o es usted hipertensa, diabética, presenta un aumento de los valores sanguíneos de colesterol u otro factor de riesgo?). Al igual que la vitamina C, la vitamina E, un antioxidante, puede contribuir a protegerla frente a las cardiopatías.

Un estudio llevado a cabo en la Universidad de Harvard comprobó que las mujeres que tomaban 100 UI diarias de vitamina E presentaban un riesgo de infarto de miocardio un 34 % menor que las que no tomaban vitamina E. Este estudio sugiere que esta vitamina puede desempeñar un importante papel en las mujeres de edad avanzada, cuyo riesgo de cardiopatías es mayor, ya que después de la menopausia disminuyen los valores sanguíneos de estrógenos cuyo papel cardioprotector está bien demostrado.

Los expertos sugieren como ingesta adecuada una dosis diaria de vitamina E de 100-400 UI. Por desgracia, la mayoría de los alimentos ricos en esta vitamina, como las diferentes variedades de aceites y los frutos secos, también son ricos en grasas. Por consiguiente, para asegurar una ingesta de las cantidades recomendadas de vitamina E a partir de los alimentos, al mismo tiempo tendría que consumir grandes cantidades de grasas. Por esta razón, los expertos aconsejan tomar suplementos de vitamina E, en general en forma de cápsulas que contienen 100 UI.

¿Bebe normalmente leche y consume productos lácteos, como yogur, leche fermentada, quesos, helado de yogur, y bróculi, espinacas y salmón? Nuestros huesos necesitan un mínimo de 1.000 mg diarios de calcio para conservar la masa ósea y luchar contra la osteoporosis. En las mujeres embarazadas, en período de lactancia o después de la menopausia (y que no toman un tratamiento de sustitución hormonal), las necesidades de calcio aumentan hasta 1.500 mg diarios. Las fuentes adecuadas de calcio incluyen la leche desnatada (300 mg en un vaso grande), el yogur desnatado (400 mg) y el queso fresco, por ejemplo de tipo requesón o ricotta (335 mg). Pero incluso si consume a diario estos alimentos, es posible que no satisfaga la cantidad recomendada de calcio. Por consiguiente, algunos expertos recomiendan que las mujeres tomen un suplemento diario de calcio.

Si bebe un vaso de leche cada mañana con el desayuno, lo que representa 300 mg de calcio, es aconsejable que tome 700-1.200 mg de calcio en forma de suplemento. Si no consume alimentos lácteos o sus hábitos dietéticos con respecto a los lácteos son irregulares es recomendable una dosis de 1.000-1.500 mg de calcio.

Dado que la mayoría de los multivitamínicos sólo proporcionan unos 200 mg de calcio, necesitará suplementos específicos de calcio para alcanzar sus objetivos. Es preciso consultar con el médico para que le aconseje la mejor forma de tomar el calcio, como un preparado que contenga citrato de calcio o carbonato de calcio, que se absorben con mayor facilidad.

¿Consume las cantidades suficientes de vitamina D a partir de los alimentos de su dieta? El cuerpo humano necesita vitamina D para poder utilizar el calcio de una manera eficiente. Los alimentos ricos en vitamina D incluyen leche, arenques, sardinas, salmón y en general todas las margarinas de origen vegetal (que suelen estar enriquecidas con esta vitamina y algunas con betacaroteno). Además, su piel produce vitamina D cuando se expone al sol. Una exposición de 5-10 minutos por la mañana o por la tarde, 3 veces a la semana, es suficiente para la síntesis de unas cantidades adecuadas de vitamina D.

Si sufre un déficit de vitamina D porque su dieta es carencial o por la falta de exposición solar, puede tomar un suplemento multivitamínico ya que en general contienen vitamina D. Ésta es segura a las dosis bajas que suelen incluir los multivitamínicos, pero no es aconsejable que tome preparados de vitamina D sola sin consultar con el médico, ya que aportan dosis mucho mayores de la vitamina, que pueden ser tóxicas.

¿Consume la cantidad suficiente de carne? La cantidad recomendada diaria de hierro es de 18 mg. La carne roja es una fuente de hierro especialmente adecuada. El germen de soja, las lentejas y los cereales enriquecidos también contienen pequeñas cantidades de hierro. Sin embargo, su organismo utiliza mejor el tipo de hierro presente en la carne que el de las legumbres. Si no consume como mínimo 3 raciones de carne a la semana (unos 90 g por ración), es posible que necesite un suplemento de hierro. Consulte con su médico la posibilidad de tomar un suplemento.

Si es necesario, un multivitamínico enriquecido con hierro que aporte 18 mg del mineral es la opción más aconsejable.

¿Desea quedarse embarazada? Probablemente el zumo de naranja es la mejor fuente de ácido fólico. Tiene que beber 3 o 4 vasos para obtener la cantidad óptima de ácido fólico si desea quedarse embarazada. Numerosos estudios sugieren que el suministro adecuado de ácido fólico durante el primer mes del embarazo contribuye a prevenir algunos defectos congénitos como la espina bífida.

Puesto que lo más probable es que a partir de la dieta no obtenga la cantidad recomendada de ácido fólico, es aconsejable tomar un preparado multivitamínico que suministre 400 µg de ácido fólico.

¿Ha pasado la menopausia? Después de la menopausia aún necesita ácido fólico, ya que éste contribuye a disminuir el riesgo de cardiopatías, de cáncer de cuello uterino y de cáncer de colon, según indica el doctor Mason, profesor de medicina y nutrición de la Universidad de Tufts.

¿Tiene 70 años o más? Las mujeres mayores de 70 años deben ingerir cantidades ligeramente superiores de algunas vitaminas del grupo B, calcio y vitamina D.

A medida que envejecemos, la absorción de calcio y vitamina B es menos eficaz. Además, nuestra piel, que produce vitamina D cuando se expone a la luz solar, también desempeña esta función de síntesis de vitamina D de manera menos eficaz.

En el mercado se dispone de suplementos multivitamínicos especialmente formulados para las personas de edad avanzada, que proporcionan dosis mayores de vitaminas B_6 y B_{12} y de ácido fólico.

APROVECHE DE MANERA ÓPTIMA LOS SUPLEMENTOS

Si su médico le aconseja un suplemento, le describirá las características y la eficacia del preparado.

Suplementos con selenio y cromo. Aunque por el momento no se han establecido las cantidades diarias recomendadas de estos nutrientes, es aconsejable escoger un suplemento multivitamínico que contenga selenio y cromo ya que en diversos estudios se ha demostrado que la ingesta de selenio disminuye el riesgo de cardiopatías y la de cromo podría disminuir los niveles sanguíneos de colesterol.

Preparados específicos para mujeres. Las fórmulas para las mujeres incluyen 400 µg de ácido fólico, que es muy adecuado al principio del embarazo o si trata de quedarse embarazada.

El calcio y el hierro por separado. Nuestro organismo no puede absorber determinados nutrientes en presencia de otros. El calcio y el hierro son un ejemplo de esta interacción en la absorción. Por consiguiente, tome los suplementos de calcio y un preparado multivitamínico que contenga hierro en momentos diferentes del día.

Favorezca la absorción del hierro con zumo de naranja. Su organismo absorberá mejor el hierro si en su sangre existen unos niveles adecuados de vitamina C.

Tome los suplementos con alimentos. Las vitaminas se absorben mejor en presencia de los alimentos. Se produce un aumento del flujo sanguíneo a través del intestino y el mecanismo de absorción es más eficaz.

Limite el consumo de alcohol. Si durante la comida toma vino u otra bebida alcohólica, debe esperar alrededor de 2 horas para tomar las vitaminas. El alcohol puede interferir en la absorción de las vitaminas. Por el mismo motivo, nunca tome los suplementos multivitamínicos con alcohol.

VITAMINAS Y MINERALES

Todo lo que una mujer necesita

¿Le proporciona la dieta todos los nutrientes que necesita? ¿Necesita tomar suplementos? En caso afirmativo, ¿cuáles? Para saber cuáles son las vitaminas y los minerales que debe proporcionarle la dieta y la cantidad necesaria de cada uno de ellos para gozar de una salud óptima, consulte la siguiente lista confeccionada específicamente para la mujer activa de hoy. Si considera que su estado de salud (p. ej., si es diabética o padece una infección crónica como una hepatitis) o su estilo de vida (p. ej., si apenas hace vida al aire libre o es aficionada a la comida rápida) pueden ser responsables de algún déficit nutricional, es preciso que hable con su médico, que le recomendará un tratamiento con suplementos adecuados a sus necesidades.

VITAMINAS

Vitamina A (retinol)

Efectos en el organismo: contribuye a mantener una visión normal en condiciones de poca luz; forma y mantiene la estructura y las funciones normales de las mucosas para garantizar la salud de ojos, piel, cabello, encías y diversas glándulas; contribuye a la formación de los huesos y de los dientes y mantiene en buen estado su sistema inmunitario.

Necesidades-cantidad diaria recomendada: 5.000 UI.

De especial importancia: si es fumadora, padece diabetes, se alimenta básicamente de comidas rápidas, está combatiendo una infección, se esta recuperando de una intervención quirúrgica o está expuesta a niveles elevados de contaminación.

Fuentes alimentarias recomendadas: hígado, zanahorias, leche desnatada enriquecida, calabaza, boniatos, verdura de hoja verde (como espinacas y col), atún, halibut, melón, mangos, albaricoques, bróculi y sandía.

Vitamina B_1 (tiamina)

Efectos en el organismo: es una vitamina decisiva para la energía, importante para el metabolismo de los hidratos de carbono; mantiene la función de los nervios, el tono muscular, un apetito normal y una actitud mental saludable.

Necesidades-cantidad diaria recomendada: 1,3-1,5 mg. En la mujer embarazada, 1,8 mg.

De especial importancia: si es bebedora de grandes cantidades de alcohol, si sigue una dieta hipocalórica para perder peso o si consume mucho café. Las mujeres mayores de 70 años de edad cuyas dietas son carenciales o que se recuperan de una intervención quirúrgica presentan un mayor riesgo de déficit de esta vitamina.

Fuentes alimentarias recomendadas: cerdo magro, menudillos, leche, huevos, germen de trigo, pasta, cacahuetes, legumbres, sandía, naranjas, arroz integral y harina de avena.

Vitamina B_2 (riboflavina)

Efectos en el organismo: esencial para el crecimiento y la reparación de los tejidos; importante para un metabolismo eficaz de los hidratos de carbono, las grasas y las proteínas. Contribuye a la formación de los glóbulos rojos o hematíes en la médula ósea así como al funcionamiento de las glándulas suprarrenales (unas glándulas localizadas sobre el riñón que producen adrenalina y cortisol entre otras hormonas).

Necesidades-cantidad diaria recomendada: 1,3-1,5 mg.

De especial importancia: si practica ejercicio a diario o realiza un ejercicio extenuante (p. ej., deportistas profesionales), si su dieta es carencial, está embarazada o en período de lactancia o consume grandes cantidades de alcohol. Las mujeres mayores de 70 años cuya dieta es carencial presentan un riesgo más elevado de déficit de riboflavina.

Fuentes alimentarias recomendadas: menudillos, leche desnatada, queso bajo en grasa o queso magro de tipo requesón, cereales enriquecidos, aguacates, margarinas, mandarinas, ciruelas, espárragos, bróculi, champiñones, buey magro, salmón y pollo.

Vitamina B_3 (ácido nicotínico o vitamina PP)

Efectos en el organismo: importante para el metabolismo eficaz de los hidratos de carbono, la grasa y las proteínas; necesaria para que las células puedan utilizar el oxígeno.

Necesidades-cantidad diaria recomendada: 15-20 mg.

De especial importancia: en caso de un aumento de los valores sanguíneos de colesterol o si tiene antecedentes de enfermedades cardiovasculares (o ambas circunstancias a la vez).

Fuentes alimentarias recomendadas: carne magra, menudillos, pescados, aves, mantequilla de cacahuete, legumbres, germen de soja, cereales y panes integrales, bróculi, espárragos, higos, dátiles y patatas asadas. Además, la leche desnatada es rica en triptófano, un aminoácido que en el organismo se convierte en niacina.

Vitamina B_5 (ácido pantoténico)

Efectos en el organismo: importante para el metabolismo eficaz de los hidratos de carbono, las grasas y las proteínas, contribuye a la formación de glóbulos rojos, hormonas y sustancias que intervienen en la transmisión nerviosa; contribuye a mantener unos niveles normales de glucosa en sangre.

Necesidades-cantidad diaria recomendada: 25 mg.

De especial importancia: para las personas que sufren artitris reumatoide.

Fuentes alimentarias recomendadas: menudillos, carne, pescado, huevos, cereales integrales, champiñones, aguacates, bróculi, cacahuetes, anacardos, lentejas y germen de soja.

Vitamina B_6 (piridoxina)

Efectos en el organismo: importante para el metabolismo eficaz de los hidratos de carbono, las grasas y las proteínas; contribuye a la producción de glóbulos rojos o hematíes; mantiene la integridad del sistema nervioso central (el cerebro y la médula espinal). De todas las vitaminas del complejo B, la vitamina B_6 es la más importante para el mantenimiento de un sistema inmunitario sano.

Necesidades-cantidad diaria recomendada: 2-2,5 mg.

De especial importancia: si está tomando anticonceptivos orales, está embarazada, presenta síntomas de tensión premenstrual o tiene más de 70 años de edad.

Fuentes alimentarias recomendadas: pescado, menudillos, huevos, legumbres, germen de trigo, levadura, aguacates, plátanos, coliflor, pimientos verdes, patatas, espinacas y pasas de Corinto.

Vitamina B_8 (biotina)

Efectos en el organismo: importante para el metabolismo de los hidratos de carbono, las grasas y las proteínas.

Cantidad diaria recomendada: 300 µg.

De especial importancia: si está recibiendo un tratamiento prolongado con antibióticos, su dieta es deficitaria o sigue una dieta muy baja en calorías para perder peso.

Fuentes alimentarias recomendadas: mantequilla de cacahuete, harina de avena, germen de trigo, aves, coliflor, frutos secos, legumbres, quesos magros o bajos en grasas y champiñones.

Vitamina B_{11} (ácido fólico, folato)

Efectos en el organismo: importante para la síntesis de ADN y ARN, los dos ácidos nucleicos responsables del código genético, vital para todas las células del organismo; contribuye al desarrollo de los glóbulos rojos o hematíes.

Necesidades-cantidad diaria recomendada: 400 µg. En la mujer embarazada, 800 µg.

De especial importancia: si es bebedora de cantidades importantes de alcohol, está embarazada, sigue una dieta baja en calorías, padece una drepanocitosis, desea quedarse embarazada, ha sobrepasado la menopausia o tiene más de 70 años de edad.

Fuentes alimentarias recomendadas: legumbres, aves, atún, hígado, huevos, germen de trigo, champiñones, naranjas, espárragos, bróculi, espinacas, plátanos, fresas y melón.

Vitamina B_{12} (cianocobalamina)

Efectos en el organismo: importante para la formación de los glóbulos rojos; mantiene el tejido nervioso y contribuye al metabolismo de los hidratos de carbono, las grasas y las proteínas.

Necesidades-cantidad diaria recomendada: 3-4 µg.

De especial importancia: si es usted fumadora, vegetariana o sigue una dieta macrobiótica, o tiene más de 70 años de edad.

Fuentes alimentarias recomendadas: salmón, queso bajo en grasas de tipo requesón, emperador, atún, almejas, cangrejos, mejillones, ostras, hígado y carne magra de buey o de cerdo.

Vitamina C (ácido ascórbico)

Efectos en el organismo: esta vitamina es un antioxidante que protege a las células de las lesiones neutralizando los radicales libres responsables de la oxidación en el organismo; sintetiza y mantiene el colágeno, la sustancia que mantiene unidas las células corporales; facilita la cicatrización y curación de las heridas y quemaduras; mantiene las encías, los dientes, los huesos y los vasos sanguíneos sanos; aumenta la absorción de hierro.

Necesidades-cantidad diaria recomendada: 60-100 mg.

De especial importancia: si es usted fumadora o está expuesta al humo del tabaco y en consecuencia es una fumadora pasiva, es diabética, se encuentra en el posoperatorio, bebe cantidades importantes de alcohol o está embarazada.

Fuentes alimentarias recomendadas: naranjas, pomelos, fresas, tomates, espinacas, col, melones, bróculi, kiwi, frambuesas, menudillos y coles de Bruselas.

Vitamina D (calciferol)

Efectos en el organismo: aumenta y regula la absorción de calcio y fósforo, contribuye a la formación de los huesos y de los dientes.

Necesidades-cantidad diaria recomendada: 400 UI o 10 µg.

De especial importancia: si consume grandes cantidades de alcohol, no bebe leche, no se expone lo suficiente a la radiación solar o tiene más de 70 años de edad.

Fuentes recomendadas: luz solar, leche entera o leche desnatada enriquecida, pescados grasos como atún, salmón, sardinas y cereales enriquecidos.

Vitamina E (tocoferol)

Efectos en el organismo: esta vitamina es un antioxidante que protege las células de las lesiones ya que neutraliza los radicales libres que provocan reacciones de oxidación en el organismo; importante para estabilizar las membranas celulares; además protege el tejido del pulmón frente a la contaminación ambiental. Además, la vitamina E protege las venas y las arterias hasta el punto de que se recomienda a las personas que han padecido un infarto.

Necesidades-cantidad diaria recomendada: 100-400 UI o 10-15 mg. Si toma suplementos, la dosis recomendada es de 300 mg diarios.

De especial importancia: si es usted una gran bebedora de alcohol y está expuesta a la contaminación ambiental.

Fuentes alimentarias recomendadas: leche, huevos, quesos, frutos secos, aceites vegetales, germen de trigo, mangos, moras, manzanas, bróculi, cacahuetes, espinacas y panes integrales.

Vitamina K

Efectos en el organismo: la vitamina K controla e interviene en la coagulación de la sangre; contribuye al mantenimiento de unos huesos sanos así como a la curación de las fracturas.

Necesidades-cantidad diaria recomendada: 70 µg.

De especial importancia: si sigue una dieta muy baja en calorías o está tomando un tratamiento muy prolongado con antibióticos por vía oral.

Fuentes alimentarias recomendadas: carne de cerdo, té verde, espinacas, bróculi, coles de Bruselas, col, espárragos, perejil, garbanzos, coliflor, lentejas, zanahorias, aguacates y tomates.

Minerales

Calcio

Efectos en el organismo: forma los huesos y los dientes, mantiene la masa ósea, contribuye a la transmisión del impulso nervioso, a la función muscular y a la coagulación de la sangre; mantiene un sistema inmunitario sano.

Necesidades-cantidad diaria recomendada: 1.200-1.500 mg.

De especial importancia: si se encuentra en el período posmenopáusico y no sigue un tratamiento de sustitución con estrógenos, es bebedora, su estilo de vida es sedentario, sigue una dieta baja en calorías, rica en proteínas o rica en fibra, padece intolerancia a la lactosa, está embarazada o en período de lactancia. En las mujeres posmenopáusicas que no siguen un tratamiento de sustitución hormonal y en todas las mujeres de más de 65 años de edad las necesidades diarias aumentan hasta 1.500 mg.

Fuentes alimentarias recomendadas: sobre todo, leche entera y desnatada, queso curado, queso magro y bajo en grasas, yogur natural y desnatado, salmón, sardinas, bróculi, alubias, almendras, nabos y zumo de naranja enriquecido con calcio.

Cinc

Efectos en el organismo: este mineral contribuye a mantener un sistema inmunitario en forma; combate las enfermedades; mantiene la piel, los huesos y el cabello en buen estado; contribuye a las funciones de digestión y respiración; es importante para el desarrollo y el funcionamiento de los órganos sexuales; participa en la curación y cicatrización de las heridas; contribuye a mantener el sentido normal del gusto.

Necesidades-cantidad diaria recomendada: 15 mg.

De especial importancia: si es usted vegetariana, sigue una dieta muy baja de calorías, está tomando un tratamiento con diuréticos, padece una diabetes, bebe grandes cantidades de alcohol, suda en exceso o tiene más de 70 años de edad.

Fuentes alimentarias recomendadas: carne de buey magra, germen de trigo, marisco, legumbres, frutos secos, aves, leche desnatada y queso bajo en grasas.

Cobre

Efectos en el organismo: facilita la absorción de hierro; contribuye a la formación de los glóbulos rojos; desarrolla y mantiene los vasos sanguíneos, tendones y huesos; contribuye al funcionamiento del sistema nervioso central; necesario para el color normal del cabello; importante para la fertilidad.

Necesidades-cantidad diaria recomendada: no establecidas, pero parecen aumentar durante el embarazo.

De especial importancia: si está tomando suplementos de cinc (el cinc y el cobre han de estar equilibrados en una proporción de 10:1) o tiene más de 70 años de edad.

Fuentes alimentarias recomendadas: hígado, ostras y mariscos en general, frutos secos, cerezas, cacao, champiñones, gelatina, cereales, pescado y legumbres.

Cromo

Efectos en el organismo: contribuye al metabolismo adecuado de los hidratos de carbono, las grasas y las proteínas; contribuye a una acción efectiva de la insulina.

Necesidades-cantidad diaria recomendada: 125-200 µg.

De especial importancia: si está embarazada, practica ejercicio agotador con regularidad (p. ej., carreras) o tiene más de 70 años de edad.

Fuentes alimentarias recomendadas: cereales integrales, bróculi, zumo de uva, zumo de naranja, carne magra, pimienta negra, quesos magros o bajos en grasas.

Flúor

Efectos en el organismo: contribuye al mantenimiento de los huesos y los dientes; contribuye a prevenir la caída de los dientes.

Necesidades-cantidad diaria recomendada: no establecidas.

De especial importancia: vivir en regiones en las que el agua no está fluorada, ya que puede propiciar la aparición de caries.

Fuentes alimentarias recomendadas: agua fluorada, espinacas, lechuga, manzanas, pescado y té. El agua mineral con gas habitualmente contiene 7,8 mg por litro.

Fósforo

Efectos en el organismo: contribuye a la formación de huesos y dientes; contribuye a la masa ósea; forma el tejido muscular; contribuye al metabolismo adecuado de los hidratos de carbono, grasas y proteínas; es un componente del ADN y el ARN, los ácidos responsables del código genético, vital para todas las células del organismo.

Necesidades-cantidad diaria recomendada: no establecidas.

De especial importancia: si es usted una gran bebedora de alcohol o utiliza con regularidad preparados antiácidos que contienen magnesio o aluminio.

Fuentes alimentarias recomendadas: carnes magras, pescado, aves, productos lácteos desnatados o semidesnatados, cereales.

Hierro

Efectos en el organismo: transporta el oxígeno por la sangre, contribuye al metabolismo energético.

Necesidades-cantidad diaria recomendada: 10-18 mg.

De especial importancia: si está en la edad fértil (por las pérdidas con la menstruación), sigue una dieta baja en calorías, está embarazada o en período de lactancia, es vegetariana o tiene más de 70 años y unos hábitos dietéticos poco saludables establecidos desde hace muchos años.

Fuentes alimentarias recomendadas: almejas, espárragos, carne magra y roja, carne de ave, hígado, ciruelas, pasas, espinacas, germen de soja y tofu.

Magnesio

Efectos en el organismo: esencial para la mayoría de los procesos del organismo incluyendo el metabolismo de la glucosa, los procesos de energía celular, contracción muscular y función nerviosa; contribuye a la formación de huesos y dientes.

Necesidades-cantidad diaria recomendada: 400-800 mg.

De especial importancia: si sigue una dieta baja en calorías, padece diabetes, bebe alcohol, está embarazada, toma diuréticos, practica ejercicio extenuante con regularidad o tiene más de 70 años de edad.

Fuentes alimentarias recomendadas: frutos secos, espinacas, germen de trigo, sésamo, marisco, queso magro o bajo en grasas, patatas asadas, bróculi y plátanos.

Manganeso

Efectos en el organismo: contribuye a la formación de huesos, facilita el desarrollo del tejido conjuntivo; contribuye a la coagulación de la sangre; ayuda al metabolismo adecuado de los hidratos de carbono, las grasas y proteínas.

Necesidades-cantidad recomendada: no establecidas.

De especial importancia: si está tomando dosis elevadas de suplementos de calcio o hierro, sigue una dieta muy baja en calorías o está recibiendo alimentación por vía intravenosa.

Fuentes alimentarias recomendadas: frutos secos, cereales, legumbres, té, espinacas y otras verduras de hoja verde.

Molibdeno

Efectos en el organismo: contribuye al metabolismo de los hidratos de carbono, las grasas y las proteínas; es un componente del esmalte de los dientes.

Necesidades-cantidad diaria recomendada: 70-250 µg.

De especial importancia: si sigue una dieta muy baja en calorías o está recibiendo una alimentación por vía intravenosa.

Fuentes alimentarias recomendadas: legumbres, hígado, carnes magras, cereales integrales, panes integrales y leche desnatada.

Potasio

Efectos en el organismo: contribuye a mantener el equilibrio ácido-básico del organismo; participa en la función muscular, en la producción de energía y en la síntesis de proteínas; necesario para la liberación de insulina por parte del páncreas; contribuye a mantener una presión arterial normal; junto con el sodio ayuda a regular el equilibrio hídrico del organismo.

Necesidades-cantidad diaria recomendada: no establecidas.

De especial importancia: si padece hipertensión o está tomando diuréticos (además de aumentar la producción de orina, los diuréticos contribuyen a una pérdida de potasio por la orina, excepto los diuréticos denominados ahorradores de potasio que evitan la pérdida de este mineral).

Fuentes alimentarias recomendadas: patatas asadas, fruta seca, yogur semidesnatado y desnatado, melón, espinacas, plátanos, champiñones, leche desnatada y tomates.

Selenio

Efectos en el organismo: contribuye a determinadas funciones antioxidantes; estimula la formación de anticuerpos y refuerza el sistema inmunitario.

Necesidades-cantidad diaria recomendada: 100 µg en forma de suplemento.

De especial importancia: carece de consideraciones especiales.

Fuentes alimentarias recomendadas: hígado, yema de huevo, carnes magras, cereales integrales (sobre todo trigo), productos lácteos magros o bajos en grasas, pescado, marisco, champiñones, lentejas, pimiento rojo, ajo y nueces del Brasil.

Sodio

Efectos en el organismo: contribuye al equilibrio hídrico y al equilibrio ácido-básico del organismo; participa en la producción de la bilis, sudor y lágrimas; participa en la contracción muscular; contribuye a las funciones del sistema nervioso desempeñando un papel clave en la transmisión de impulsos nerviosos.

Cantidad diaria recomendada: no establecidas.

Consideraciones especiales: el sodio está presente en la mayoría de los alimentos que ingerimos, por lo que no es necesario prestar especial atención a su consumo; las personas con problemas de hipertensión arterial y alteraciones del riñón deben seguir dietas bajas en sodio.

Yodo

Efectos en el organismo: interviene en la producción de hormonas tiroideas, que están relacionadas con la producción de energía, el crecimiento, la función nerviosa y muscular y la circulación.

Necesidades-cantidad diaria recomendada: no establecidas.

De especial importancia: si vive en regiones alejadas del mar o padece un bocio.

Fuentes alimentarias recomendadas: espinacas, langosta, gambas, ostras y en general cualquier marisco; leche desnatada.

Cuarta Parte

La dieta y el peso

CAPÍTULO CUARENTA Y CUATRO

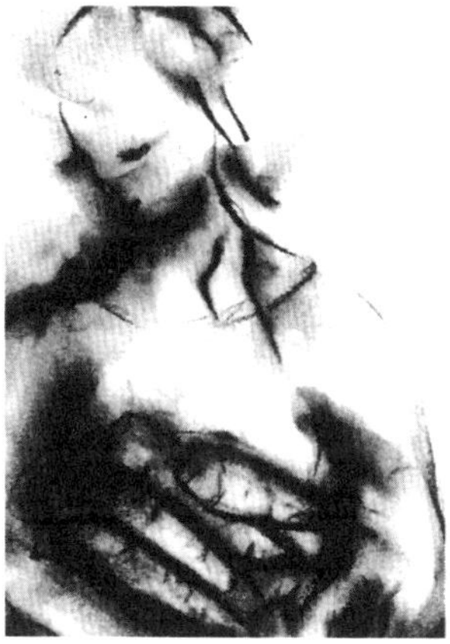

EL PESO IDEAL

¿Cuál es su peso ideal?

Alrededor de la mitad de las 200 mujeres entrevistadas en el sondeo de *Saber comer* consideraban que debían perder peso. Algunas estaban convencidas de que como mínimo 20 kg y otras, en cambio, 1 o 2 kg como máximo.

Algunas de las mujeres que contestaron al sondeo mencionaron que intentaban seguir una dieta hipocalórica para volver a su peso previo al embarazo y otras simplemente deseaban volver a enfundarse los pantalones vaqueros antes de que llegara el verano, después de haber ganado varios kilos durante los meses de invierno. Otras mujeres habían alcanzado su peso ideal y mencionaron que se esforzaban para mantenerlo.

No resulta nada sorprendente que los resultados de este sondeo coincidan con las estadísticas de estudios clínicos a gran escala. De acuerdo con un sondeo de toda la nación, casi uno de cada dos adultos considera que presenta un exceso de peso. Las mujeres tienen muchas más probabilidades de considerar que padecen un exceso de peso que los hombres: alrededor del 40 % de las mujeres entrevistadas trataban de perder peso.

Un estudio similar llevado a cabo por el Consejo del Control Calórico, una asociación de fabricantes de alimentos y bebidas bajos en calorías y en grasas, ha puesto de manifiesto que el 69 % de las mujeres adultas norteamericanas consideran que necesitan perder peso, y el 30 % siguen actualmente una dieta.

Sin embargo, ¿cuál es el peso ideal? A lo largo de los años esta pregunta parece haber obsesionado a muchas mujeres. Es raro encontrar a una mujer que se muestre satisfecha con el peso que le indica la balanza.

¿Qué está sucediendo? ¿Necesitan perder peso en realidad todas estas mujeres o están obsesionadas injustificadamente? A continuación se abordan las opiniones de diferentes expertos.

Cada persona (y cada cuerpo) es diferente

Durante años, tanto los hombres como las mujeres se han basado como referencia en las tablas de peso publicadas por las compañías aseguradoras y los organismos oficiales de salud de los diferentes países.

No obstante, las autoridades científicas de este campo consideran que estas tablas son demasiado «indulgentes» desde el punto de vista de la salud. En realidad, la Asociación Americana de Cardiología ha llegado a la conclusión de que es mejor olvidarse de ellas. Algunas consideran que para una mujer de complexión grande y una estatura de 160 cm, 70 kg es un peso «deseable». En una mujer con dichas características, el peso deseable sería de 65 kg.

El problema es que estas tablas se basan en las tasas de mortalidad y la esperanza de vida de millones de asegurados, especialmente de Estados Unidos. Según el doctor Castelli, director médico de un estudio clínico sobre enfermedades cardíacas, las tablas de las compañías aseguradoras sanitarias no tienen en cuenta que muchas personas delgadas que fallecen son fumadoras o padecen diversas enfermedades. Si de los cálculos actuales se eliminara a las personas enfermas y a los fumadores, seguramente los pesos deseables serían mucho más bajos. En otras palabras, si realmente desea saber cuál es el peso saludable, debe fijarse en las personas sanas y no en las enfermas y fumadoras.

En lugar de las tablas de altura y peso, los expertos en obesidad defienden la utilización de dos criterios alternativos para un peso óptimo: el índice de masa corporal (IMC) y el cociente cintura/cadera.

Una mejor forma de determinar la masa corporal

El IMC es una fórmula simple que relaciona la altura con el peso.

En comparación con las tablas de talla y peso de las compañías aseguradoras sanitarias y los organismos sanitarios, el IMC es más preciso, por lo que es el mejor de ambos métodos. Además, es mucho más fácil de utilizar. Como consecuencia, la mayoría de los expertos han adoptado el IMC para valorar si una persona padece obesidad o sobrepeso o, por el contrario, se encuentra en unos límites aceptables.

Para calcularlo, divida su peso en kilogramos por su altura en metros al cuadrado.

Por ejemplo, si pesa 62 kg y mide 1,65 m, su índice de masa corporal es el siguiente: $62/1{,}65^2 = 22{,}7$.

Esta cifra, 22,7, es su índice de masa corporal. Los expertos consideran que el IMC óptimo se encuentra entre 22,4 (para las mujeres) y 22,7 (para los hombres). Se considera que existe una obesidad moderada cuando el índice es superior a 24-25 e importante cuando es superior a 35-40.

En otras palabras, al igual que ocurre con los valores sanguíneos de colesterol, no existe un único IMC que sea el «correcto». Para cada persona el IMC ideal depende de la presencia o no de otros factores de riesgo de determinadas enfermedades relacionadas con el peso (p. ej., diabetes, hipertensión, cardiopatías...). Para saber cuál es su IMC ideal, es conveniente que se plantee las preguntas siguientes.

¿Presenta un riesgo de cardiopatías? Un estudio clínico a gran escala llevado a cabo en Estados Unidos indica que un IMC inferior a 22 es ideal para la prevención de las cardiopatías. Los investigadores observaron que en las mujeres cuyo IMC era inferior a 21, el riesgo de cardiopatías era casi insignificante. El riesgo aumentó gradualmente para las mujeres con un IMC de 21 a 25. Para IMC superiores a 25, los riesgos para la salud, sobre todo de cardiopatías, aumentaron más rápidamente.

¿Padece usted diabetes o presenta un riesgo de padecerla? De acuerdo con la Asociación Americana de Diabetes, las mujeres con un IMC de 28 o superior presentan un riesgo mucho mayor de diabetes. En consecuencia, en relación con la diabetes es más adecuado un IMC de 27 o inferior.

¿Padece usted otras enfermedades crónicas? El riesgo de padecer enfermedades como gota, artritis, hipercolesterolemia o hipertrigliceridemia es mayor cuando el IMC es superior a 27. Los estudios clínicos demuestran que cuanto mayor es el IMC, más elevado es el riesgo. Con un IMC de 27, los riesgos aumentan bruscamente, por lo que los expertos consideran que un IMC de 27 es el valor de punto de corte.

¿Presenta un riesgo de cáncer de mama? Para las mujeres con antecedentes familiares de cáncer de mama (p. ej., una madre o hermana que hayan padecido este cáncer) los expertos aconsejan un IMC inferior a 27.

¿Qué edad tiene? Si tiene menos de 35 años, los expertos aconsejan mantener un IMC inferior a 25, ya que a medida que envejecemos es más fácil aumentar de peso; por otra parte, los estudios han demostrado que un IMC inferior a 25 confiere mayor protección para la salud que un IMC de 26 o 27.

Con independencia de su edad o de los factores de riesgo individuales, como hipertensión, diabetes, antecedentes de infarto o coronariopatía en su familia, etc., la mayoría de los expertos consideran que un IMC superior a 27 es más perjudicial para su salud en conjunto.

¿Su peso es insuficiente? Existen muchas personas con un IMC inferior a 18 que gozan de muy buena salud. No obstante, los expertos en nutrición recomiendan que las mujeres cuyo IMC sea inferior a 18 consulten con su médico, que probablemente llevará a cabo un reconocimiento completo.

Cociente cintura/cadera

El cálculo del IMC es un buen parámetro para conocer la cantidad de grasa corporal, pero no es el único. También es importante saber cuál es la región de su cuerpo en la que se acumula la grasa. Los investigadores han determinado que la grasa

CÓMO DETERMINAR EL COCIENTE CINTURA/CADERA

Los expertos en control de peso afirman que en las mujeres la determinación del cociente cintura/cadera permite evaluar mejor los riesgos para la salud que pesarse en una báscula.

La relación entre estos dos parámetros, lo que se denomina cociente cintura/cadera, le indica dónde se acumula la grasa en su cuerpo.

Para saber cuál es su cociente cintura/cadera, siga los siguientes pasos:

1. Coloque la cinta métrica entre el extremo superior de la cadera y el punto donde termina la parrilla costal.
2. Con la ayuda de una cinta métrica, mida la distancia entre estos dos puntos y también el perímetro de la cintura.
3. Mida sus caderas en el punto más ancho.
4. Divida la medida de la cintura por la de las caderas.

Las mujeres cuyo cociente es superior a 0,8 presentan un mayor riesgo de sufrir enfermedades cardíacas, diabetes, hipertensión y, posiblemente, cáncer de mama.

que se asocia con mayores riesgos para la salud es la que se acumula en la parte superior del cuerpo: el abdomen y las regiones por encima del abdomen (lo que los expertos denominan obesidad central o, en el caso de las mujeres, la mencionada forma de manzana); por el contrario, la grasa que se acumula en los muslos y en las caderas (lo que los expertos denominan obesidad periférica o, en el caso de las mujeres, forma de pera), parece acarrear menos riesgos para la salud.

Cada vez más, los expertos consideran que en la determinación de los riesgos para la salud la grasa corporal acumulada, pero sobre todo la distribución de la grasa corporal, puede ser más importante que el peso corporal en sí. Así pues, cualquier medida que indique la distribución de la grasa corporal proporciona mayor información que el peso en kilos.

Por esta razón, los expertos han establecido el cociente cintura/cadera. En una persona que tiene un IMC de 26, pero presenta gran cantidad de grasa central en comparación con otra persona con un IMC superior a 26, pero con una gran cantidad de grasa acumulada por debajo de la cintura, los expertos le recomendarían un tratamiento más agresivo para perder peso que a la segunda debido a la localización de la grasa. Para muchas personas y, en especial las mujeres, el cociente cintura/cadera parece ser una buena medida del riesgo individual de padecer enfermedades cardiovasculares, ya que la grasa acumulada en la parte superior del cuerpo se correlaciona mejor con la grasa visceral, es decir, con la grasa que se acumula alrededor de los órganos internos como el corazón o los riñones.

Evite o frene el aumento de peso cuando llegue a la edad madura

No obstante, según los expertos, sigue siendo necesario pesarse de vez en cuando para controlar el peso. Por otra parte, para calcular el IMC, es necesario conocer el peso corporal. Y recuerde que cuanto menor sea su peso corporal, menor será su IMC. Pero si aumenta de peso, por supuesto, también aumentará su IMC.

No es necesario pesarse más de una vez por semana. Las fluctuaciones de peso diarias o semanales, que se deben principalmente a la retención de líquidos, son muy frecuentes y normales. Por ejemplo, una mujer puede pesar 2 o 3 kg más los días previos a la menstruación por la retención de líquidos, pero estos kilos adicionales no representan grasa o músculo sino sólo líquidos.

Numerosas mujeres están obsesionadas con la báscula. Cuando siguen una dieta hipocalórica incluso se pesan cada 2 horas y, después de hacer ejercicio, ¡vuelven a pesarse! y, dado que en general la báscula suele señalar el mismo peso, se deprimen.

El doctor Gullo, presidente del Instituto de Salud de la Universidad de Columbia, recuerda que a menudo una mujer aspira a alcanzar un valor concreto de peso y tiende a deprimirse si no logra alcanzarlo o mantenerlo. Según este experto lo importante es perder peso lentamente y mantener el peso saludable.

Algunos investigadores consideran que por cada 5 kg ganados una vez cumplidos los 18 años de edad, el riesgo de padecer un infarto de miocardio en años posteriores aumenta significativamente. Incluso un aumento de peso moderado puede incrementar el riesgo de padecer hipertensión y diabetes y repercutir en los valores sanguíneos de colesterol. Si usted tiene 35-45 años de edad y aumenta unos 8 kg, es importante que modifique inmediatamente su estilo de vida y no espere a ganar algunos kilos más para tomar medidas, ya que los riesgos de un infarto de miocardio son mucho mayores.

Las dietas yoyó no son un problema para la salud

Si ha seguido diversas dietas ininterrumpidamente con las que ha ganado y perdido peso con facilidad y de manera rápida, probablemente será reacia a iniciar otra dieta después de haber oído decir que las dietas yoyó son mucho *peores* para la salud que el hecho de padecer cierto sobrepeso. Las dietas yoyó, conocidas también como cambios cíclicos del peso, pueden ser más perjudiciales desde un punto de vista psicológico que físico. Según la doctora Brownell, del Instituto Nacional de Salud de Maryland, las oscilaciones de peso perjudican sobre todo a la autoestima de las personas; perder 5-10 kg para recuperarlos de nuevo y volver a perderlos no tiene un efecto perjudicial sobre el metabolismo, no produce un aumento de los niveles sanguíneos del colesterol ni repercute negativamente en la presión arterial. Además, el hecho de que gane y pierda peso repetidamente tampoco le impedirá perder peso más adelante cuando vuelva a ponerse a régimen.

Sin embargo, algunos expertos continúan indicando que las dietas yoyó pueden crear resistencia a la pérdida de peso fundamentalmente porque el tejido adiposo se acumula en regiones resistentes a la restricción de calorías y de grasas, como el abdomen, las caderas o las rodillas.

Perder definitivamente el exceso de peso. Ni en seres humanos ni en animales de experimentación se ha demostrado que las oscilaciones cíclicas de peso constituyan un problema real y, aunque ningún experto en nutrición recomendaría estas oscilaciones, si presenta usted un sobrepeso, debe intentar perder los kilos que le sobran aunque más tarde vuelva a recuperarlos.

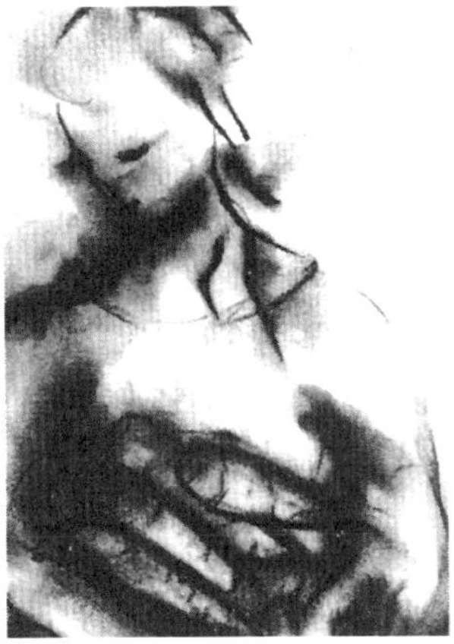

Capítulo Cuarenta y cinco

RECURSOS DIETÉTICOS

Estrategias que no ayudan a perder peso

Muchas mujeres no dejan nada al azar: no juegan a la lotería y tampoco se arriesgan a invertir su dinero en la bolsa. Siempre intentan valorar las posibilidades de éxito de cualquier negocio o acción que emprenden. Sin embargo, sorprendentemente estas mujeres pueden haber derrochado grandes cantidades de dinero siguiendo las llamadas dietas y curas milagrosas sin haber perdido los kilos que dichas dietas prometían perder.

La publicidad del estilo de «consiga una figura esbelta en un mes, sin pasar hambre y sin esfuerzos» es tan atractiva que muchas mujeres caen en la trampa una y otra vez.

En el mundo occidental suele invertirse una cantidad considerable de dinero en dietas y diferentes estrategias para adelgazar: dietas ricas en proteínas, dietas sin proteínas, dieta del pomelo, batidos, galletas con sabor a chocolate, flanes sin calorías, cremas reductoras, masajes y gimnasias pasivas, infusiones para perder peso e infinidad de soluciones milagrosas para conseguir la figura esbelta que suele mostrar la propaganda.

De acuerdo con la Food and Drug Administration (FDA), organismo de Estados Unidos que autoriza en este país la comercialización de medicamentos y productos alimenticios, los norteamericanos se gastan más de 30 millardos de dólares en estas dietas y complementos para adelgazar.

La idea de una solución rápida para perder peso es sumamente atractiva, según indica la doctora Zelitch, directora del programa de obesidad y trastornos de la alimentación del Instituto Nacional de Salud de Maryland. Es raro que una mujer con sobrepeso no haya decidido, al menos en una ocasión, seguir una dieta de este tipo o confiar en el método milagroso y revolucionario para adelgazar de cualquier publicidad engañosa sobre el tema. Si estas dietas y métodos «milagrosos» para perder peso surtieran efecto, la gente daría por bien empleado el dinero invertido, pero no es así. Por supuesto, a corto plazo algunas de estas dietas ayudan a perder peso, pero a la larga siempre se acaba recuperando el peso perdido e incluso algún kilo más.

Si a la larga no funcionan, es que no son eficaces. Si existiera una dieta milagrosa o una estrategia que en realidad nos hiciera adelgazar para siempre, todas las personas con problemas de peso la habrían adoptado y simplemente nadie sufriría problemas de sobrepeso u obesidad.

Por otra parte, muchas de estas dietas no sólo son poco eficaces para perder peso sino que son peligrosas para la salud: por ejemplo, algunas indican que para adelgazar es necesario consumir una gran cantidad de grasas y muy pocas proteínas e hidratos de carbono; otras, por el contrario, aconsejan comer sólo alimentos ricos en proteínas.

DIETAS BASADAS EN HIDRATOS DE CARBONO: EFICACES PERO...

Estas dietas se basan en el principio de que los alimentos que son ricos en hidratos de carbono, como los cereales, la fruta y las verduras, producen sensación de saciedad pero no engordan. Así, estas dietas recomiendan el consumo de fruta fresca, verduras y cereales integrales para obtener un 80 % de las calorías diarias totales a partir de estos alimentos ricos en hidratos de carbono, un 10 % de las calorías a partir de alimentos ricos en proteínas y el 10 % restante a partir de los alimentos ricos en grasas. Algunas de estas dietas son esencialmente vegetarianas, con una restricción absoluta de los alimentos ricos en proteínas. Otras variantes permiten una pequeña cantidad de alimentos proteicos, como máximo 100 g de carne al día. Una de estas dietas, el régimen Pritikin, permite consumir hidratos de carbono pero prohíbe todas las grasas, por lo cual se corre el riesgo de padecer carencias vitamínicas (las vitaminas A, D y K, que son liposolubles, es decir, se absorben en un medio graso) y de los ácidos grasos esenciales.

¿Son eficaces? Según los expertos, estas dietas son eficaces para algunas personas. Puesto que los hidratos de carbono sacian el apetito y al mismo tiempo suministran un número relativamente bajo de calorías, se puede perder peso. También resulta más fácil seguir esta dieta durante mucho tiempo sin recuperar el peso perdido porque no se experimenta la sensación de privación y carencia de alimentos que producen otras dietas.

Sin embargo, el inconveniente de estas dietas es el de la cantidad. Aunque los hidratos de carbono aportan aproximadamente la mitad de calorías que las grasas, siguen *conteniendo* calorías. Así pues, si sigue esta dieta y se come un paquete entero de galletas integrales, bajas en grasas, es muy probable que no pierda peso porque las galletas, a pesar de no tener grasas, contienen un número elevado de calorías.

¿Son seguras para la salud? Las dietas basadas en hidratos de carbono suelen ser seguras desde un punto de vista de la salud siempre que incluyan el número suficiente de proteínas. En una dieta, como mínimo, el 10 % de las calorías diarias (al menos 50 g) deben proceder de alimentos ricos en proteínas.

Las proteínas son esenciales para el organismo. Si no se obtienen de los alimentos ingeridos, el cuerpo degradará el propio tejido muscular, incluyendo el tejido muscular cardíaco, para conseguir las proteínas requeridas.

Para evitar el exceso de calorías, es aconsejable consumir proteínas vegetales, es decir, legumbres, y restringir las proteínas de origen animal.

Además, el seguimiento de una dieta rica en hidratos de carbono y baja en grasas con un consumo mínimo de proteínas, es saludable siempre que contenga un mínimo de vitaminas, minerales y otros nutrientes. Además de consumir a diario 2 raciones de fruta, 3 raciones de verduras, 100-120 g de carne como la de pavo o pollo (sin piel) o pescado, debe incluir 2 raciones de alimentos ricos en calcio como leche desnatada o semidesnatada o quesos bajos en grasas.

Las dietas basadas en hidratos de carbono no son aconsejables para las personas que padecen resistencia a la insulina, las cuales presentan síntomas como cansancio y dificultades para perder peso. Las células no asimilan los hidratos de carbono una vez degradados y absorbidos en la sangre. Si su médico sospecha que éste puede ser su caso, probablemente solicitará que le practiquen una prueba de tolerancia a la glucosa.

FÁRMACOS QUE SUPRIMEN EL APETITO: MUY PELIGROSOS

Este tipo de fármacos contienen fenilpropanolamina como ingrediente activo, que es un supresor del apetito (lo que los médicos denominan un anorexígeno).

¿Son eficaces? Estos fármacos pueden ayudar a superar la sensación de hambre de manera temporal. Al principio ayudan al obeso a sentirse satisfecho con menor cantidad de comida y a corto plazo pueden contribuir a la pérdida de peso, pero a la larga, cuando se interrumpe el tratamiento con estos preparados, el obeso recupera el peso perdido puesto que también recupera el apetito. Por otra parte, si confía en un preparado supresor del apetito, jamás aprenderá a controlar la sensación de hambre y, por lo tanto, a comer bien.

¿Son seguros para la salud? Los fármacos supresores del apetito entrañan diversos riesgos para la salud, ya que producen numerosos efectos secundarios. Su ingrediente activo puede aumentar la presión arterial. De hecho, el prospecto de este tipo de medicamentos suele advertir de la posibilidad de provocar apoplejías, arritmias, taquicardia e incluso psicosis. Por otra parte, si usted sigue un tratamiento con antidepresivos, estos fármacos tomados simultáneamente pueden ser incompatibles. Además, entre sus efectos secundarios más importantes es necesario mencionar nerviosismo, irritabilidad, insomnio y sequedad de boca.

En resumen, si para perder peso, además de seguir una dieta hipocalórica, toma un medicamento supresor del apetito, es muy probable que recupere el peso perdido y, además de un mayor nerviosismo e insomnio que pueden ser muy molestos, corre el riesgo de padecer graves alteraciones de la salud.

DIETAS MUY BAJAS EN CALORÍAS

La publicidad de estas dietas basadas en bebidas, batidos y sobres o galletas indica «enriquecidos con vitaminas, con muy pocas calorías y sabor a...». Estas ayudas dietéticas prometen el aporte necesario de nutrientes para garantizar una buena salud junto con muy pocas calorías. Los batidos dietéticos, por ejemplo, contienen unas 200 calorías por ración, es decir, aproximadamente lo mismo que un yogur desnatado con sabor a fruta.

Sólo hay que añadirles agua o leche desnatada para obtener un batido o unas natillas o, en algunos casos, consumirlos directamente, como las galletas con sabor a queso, jamón, etc. Las marcas más conocidas ofrecen diversas versiones con sabor a chocolate, fresa, café, etc. Casi todos los fabricantes recomiendan tomar un batido como desayuno, otro como almuerzo y luego tomar una cena normal.

¿Son eficaces? Suponiendo que los batidos sustituyen a comidas con un mayor número de calorías, puede perder una cantidad moderada de peso. Es una cuestión de aritmética: cuanto menor sea el número de calorías, mayor será la pérdida de peso. Estos batidos también la ayudarán a mantenerse en el peso logrado siempre que continúe cumpliendo su plan. Sin embargo, la mayoría de las mujeres que han seguido este tipo de dietas las consideran monótonas y muy poco satisfactorias. Muchas mujeres intentan perder peso durante 3 meses siguiendo estos métodos, pero a las 2 semanas de iniciar su plan, se aburren de su sabor insípidamente dulce y sienten hambre. Además, según algunos expertos, estos productos fomentan unos malos hábitos alimentarios.

Por desgracia, estos productos distorsionan los patrones normales alimentarios de la gente. Beber en lugar de comer o no comer cuando se tiene hambre, no es un patrón alimentario saludable. Por consiguiente, los expertos consideran que estos métodos pueden ser más perjudiciales que beneficiosos.

En lugar de confiar en batidos o en sopas de sobre, necesita aprender a escoger alimentos nutritivos y al mismo tiempo bajos en calorías y comer cuando sienta hambre. En conclusión, estos productos no consiguen mantener una pérdida de peso a largo plazo.

¿Son seguros para la salud? Las primeras versiones de los batidos y sobres para adelgazar que aparecieron en la década de los setenta se asociaron con algunos casos de muerte. Los expertos descubrieron que estos productos eran deficitarios en nutrientes importantes como el potasio o contenían proteínas de mala calidad que desencadenaban trastornos cardíacos. Por esta razón, los productos fueron retirados del mercado.

Los expertos consideran que los batidos y sopas de sobre actuales son mucho más equilibrados desde el punto de vista nutricional, pero algunos médicos continúan considerando que a la larga son peligrosos.

La doctora Berger cree que estos productos no son buenos para la salud. Una mujer necesita 1.600-2.000 calorías diarias. Si sustituye el desayuno y el almuerzo por estos preparados, hasta el mediodía sólo habrá ingerido un total de 500 calorías, cuando hasta la hora del almuerzo debería haber consumido unas 800 o 1.000 calorías. Esta situación deficitaria en calorías provoca un estado de ayuno en el organismo. Por otra parte, muy posiblemente a la hora de la cena no obtendrá todos los nutrientes necesarios para su organismo a partir de esta comida. Por si fuera poco, la mayoría de las mujeres sólo cumplen con este tipo de dietas durante unos días simplemente porque pasan demasiada hambre.

Las mujeres menores de 18 años y las embarazadas o en período de lactancia tienen unas necesidades nutricionales mayores que la media y nunca deben elegir estos métodos para adelgazar. En cuanto a las mujeres restantes, es mucho más sensato que sigan este tipo de dietas como máximo durante una semana.

Sin embargo, estos métodos pueden ser útiles como sustitutos de tentempiés más calóricos. Por ejemplo, si una mujer intenta perder peso y se lleva un batido para adelgazar a la oficina en lugar de un gigantesco bocadillo lleno de grasas, el batido hipocalórico puede ser mucho más saludable.

Si alguna vez se decide por este tipo de dietas, preste atención al análisis nutricional que figura en el envase. Es aconsejable escoger una marca que proporcione el 25-35 % o más de las cantidades diarias recomendadas de calcio, hierro, vitamina A y otros nutrientes esenciales, además de fibra.

Por otra parte, recuerde que al principio con estas dietas podrá perder peso, pero más adelante el peso parece estancarse y le será mucho más difícil perder los kilos restantes. Esto se debe a que el metabolismo es más lento que antes de iniciar la dieta porque el cuerpo humano está programado genéticamente para interpretar una dieta muy baja en calorías como un signo de escasez de comida inminente. Por consiguiente, después de las primeras semanas, quemará menor número de calorías y le será mucho más difícil perder peso. Por desgracia, cuando reanude la alimentación normal, su metabolismo necesitará aún varios meses para normalizarse y, en consecuencia, dado que seguirá quemando menos calorías, es posible que recupere el peso que había perdido.

Las dietas muy bajas en calorías sólo son apropiadas para las personas con un sobrepeso u obesidad muy importante, con un peso que supera el 40 % del ideal o cuya vida corre peligro debido a problemas de salud relacionados con la obesidad. Si éste es su caso, recuerde que debe seguir este tipo de dietas muy bajas en calorías bajo una supervisión médica e incluso algunos expertos recomiendan el ingreso hospitalario.

La obesidad extrema representa un riesgo considerable para la salud, por lo que en estos casos los expertos aconsejan este tipo de dietas, ya que el riesgo que entrañan es menor que el de la propia obesidad. No obstante, la pérdida rápida de peso asociada con estas dietas puede provocar problemas graves a las personas obesas, como una enfermedad de la vesícula biliar (es decir, un cólico biliar), anemia, alteraciones del ritmo cardíaco, dolor abdominal, espasmos abdominales y diarrea. Además, pueden producirse alteraciones del humor, irritabilidad, falta de concentración y otros problemas emocionales.

El ayuno: una mala idea

Al igual que muchas otras estrategias para adelgazar, el ayuno parece ideal y sencillo: no comer nada y beber sólo agua o quizás algún zumo de fruta. Eso es todo.

¿Es eficaz? El ayuno siempre se traduce en una pérdida de peso, pero en realidad nadie puede ayunar durante mucho tiempo ya que después de 24-48 horas sentirá un hambre atroz y probablemente empezará a comer todo lo que tenga a mano. Al igual que ocurre con otras dietas para perder peso rápidamente, el ayuno no la ayuda a aprender a comer. Cuando termine el ayuno, sus pautas alimentarias serán las mismas de antes y, en consecuencia, con sus malos hábitos, recuperará el peso perdido.

¿Es seguro para la salud? Una de las ventajas del ayuno es que casi nadie lo resiste por mucho tiempo, puesto que acarrea riesgos graves para la salud. Probablemente un ayuno de 24 horas no es perjudicial, siempre que beba agua. No obstante, si es usted diabética, incluso un ayuno de 24 horas puede tener efectos deletéreos sobre su organismo. Los diabéticos nunca deben iniciar un ayuno para perder peso sin consultarlo previamente con su médico. Las personas sanas también deben evitar los períodos de ayuno prolongados (superiores a 24 horas) porque pueden originar déficit nutricionales y problemas de salud. Además, los efectos secundarios más frecuentes del ayuno son alteraciones del humor, sensación de mareo e incapacidad para concentrarse.

Dietas disociadas: no son milagrosas

En la década de los ochenta algunos dietistas muy populares revivieron el concepto de que el consumo de alimentos de un solo grupo en cada comida (p. ej., fruta para desayunar) o el mismo día (p. ej., los lunes, carne; los martes, verdura; los miércoles, lácteos, etc.) acelera la pérdida de peso o, en el caso de las personas que desean mantener su peso estable, no influye en el peso, mientras que el consumo de alimentos de diferentes grupos en la misma comida, por ejemplo, fruta y pollo en la cena, contribuye al aumento de peso.

¿Son eficaces? Los expertos en nutrición y obesidad consideran que esta teoría es difícil de respaldar. Desde el punto de vista bioquímico el organismo puede digerir todos los alimentos que consume en cualquier momento y en todas las combinaciones posibles. Afirmar lo contrario puede resultar fascinante, pero no tiene sentido. Por otra parte, el seguimiento de estas dietas no contribuye en absoluto a una reeducación nutricional, por lo que, al interrumpirla, sus hábitos dietéticos-alimentarios seguirán siendo tan poco adecuados como antes.

¿Son seguras para la salud? Las combinaciones fijas de alimentos no son necesariamente peligrosas siempre que en un período de 24 horas se consuman todos los nutrientes y componentes necesarios de los alimentos (es decir, proteínas, hidratos de carbono y grasas). Pero, pese a no ser peligroso, si sigue este tipo de dietas, no espere lograr una pérdida de peso espectacular.

Dietas ricas en proteínas

Las dietas ricas en proteínas, basadas en carne, pollo, pescado, huevos, leche y queso, esencialmente son ricas en grasas y pobres en hidratos de carbono, con escasa presencia de cereales, fruta y verdura.

Un menú típico de una dieta rica en proteínas sería una tortilla, un vaso de zumo de tomate, una rebanada de pan de varios cereales y café o té como desayuno; una ensalada con jamón, queso, pollo y huevo como almuerzo; una ensalada de marisco, salmón al vapor, media taza de verduras y media taza de fresas para cenar. Las dietas hiperproteicas se pusieron de moda en la década de los setenta y reaparecen de vez en cuando con otros nombres.

¿Son eficaces? A pesar de su contenido elevado en grasas, hay personas que pierden peso con estas dietas, en parte porque las raciones y elecciones de alimentos son muy limitadas. No obstante, la mayor parte del peso que se pierde es agua, ya que el consumo elevado de proteínas aumenta la producción de orina. Y la pérdida de agua no constituye una pérdida real de peso. Tan pronto como deje la dieta hiperproteica y reanude su alimentación normal, recuperará el peso perdido y un poco más.

Si sigue una dieta hiperproteica, no la prolongue durante más de 2 semanas.

Muchas mujeres consideran que son dietas difíciles de seguir. Por otra parte, con dietas como ésta no aprenderá a comer pocas grasas, alimentos bajos en calorías como fruta, verdura y cereales, que son el secreto verdadero para permanecer delgado durante el resto de su vida.

El doctor Herman Tarnower, autor de una de estas dietas hiperproteicas, la dieta Scarsdale, sugiere seguirla durante unas 2 semanas.

¿Son seguras para la salud? En una palabra, no. Las dietas de este tipo son catastróficas desde el punto de vista nutricional. Para empezar, las dietas ricas en proteínas son carenciales en los nutrientes presentes en las verduras, la fruta y los cereales. Los análisis nutricionales llevados a cabo en diferentes estudios ponen de manifiesto que estas dietas no son en absoluto equilibradas ya que suministran al organismo más proteínas de las que necesita. El consumo de este exceso de proteínas produce un mayor número de productos de desecho que los riñones han de eliminar. Por último, estas dietas acarrean el riesgo de cetosis. Sin hidratos de carbono, el organismo no puede quemar las grasas por completo y, en consecuencia, produce unas sustancias denominadas cetonas, que son productos de desecho del metabolismo incompleto de las grasas. Las cetonas pueden provocar náuseas y un aumento de los niveles sanguíneos de ácido úrico, un producto de desecho del metabolismo de las proteínas que favorece el desarrollo de gota y cálculos (piedras) renales.

Las dietas ricas en proteínas son muy poco saludables pero están especialmente contraindicadas en las mujeres hipertensas, las mujeres con un aumento de los niveles sanguíneos de colesterol y de los triglicéridos y en las diabéticas. Además, al ser dietas deficitarias en nutrientes tampoco están indicadas en las mujeres adolescentes, las embarazadas y en período de lactancia.

DIETAS BASADAS EN FRUTAS: CARENCIAS NUTRICIONALES

Una de las dietas más famosas basadas en frutas es la de Beverly Hills, que incluye sólo frutas y féculas. Otra de estas dietas se basa en pomelos, e incluso otra aconseja tomar piña natural para desayunar, comer y cenar. Estas dietas se basan en el principio de que la fruta contiene enzimas que pueden «quemar» la grasa como por arte de magia (p. ej., la piña contiene bromelina, a la que se atribuye la capacidad de quemar grasa).

¿Son eficaces? Las dietas basadas en frutas pueden ayudar a perder peso por algunas de las mismas razones que las dietas basadas en proteínas. Limitan las elecciones, por lo que no le queda más remedio que consumir un bajo número de calorías durante todo el día. Son tan deficitarias en proteínas que pueden provocar síntomas semejantes a los de la gripe, incluyendo náuseas. De hecho, si sigue esta dieta sentirá unas náuseas tan intensas que dejará de comer y en consecuencia perderá peso. Pero la fruta *no* quema grasas. Ningún alimento quema grasas. El ejercicio quema grasas porque quema calorías. Por otra parte, el consumo de tantos hidratos de carbono (féculas) produce una desagradable sensación de distensión (hinchazón) abdominal.

Además, la mayor parte de gente recupera el peso una vez ha abandonado la dieta.

¿Son seguras para la salud? No; en general, cualquier dieta que limita los tipos de alimentos y excluye las proteínas constituye un error dietético ya que se corre el riesgo de carencias nutricionales, en especial de proteínas y calcio.

La fruta no funde la grasa, y los comprimidos de fruta (p. ej., de piña o pomelo), tampoco. No existe base científica que respalde esta dieta de frutas. No se ha demostrado que la piña, el pomelo o los comprimidos de pomelo contengan enzimas que quemen las grasas. Las personas que adquieren este tipo de comprimidos con el objetivo de perder peso malgastan su dinero.

Dieta Montignac

Su principio se basa en la dieta disociada. Para Montignac hay que evitar las mezclas de lípidos e hidratos de carbono, por lo tanto excluye de la dieta los alimentos que contienen grasas y glúcidos, como pasteles, helados, frutos secos, aguacates, patatas fritas, pizza, etc. Además, limita el consumo de hidratos de carbono con un índice glucémico elevado, como el pan blanco, la miel, la remolacha, las zanahorias, la pasta y, por supuesto, el alcohol.

¿Es eficaz? Al principio perderá peso porque comerá menos cantidad, pero pronto se aburrirá de la dieta y, cuando la interrumpa, lo recuperará rápidamente. Además, con esta dieta perderá más masa magra (músculo) que grasa.

¿Es segura para la salud? Por su alto contenido en grasas y su escasez en hidratos de carbono puede influir negativamente en los niveles de colesterol. El bajo aporte de hidratos de carbono conduce a una sensación de cansancio físico e intelectual.

Suplementos de cromo

El cromo ha surgido de la oscuridad merced a los esfuerzos de los fabricantes de suplementos de este oligoelemento. La publicidad asegura que contribuye a quemar grasas y favorece el desarrollo de los músculos.

¿Son eficaces? Dado que posiblemente no necesita tomar suplementos, no es probable que la ayuden a perder peso. Nuestras necesidades de cromo son insignificantes, de 25-50 mg al día, y esta cantidad suele obtenerse de una dieta normal. Una vez satisfecha la necesidad de cromo, no se requiere una cantidad adicional. Un consumo excesivo de cromo no la ayudará a quemar grasas.

¿Son seguros para la salud? La cantidad de cromo contenida en los suplementos de cromo, de hasta 200 mg, carece de efectos secundarios, pero si los toma con la esperanza de quemar grasas, lo único que conseguirá es malgastar su dinero.

Plantas medicinales

Las plantas medicinales e infusiones que prometen una pérdida de peso habitualmente contienen una de dos hierbas: ma huang o sen. El ma huang es un supresor del apetito, muy potente y peligroso y el sen (cuyo nombre científico es *Cassia angustifolia*) es un laxante muy potente.

¿Son eficaces? El ma huang actua disminuyendo el apetito, y el sen provoca diarrea porque contiene compuestos (las oximetilantraquinonas) que son irritantes intestinales. Así pues, técnicamente perderá peso, pero en detrimento de su salud.

¿Son seguras para la salud? Todo lo contrario. El ingrediente activo del ma huang es la efedrina, un potente estimulante que puede provocar insomnio, sequedad de boca y la misma sensación que producen las anfetaminas. Además, puede producir hipertensión y taquicardia y, en consecuencia, aumenta el riesgo de padecer apoplejía e infarto de miocardio. Por lo que respecta al sen, es una planta de efectos purgantes muy potentes que puede provocar deshidratación y una alteración de los niveles de los electrólitos: sodio, potasio y otros minerales que regulan la frecuencia cardíaca, desencadenando alteraciones peligrosas del ritmo cardíaco. Si lo utiliza durante más de 2 semanas puede provocar atonía (pereza) intestinal, es decir, ausencia de movimientos intestinales sin la ayuda de un estimulante. El mejor consejo es evitar estas dos hierbas.

Otros supresores del apetito

Además de los fármacos mencionados existen en el mercado otros supresores del apetito, como fenfluramina, fentermina, clorfentermina, mazindol, dietilpropiona y fendimetracina, que actúan sobre la serotonina y otros neurotransmisores cerebrales que regulan el apetito. Se supone que estos fármacos contribuyen a disminuir el apetito, por lo cual se come menos.

¿Son eficaces? Los investigadores afirman que la combinación de más de un fármaco, como la fentermina y la fenfluramina, parece producir mejores resultados. En un estudio, un grupo de hombres y mujeres con sobrepeso que seguían una dieta y tomaron fenfluramina y fentermina de manera alterna durante 2 años perdieron peso más lentamente, pero algunos no lo recuperaron al interrumpir el tratamiento. Incluso los investigadores más optimistas con respecto a estos fármacos consideran que si no se asocian con una dieta, no sirven para perder peso. Es necesario seguir una dieta hipocalórica y hacer ejercicio de manera regular.

Todos los estudios indican que el efecto de estos fármacos aumenta cuando se utilizan junto con una dieta hipocalórica moderada y un programa de ejercicios bien planificado.

Sin embargo, un estudio prolongado demostró que después de 3 años de dieta, ejercicio y tratamiento con estos fármacos, un grupo de hombres y mujeres con una obesidad importante perdieron como promedio 8 kg, una pérdida no mucho mayor que la de las personas tratadas sólo con los fármacos.

En parte, la razón de que la pérdida total de peso no sea mayor es que la gente parece dejar de perder peso y alcanzar una meseta después de unos 6 meses de tratamiento. Uno de los motivos es que la gente desarrolla una tolerancia a estos fármacos (es decir, se acostumbran a su efecto), por lo cual sienten más hambre que al principio del tratamiento.

Además, muchas personas que han perdido peso con estos fármacos lo recuperan después de interrumpir el tratamiento.

¿Son seguros para la salud? Estos fármacos pueden ser más eficaces si se toman de manera continua que de manera alterna. No obstante, los expertos consideran que un tratamiento con estos supresores del apetito ha de ser prudente ya que todos producen efectos secundarios. Los más frecuentes son nerviosismo, erupciones cutáneas, insomnio, alergias y sequedad de boca. Algunos de los fármacos también pueden producir afectaciones neurológicas y aumentan el riesgo de insuficiencia cardíaca.

Sin duda, si usted ha de perder 10 kg o más, necesitará tiempo y un gran esfuerzo, con independencia de que además de la dieta hipocalórica tome un supresor del apetito. En general, los expertos recomiendan estos supresores del apetito para las personas con un sobrepeso u obesidad muy importante y cuya salud corre peligro.

Está a punto de comercializarse un nuevo supresor del apetito, la sibutramina, que también ejerce un efecto sobre la serotonina, suprimiendo la sensación de hambre, y estimula al organismo a gastar más energía; parece tener menos efectos secundarios que los medicamentos ya comercializados.

CREMAS ANTICELULÍTICAS: DISUELVEGRASAS QUE NO LAS DISUELVEN

Estas cremas anticelulíticas que se aplican en forma de masaje en las regiones corporales con celulitis pueden, en teoría, disolver estas acumulaciones de grasa. El ingrediente activo de estas cremas es una pequeña cantidad de aminofilina, o teofilina, fármacos que se utilizan para tratar el asma y las bronquitis, junto con cafeína.

¿Son eficaces? A pesar del entusiasmo con que las mujeres acogieron estas cremas, no han demostrado su eficacia en estudios científicos. Los expertos indican que no hay pruebas de que estas cremas disuelvan la celulitis.

¿Son seguras para la salud? Las personas con una piel sensible pueden presentar erupciones cutáneas después de utilizar cremas anticelulíticas. Así pues, aunque no parecen peligrosas, estas cremas pueden causar alergias y otras alteraciones cutáneas.

VENDAS FRÍAS

Las vendas frías, que se aplican en las regiones con acumulación de grasa, empapadas con un líquido que en contacto con la piel produce una sensación de frío, además de ser muy desagradables, no parecen ser muy eficaces. La teoría es que al envolver la piel con estas vendas, los tejidos se endurecen.

¿Son eficaces? Por supuesto estas vendas frías son ineficaces y sólo consiguen dificultar la circulación y provocar irritaciones de la piel.

¿Son seguras para la salud? No, ya que si se ciñen demasiado pueden provocar problemas circulatorios. Las personas con problemas circulatorios a causa de flebitis o diabetes deben evitar estos tratamientos locales.

GIMNASIA PASIVA

Si no desea hacer ejercicio, una máquina o un aparato lo hará por usted. Éste es el mensaje de los fabricantes de este tipo de aparatos de gimnasia pasiva y contracción muscular. Según sus creadores estas máquinas actúan sobre diversas partes del cuerpo y contribuyen a fortalecer los abdominales y otros músculos del cuerpo. Otro tipo de aparatos, denominados estimuladores musculares eléctricos, transmiten impulsos eléctricos que producen una contracción de los músculos de las extremidades, abdomen, glúteos, etc.

¿Es eficaz? No, no se puede perder peso dejando que una máquina haga el ejercicio por usted. Si desea quemar calorías y perder peso, deberá ser usted misma quien se mueva y mueva sus músculos.

¿Son seguras para la salud? Estos aparatos y máquinas son seguros desde un punto de vista de la salud pero no para el bolsillo. Además, si se utilizan de manera incorrecta, pueden provocar descargas eléctricas y quemaduras muy peligrosas.

CAPÍTULO CUARENTA Y SEIS

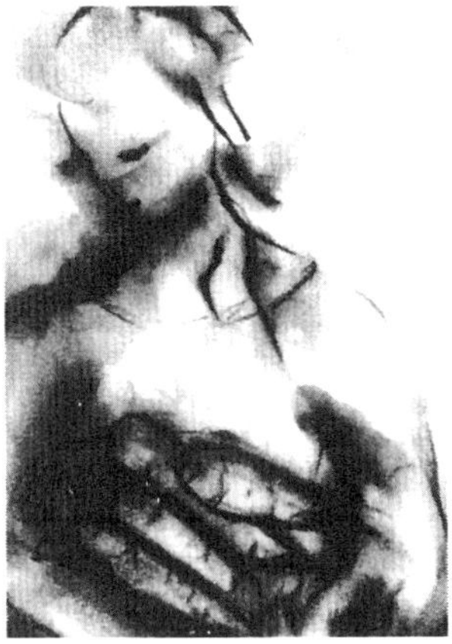

VIDA SANA, VIDA MAGRA

La prioridad esencial: alimentarse con menos grasas

La salsa de la ensalada, desterrada de la cocina. Los trozos más magros de la carne, con toda la grasa visible eliminada. Un sorbete como postre en lugar de helado. Si adopta hábitos de alimentación con un consumo muy bajo de grasas, como los que se acaban de mencionar, estará en camino de gozar de una buena salud.

En un sondeo llevado a cabo por la Asociación Americana de Dietética (ADA) en Estados Unidos, las mujeres que seguían una dieta indicaron que su estrategia principal para perder peso era limitar el consumo de grasas. Teniendo en cuenta que dos tercios de las mujeres norteamericanas y como mínimo un tercio de las mujeres europeas de 18 a 64 años de edad intentan perder peso, esto significa entre otras cosas consumir leche desnatada o semidesnatada en lugar de leche entera, comer pollo sin piel y evitar a toda costa la mantequilla y las salsas.

¿Por qué razón cocinar con menos grasas? Las mujeres indican que su motivación va más allá de tener un aspecto esbelto en traje de baño. En el sondeo mencionado, el 23 % de las mujeres que hacían dieta indicaron que simplemente deseaban tener un aspecto más atractivo, mientras que casi el doble, un 42 %, lo hacía con la esperanza de mejorar su salud. Y otro 34 % de la mujeres deseaban lograr ambos objetivos.

Disminuir el consumo de grasas y de calorías es uno de los caminos más eficaces para lograr estos objetivos. Sin duda, seguir una dieta baja en grasas depara muchos beneficios, incluyendo la pérdida de peso y una disminución de los riesgos de padecer cardiopatía, cáncer y diabetes.

Pero para seguir una dieta saludable, baja en grasas, es preciso prestar mucha atención a la alimentación, ya que la publicidad nos bombardea con anuncios de pizzas suculentas, helados y comida rápida y sabrosa pero, ¡ay!, muy rica en grasas y calorías. Sin embargo, en otro sentido, es más fácil que nunca. Hoy día existe un número mucho mayor de alimentos bajos en grasas que hace unos años. De todas formas, la clave del éxito se basa en la moderación, es decir, si para desayunar toma un vaso de leche desnatada, cereales y fruta, quizá para cenar podrá disfrutar de un poco de helado.

Probablemente, la medida más importante para conseguir y mantener un peso corporal saludable es disminuir el consumo de grasas.

En términos de salud, el 50 % de todas las enfermedades crónicas en los países occidentales guardan relación con la obesidad, y la mejor forma de evitar la obesidad es disminuir el consumo de grasas junto con la práctica de ejercicio regular.

Además, cuando pierda peso, se sentirá llena de energía, y cuando evite las hamburguesas con queso, las patatas fritas, la nata y otros alimentos ricos en grasas y consuma grandes cantidades de frutas, verduras y cereales, estará suministrando a su organismo mayor cantidad de nutrientes, vitaminas y minerales y, en consecuencia, gozará de mayor salud.

COMA ALIMENTOS «MAGROS» PARA MANTENERSE DELGADA

¿Por qué mecanismo una persona engorda? Por el consumo de alimentos ricos en grasas, que no se queman y se acumulan en el cuerpo. La mayoría de las personas comen demasiado. En los países occidentales la gente consume alrededor de un 38 % de las calorías diarias totales a partir de las grasas, mientras que los médicos recomiendan un porcentaje que oscila entre el 25 y el 30 %.

Gramo por gramo, la grasa contiene más del doble de calorías que los hidratos de carbono y las proteínas. La grasa, con 9 calorías por gramo, representa un aporte excesivo de calorías. En cambio, 1 g de proteínas suministra 5 calorías, y 1 g de hidratos de carbono, sólo 4 calorías. Las calorías excesivas de los alimentos grasos se convierten fácilmente en kilos de más. Si, por ejemplo, unta el pan de la cena con dos cucharaditas de mantequilla, está añadiendo 68 calorías a su consumo diario total. Si lo hace durante 2 meses, muy probablemente aumentará de peso, al menos 500 g.

Pero el problema de la grasa va más allá de las simples calorías. Un grupo de investigadores de la Universidad de Indiana que examinó la dieta de 32 mujeres constató un hecho sorprendente: las mujeres obesas sólo consumían un número ligeramente mayor de calorías que las mujeres delgadas, pero estas calorías procedían sobre todo de las grasas. ¿Engordan más las calorías que proceden de las grasas que las de una manzana? Posiblemente.

Nuestro cuerpo convierte con mucha facilidad la grasa de los alimentos en grasa corporal. Es mucho más difícil convertir las proteínas y los hidratos de carbono en grasa corporal. En realidad, nuestro cuerpo *quema* las calorías metabolizando las proteínas y los hidratos de carbono. En consecuencia cuanto más estric-

Los 10 alimentos grasos más indeseables

A continuación se incluye una lista de los alimentos que, de acuerdo con el Departamento de Agricultura de Estados Unidos, suministran la mayor parte de calorías en forma de grasa, junto con las alternativas recomendadas por los expertos.

1. Aliño para la ensalada (utilice aliños y mayonesas bajos en grasas y con pocas calorías).
2. Margarina (utilice queso fresco bajo en grasas o yogur desnatado).
3. Queso (utilice quesos bajos en grasas y quesos frescos).
4. Buey picado (utilice buey magro o pechuga de pavo o de pollo sin piel para sus hamburguesas).
5. Embutidos (utilice pechuga de pavo sin piel para preparar sus bocadillos).
6. Carne de buey (utilice las partes sin grasa o con grasa visible que pueda eliminar fácilmente).
7. Leche entera y yogures naturales (utilice leche desnatada o semidesnatada y yogures desnatados).
8. Patatas fritas y patatas chips (evítelas a toda costa).
9. Aves (elimine la piel y utilice sólo la carne blanca).
10. Rebozados (prepárelos al horno con un chorrito de lecitina de soja en aerosol, que puede adquirir en las tiendas de dietética).

tamente cumpla con una dieta baja en grasas, menos grasas se acumularán en su cuerpo.

Las mujeres que consumen alimentos muy ricos en grasas también tienden a comer menor cantidad de fruta, verduras, pan integral y cereales. En un estudio llevado a cabo por los Institutos Nacionales del Cáncer se comprobó que las mujeres que consumían menos cantidad de grasas tomaban casi 20 raciones de fruta y verduras a la semana, mientras que las que consumían muchos alimentos ricos en grasas comían menos de 13 raciones de fruta y verduras a la semana. Esta diferencia probablemente explica por qué las personas que consumen gran cantidad de grasas ingieren menos vitamina C, ácido fólico, fibra y betacaroteno.

La fruta y las verduras son las mejores fuentes naturales de las vitaminas antioxidantes y, asimismo, una fuente de micronutrientes y fitoquímicos que son importantes para la salud, pero que no se encuentran en los preparados vitamínicos adquiridos en una farmacia.

¿Cuáles son los alimentos preferidos por los aficionados a la grasa? La carne roja, la mantequilla, la leche entera y el queso curado, las salsas, los pasteles y los dulces. En pocas palabras, una dieta muy rica en grasas de origen animal que son una fuente de grasas saturadas, que según indican los investigadores médicos guardan relación con un mayor riesgo de cardiopatías, diabetes y cáncer.

CONSUMA MENOS GRASAS PARA UNA MEJOR SALUD

Las investigaciones han demostrado que el consumo de alimentos con poca grasa tiene un impacto positivo en la salud, disminuyendo el riesgo de enfermedades presentes y futuras.

- Una dieta para depurar sus arterias y evitar su obstrucción. Por cada disminución del 1 % de los niveles sanguíneos de colesterol, el riesgo de coronariopatías disminuye un 2-3 %. Y una dieta baja en grasas puede disminuir los niveles sanguíneos del colesterol total y el colesterol-LDL, el malo.
- Protección frente a la diabetes. El riesgo de desarrollar diabetes de tipo 2 (no insulinodependiente) se multiplica por 2 si presenta un sobrepeso ligero (un 20 % superior al peso ideal), por 5 si su sobrepeso es moderado (un 20-30 % superior al ideal) y por 10 si es muy importante (un 30 % o superior al peso ideal).
- Protección frente al cáncer de mama. Aunque la mayoría de los estudios no han hallado una relación convincente entre el cáncer de mama y la grasa de la dieta, en países como Japón y China, donde las dietas de las mujeres se caracterizan por un menor consumo de grasas, la incidencia de cáncer de mama es 5 veces más baja que en Estados Unidos. A pesar de que estas diferencias podrían deberse a otros factores, algunos expertos en nutrición aconsejan a las mujeres disminuir el consumo de grasas, sobre todo de origen animal, hasta un porcentaje inferior al 30 % de las calorías diarias totales.
- Pero otros elementos de una dieta baja en grasas parecen conferir protección. Un estudio de la Universidad de Toronto que siguió a 57.000 mujeres canadienses, comparó a las 519 mujeres que desarrollaron un cáncer de mama con 1.182 mujeres sin dicho cáncer y comprobó que en las mujeres que consumían mayor cantidad de fibra y cereales integrales el riesgo de cáncer de mama era un 30 % menor. La disminución del riesgo no fue tan importante para las mujeres que consumían fruta y verdura.
- Favorece la salud de los ovarios. En un estudio que incluyó a 631 mujeres, los investigadores identificaron una relación definitiva entre la grasa saturada de la dieta y el desarrollo de cáncer de ovario. Por consiguiente, para reducir el riesgo de cáncer de ovario, es preciso disminuir el consumo de grasas saturadas y consumir mayor cantidad de verduras.

- Protección frente al cáncer de colon. Los estudios demuestran que los pólipos del colon guardan relación con la dieta. Un estudio llevado a cabo en la Universidad de Carolina del Norte llegó a la conclusión de que el consumo de hidratos de carbono complejos, fruta y fibra vegetal disminuye el riesgo de pólipos del colon, que pueden transformarse en un cáncer de colon.
- Protección frente al cáncer de pulmón. En un estudio los investigadores compararon las dietas de mujeres con cáncer de pulmón y las de las mujeres sin este cáncer. Aunque el tabaco es la primera causa de cáncer de pulmón, la dieta puede desempeñar un papel en su aparición. En las mujeres con mayor consumo de grasas saturadas (15 % de las calorías diarias) el riesgo de cáncer de pulmón era 6 veces mayor que en las mujeres con un consumo de grasa saturada de sólo el 10 % de las calorías totales.
- Protección frente al cáncer de piel. Un grupo de mujeres con una lesión cutánea precancerosa causada por la exposición solar, tras seguir una dieta con un 20 % de grasas durante 2 años, presentaron menos lesiones premalignas nuevas que el grupo que siguió una dieta normal y no limitó el consumo de grasas.

ACABAR CON LA RESACA DE LA GRASA

Una serie de mujeres que respondieron a la entrevista de *Saber comer* mencionaron que, tras limitar el consumo de fritos, dulces y otras grasas de su dieta, observaron algo sorprendente: no sólo no percibieron sensación de carencia, sino que se sintieron más llenas de energía que antes.

Los expertos confirman este efecto. En general consideran que el consumo de gran cantidad de grasas, dulces y alimentos fritos produce somnolencia y una sensación de falta de energía, por lo que la elección inteligente en cuestión de comida parece evidente.

GRASA DE LA DIETA: ¿HASTA DÓNDE DISMINUIR SU CONSUMO?

Los expertos parecen coincidir en la restricción del consumo de grasas, pero ¿cuál es la cantidad de grasa óptima que debemos consumir? Al igual que ocurre con el peso ideal, no existen valores absolutos del porcentaje ideal de calorías procedentes de la grasa. Más bien, el porcentaje ideal es un límite que depende de factores individuales de la salud. La historia de salud personal y los antecedentes familiares la ayudarán a determinar los peligros relativos de la cantidad y el tipo de grasa que consume.

¿Son elevados o se encuentran en el límite superior de normalidad sus niveles de colesterol total? ¿Son bajos sus niveles de colesterol HDL? Cuanto mayores sean los niveles sanguíneos de colesterol total, más probable será que padezca enfermedades arteriales (arteriosclerosis). Así pues, si los análisis de sangre indican que sus niveles sanguíneos de colesterol son elevados, consulte con su médico para seguir una dieta muy baja en grasas (del 10 al 15 % de las calorías procedentes de las grasas). Lo mismo se aplica si su médico descubre un aumento de los niveles sanguíneos de triglicéridos, si padece hipertensión arterial, diabetes o cardiopatía (o en su familia algún miembro ha padecido una cardiopatía o un infarto). Estas enfermedades aumentan el riesgo de padecer una cardiopatía. Si, por ejemplo, sus niveles sanguíneos de colesterol son elevados y presenta un sobrepeso, un 30 % de calorías procedentes de la grasa podría ser un porcentaje excesivo y sería aconsejable disminuirlo al 15 %. Si la grasa de la dieta ya equivale al 30 %, disminúyalo al 20 % y después hasta el 15 %, lo que contribuirá a reducir los niveles sanguíneos de colesterol.

¿Presenta un riesgo de otras enfermedades relacionadas con las grasas como el cáncer? En este caso, es prudente que el consumo de grasas corresponda al 25-30 % de las calorías diarias totales. De todas formas, una dieta es eficaz sólo si su seguimiento es estricto y 9 de cada 10 personas no siguen una dieta muy baja en grasas.

¿Presenta un sobrepeso? Una dieta con un porcentaje de grasas del 25-30 % de las calorías diarias totales es compatible con la pérdida de peso siempre que incluya 5 raciones diarias de fruta y verduras ricas en fibra y asocie la dieta con ejercicio regular.

¿Goza usted de buena salud? Si es usted una de las pocas personas afortunadas sin preocupaciones acuciantes de salud, delgada y esbelta, con unos valores sanguíneos saludables de colesterol, una presión arterial normal, un nivel de insulina saludable, hasta un 30 % de calorías procedentes de la grasa representa un porcentaje saludable.

Una mujer delgada y muy activa sin antecedentes familiares de diabetes o cáncer relacionado con el consumo de grasa como el de mama o el de colon probablemente puede tomar más grasas que una persona con sobrepeso y con una historia familiar de cáncer de mama y diabetes. Si sus genes son de buena calidad, probablemente puede consumir algo más de grasas, sobre todo procedente del pescado, los frutos secos y la fruta (excepto el coco), tofu, aguacate y semillas como las de la calabaza.

MUY POCO PARA LLEGAR MUY LEJOS

No obstante, para gozar de buena salud es necesaria una pequeña cantidad de grasa dietética. La clave está en asegurarse de que consume el tipo adecuado de grasa. Para disminuir el riesgo de cáncer y gozar de buena salud, son esenciales pequeñas cantidades de ácidos omega 3 (que se encuentran en los pescados grasos de aguas frías como la caballa y la sardina) y ácidos grasos omega 6 (que se encuentran en los cereales y en otras verduras). De hecho, los estudios clínicos demuestran que los ácidos grasos omega 3 parecen disminuir el riesgo de cáncer de mama. Las mujeres esquimales que consumen grandes cantidades de pescado que contiene ácidos grasos omega 3 presentan una menor incidencia de cáncer de mama.

Además, algunos tipos de aceites vegetales, sobre todo los monoinsaturados (como el de oliva) y los poliinsaturados (como el de maíz y el de soja) disminuyen los niveles sanguíneos de colesterol total cuando sustituyen a las grasas saturadas (la grasa de origen animal). Además, estos aceites son ricos en las vitaminas liposolubles (A, D y E), que son esenciales para una salud óptima. No obstante, recuerde que todas las grasas son fuentes concentradas de calorías y, por esta razón, consumidas en grandes cantidades provocan un aumento de peso.

Por otra parte, las grasas saturadas y el colesterol (que se encuentran sobre todo en la carne roja, los productos lácteos enteros y las cremas y salsas grasas) son totalmente reemplazables. Si presenta un aumento de los niveles sanguíneos de colesterol o una cardiopatía, limite las calorías procedentes de la grasa saturada a menos del 7 % de las calorías totales; en caso contrario, al 10 %. En una dieta de 2.000 calorías diarias, este 7 % añade hasta 140 calorías procedentes de la grasa, alrededor de 15 g al día (la cantidad contenida en un perrito caliente).

Además, la grasa saturada no le aporta nutrientes, por lo que no es necesaria en su dieta. Debe mantener el consumo de grasa saturada en el mínimo posible.

LAS MATEMÁTICAS DE LA GRASA: LA REGLA DE LOS TERCIOS

Es fácil determinar la distribución diaria de la grasa: en una dieta de 2.000 calorías diarias, la estándar según los expertos, el 25 % de las calorías totales procede de la grasa. La idea sería limitar la ingesta de calorías procedentes de la grasa a 500 diarias, alrededor de 55 g en total. Si sigue una dieta muy baja en grasas, es decir, con un 10 % de calorías procedentes de la grasa, su límite diario será de 20 g de grasa total.

Siga la regla de los tercios. En una clínica norteamericana se utiliza la «regla de los tercios» recomendada por la Asociación Americana de Cardiología. Es decir, un tercio de los gramos de grasa debe proceder de la grasa monoinsaturada, hasta un tercio de la grasa poliinsaturada y un tercio como máximo de la grasa saturada.

La mejor forma de conseguir este objetivo es, en primer lugar, utilizar aceite de oliva y limitar las cantidades de margarina vegetal; en segundo lugar, limitar el consumo de carne roja a 3 veces a la semana (y escoger los trozos más magros de la carne) y, por último, el resto de la semana consumir pescado y pollo (sin piel) o judías y otras legumbres y productos lácteos bajos en grasas que también son ricos en proteínas. El resto de la dieta debe consistir en verduras, hortalizas, fruta y cereales.

¿BAJO EN GRASAS EQUIVALE A BAJO EN CALORÍAS?

No siempre

Los médicos indican que muchas personas preocupadas por su peso prestan mucha atención a la dieta y sólo consumen productos sin grasas o bajos en grasas, pero no pierden peso sino que incluso ganan algunos kilos. Leer las etiquetas de estos alimentos explica esta aparente contradicción. Por ejemplo, considere un yogur desnatado con sabor a chocolate que sólo contiene 4 g de grasa por unidad. Cada yogur aporta unas 140 calorías, es decir, aproximadamente las mismas calorías que un yogur de leche entera. En el mercado existen numerosos productos sin grasas o con pocas grasas que contienen muchas calorías. Sin duda no contienen grasas, pero incluyen otros ingredientes que les proporcionan buen sabor y añaden calorías. Los productos sin grasas no necesariamente contienen pocas calorías y le ayudan a perder peso porque la grasa ha sido sustituida por azúcar y harina, ingredientes que en realidad aumentan el número de calorías del alimento.

Los productos alimentarios elaborados para que tengan el sabor, el aspecto y la textura de la grasa contienen otros ingredientes para conseguirlo. Algunos tienen un menor número de calorías que otros, según la combinación concreta de ingredientes.

Si se come una galleta que contiene 4 g de grasa, a razón de 9 calorías por gramo (el número de calorías que contiene 1 g de grasa), el número de calorías totales procedentes de la grasa es de 36. Si el fabricante elabora una versión sin grasas de la misma galleta, «ahorra 4 g de grasa y 36 calorías», pero para conservar el mismo sabor de la galleta, el fabricante le añade cier-

Siguiendo esta dieta, automáticamente consumirá un tercio de cada tipo de grasa sin tener que contar los gramos de cada una.

OTROS MÉTODOS PRÁCTICOS PARA LIMITAR EL CONSUMO DE GRASAS

A continuación se incluyen algunos consejos de los expertos en dietética para limitar el consumo de grasa sin sacrificar el sabor de los alimentos.

Piense en sustitutos. Seguir una dieta baja en grasas empieza por comprar de una manera sensata, especialmente si usted se considera vulnerable a la tentación, ta cantidad de un emulsionante, un aditivo que puede contener 9 calorías por gramo (es decir, igual que la grasa). O puede añadir más azúcar (que no contiene grasa, pero sí calorías), lo que representa un elevado número de calorías. Si lo suma todo, la galleta sin grasa puede suministrar un menor número de calorías, pero también mayor.

En realidad algunos productos con pocas grasas suministran un mayor número de calorías que el producto original. Así pues, es posible seguir una dieta muy baja en grasas pero con tantas calorías que se gane peso.

El azúcar, por ejemplo, no contiene grasa, pero esto no significa que sea adecuado para usted si desea de perder peso. El azúcar contiene 45 calorías por cucharadita.

El problema se agrava por el hecho de que muchas personas compran un producto bajo en grasas, pero se comen todo el paquete o bolsa y no sólo una porción o unidad. Por ejemplo, si a usted le gusta el queso camembert y compra una versión baja en grasas pero, en lugar de comer una porción, se termina todo el queso, a buen seguro ingerirá un mayor número de calorías que si toma una porción de queso camembert elaborado con leche entera.

¿Cómo solucionar el dilema de los alimentos bajos en grasas? Simplemente, tomando sólo una porción o unidad. En palabras de un experto, no espere perder peso por el mero hecho de sustituir los alimentos normales por alimentos bajos en grasas. Lo único que conseguirá es ingerir una cantidad desmesurada de azúcar e hidratos de carbono refinados en lugar de grasa.

va de compras cuando tiene apetito o es aficionada a comprar platos preparados. A continuación se describen cinco «estrategias» para las emergencias, formuladas por el doctor Rodman Starke, miembro de la Asociación Americana de Cardiología.

- En lugar de un donut o un *croissant*, tome un plátano o una manzana.
- En lugar de un paquete de frutos secos, tome una taza de cereales listos para el desayuno.
- En lugar de galletas de chocolate, tome una rebanada de pan integral.
- En lugar de chocolate, tome regaliz.
- En lugar de un perrito caliente, tómese una hamburguesa vegetal preparada en el microondas.

Compre productos con poca grasa. Si no puede resistir la tentación de unas galletas o un poco de queso, compre la versión dietética del alimento que le guste.

Nunca coma de pie. Siga esta norma y automáticamente desterrará de su vida muchos de los restaurantes donde se sirven alimentos ricos en grasas: pizzerías, puestos de perritos calientes y quioscos de helados.

Mejor lomo y solomillo. Si desea comer carne al menos de vez en cuando, seleccione el lomo ya que tiene menos grasa. Según los especialistas en nutrición, el solomillo de ternera es la parte más magra de la carne.

Carne de pollo o de pavo picada. En lugar de hamburguesas de ternera o buey, coma hamburguesas de pavo o pollo, pero no dé por sentado que el pavo es bajo en grasas. La mayoría de las hamburguesas están elaboradas con la piel, por lo que es aconsejable que se haga picar la carne en el momento.

¿A la parrilla? Pruebe salchichas bajas en grasas. Las salchichas de pavo o de pollo no son la mejor opción porque están elaboradas con la piel. Actualmente en el mercado están disponibles salchichas de Frankfurt bajas en grasas y, con un poco de mostaza y de ketchup, apenas notará la diferencia.

Pruebe antes de untar. Si es muy aficionada a untar el pan con mantequilla o a aliñar las ensaladas, es aconsejable que renuncie a la grasa adicional como experimento. En lugar de aceite o mayonesa, aliñe sus ensaladas con un poco de yogur desnatado. Si come patatas asadas, utilice sólo la tercera parte del aliño que utiliza normalmente. Si se prepara unas patatas fritas, no las fría en una sartén con aceite; introdúzcalas en el horno cubiertas de papel para hornear ligeramente engrasado. De este modo no se empaparán de aceite.

Olvídese de la grasa y del arroz y la pasta precocinados. El arroz y la pasta precocinados siempre necesitan la adición de mantequilla, aceite o margarina. Elimine la grasa innecesaria porque el arroz también será sabroso. En muchas recetas se puede suprimir o disminuir la grasa considerablemente. A menudo en las recetas figura el doble de grasa de la estrictamente necesaria. Puede utilizar compota de manzana, puré de ciruelas u otro alimento concentrado en lugar de grasa.

ESTRATEGIAS MENTALES PARA ALIMENTARSE CON POCA GRASA

Para poder limitar el consumo de grasas, es preciso que disfrute de la comida. A continuación se ofrecen algunos consejos de los expertos en obesidad sobre cómo reducir el contenido de grasas en su dieta.

Terapia de aversión. Si le tientan los alimentos grasos, utilice su imaginación para no caer en la tentación. Si se siente tentada por el pastel de queso que muestra el escaparate de una pastelería, intente visualizar el pastel tal como es: una montaña de grasa y de azúcar. Estas imágenes pueden disminuir su atractivo y ayudará a superar el deseo irrefrenable.

Pruebe un poco, pero no demasiado. En ocasiones es preferible que se permita comer un poco del alimento deseado, lo que incluye los dulces. Si sabe que *puede* comerlo, su tentación perderá parte de su poder. Propóngase ir al supermercado una vez a la semana para comprar alguno de sus alimentos predilectos, aunque en cantidades prudentes. Eligiendo de manera voluntaria estos alimentos, es muy probable que al final disminuya el consumo de grasa porque no se sentirá privada de lo que más le gusta.

Medite un momento. El doctor Ornish, experto en dietética, ha desarrollado una estrategia, a la que denomina la «meditación de los helados», que le permitirá disfrutar de pequeñas cantidades de alimentos ricos en grasa. La meditación reza así: «Tomo una cucharadita de helado, cierro los ojos y medito acerca del rico sabor del helado y de las maravillosas sensaciones mientras se funde en mi boca; es extremadamente satisfactorio y prefiero una cucharadita de helado de chocolate a tomar una tarrina entera de un helado bajo en calorías».

Absténgase de su grasa favorita durante 40 días. Seleccione su alimento favorito rico en grasas y deje de consumirlo durante 40 días. Después de este período, es posible que haya dejado de ser tentador.

Evite los caprichos. El deseo repentino de un alimento suele desvanecerse rápidamente. La estrategia consiste en evitar el alimento deseado. Si no lo hace, probablemente sucumbirá.

Olvídese de la actitud del todo o el nada. El hecho de que se permita de vez en cuando una galleta no significa que tenga que dar cuenta de todo el paquete. Sabe que puede comer una sola galleta de vez en cuando.

La gastronomía no es en absoluto incompatible con una dieta baja en grasas. ¿Qué tienen en común una langosta hervida, una patata al horno y un sorbete de mango? Los tres refrigerios son bajos en grasas. Puede cenar como un auténtico gourmet, pero eligiendo siempre alimentos bajos en grasas. De este modo reforzará el concepto de que alimentarse con pocas grasas es un placer y no un sacrificio.

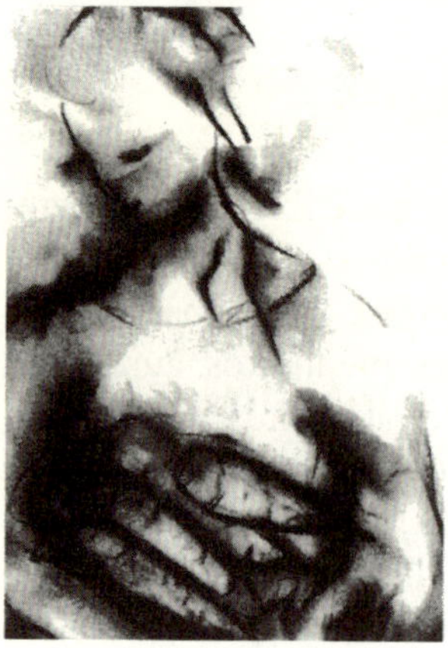

CAPÍTULO CUARENTA Y SIETE

AZÚCAR Y SUSTITUTOS DEL AZÚCAR

Moderación sin privación

Nos gustan las cosas dulces, pero al mismo tiempo las detestamos. No podemos vivir sin alimentos dulces por una buena razón: los expertos indican que los seres humanos nacen con un deseo de alimentos dulces. Es un instinto de supervivencia que se remonta a la prehistoria y que probablemente permitió que nuestros antepasados sobrevivieran miles de años.

Esta tendencia por los alimentos dulces está profundamente arraigada en el ser humano. Evolucionamos con un gusto por la fruta porque su sabor dulce indicaba la presencia de calorías. Por ejemplo, la leche materna es grasa y dulce al mismo tiempo.

Pero este instinto de supervivencia se ha convertido en una trampa, sobre todo para las mujeres. Los estudios muestran que las mujeres sienten deseos de alimentos dulces con mucha mayor frecuencia que los hombres. Y los dulces de nuestra era moderna están repletos de grasas y carecen de los nutrientes que una mujer necesita para gozar de buena salud: calcio para mantener la masa ósea, carotenoides para una protección frente al cáncer o hierro para la energía física y mental.

Nuestro paladar está programado desde la prehistoria para sentir predilección por los alimentos dulces. La diferencia es que miles de años atrás, un alimento dulce significaba fruta, cereales y algunas verduras, pero en nuestros días dulce significa helados, pasteles y chocolate, alimentos muy ricos en grasas, con abundantes calorías y escasos nutrientes.

Contribuye a la mala reputación del azúcar su efecto perjudicial sobre los dientes, ya que favorece la proliferación de las bacterias que destruyen el esmalte (en realidad, todos los hidratos de carbono tienen este efecto). Si además padece usted diabetes, el exceso de azúcar o de alimentos ricos en glúcidos puede alterar el control de los niveles de glucosa en sangre. Y si ingiere alimentos dulces con una elevada concentración de azúcar, como una barrita de frutos secos, chocolate y azúcar, las bruscas oscilaciones de los niveles de glucosa en sangre pueden producir irritabilidad y sensación de cansancio.

Limitar los dulces

Hoy en día, por término medio, una mujer consume aproximadamente media taza de hidratos de carbono simples al día.

En general predomina el consumo de azúcar refinado, el azúcar de mesa, añadido al café, o espolvoreado sobre los cereales del desayuno, o el contenido en los refrescos y en los postres.

Esta cantidad de azúcar diario carece de valor nutritivo y, para colmo de males, aporta un número elevado de calorías (lo que los expertos denominan calorías «vacías» porque no alimentan y sólo engordan). Si se leen las etiquetas de los productos alimentarios se observa que los diferentes tipos de azúcar son glucosa, sacarosa, dextrosa, lactosa (el azúcar de la leche), fructosa o levulosa (el azúcar de la fruta y la miel), maltosa, sorbitol, manitol y xilitol. Un refresco contiene alrededor de 150 calorías, de las cuales, como mínimo, 100 proceden del azúcar. Por consiguiente, si bebe un refresco al día puede ganar medio kilo al mes, lo que representa 5 kg en 10 meses.

En segundo lugar, en muchos productos el azúcar a menudo se asocia con materia grasa. Llamamos dulces a los postres cuando en realidad contienen grasa, ya que el azúcar está combinado con mantequilla, margarina, aceite, leche en polvo o incluso queso.

Un grupo de investigadores que compararon las dietas de 15.000 mujeres, observaron que las que consumían mayores cantidades de azúcar ingerían un 11 % menos de calcio que las que consumían menores cantidades de azúcar. En conjunto, las mujeres con mayor consumo de azúcar ingerían como promedio un 13 % menos de los 11 nutrientes más importantes, incluyendo las vitaminas A y B_6. La razón de ello es que las mujeres cuyas dietas son ricas en azúcar consumen menores cantidades de fruta, verduras y productos lácteos.

¿Cómo conseguir un equilibrio? La Asociación de Dietética Americana sugiere limitar las calorías procedentes de los azúcares a una cantidad no superior al 10-15 % del número diario total de calorías. Para una mujer cuyo consumo óptimo de calorías es de 2.000 al día, esto representa 200-300 calorías, el equivalente a dos cucharaditas de azúcar o un refresco y una barrita de cereales, frutos secos y azúcar.

Edulcorantes artificiales

De los diversos tipos de edulcorantes disponibles, en la actualidad, los más importantes son el aspartamo, los ciclamatos y la sacarina. Los edulcorantes artificiales tienen un poder endulzante 180-300 veces superior al del azúcar y prácticamente no

LOS HOMBRES PREFIEREN LA CARNE Y LAS MUJERES SUCUMBEN ANTE LOS DULCES

Una psicóloga entrevistó a 145 hombres y mujeres para investigar los deseos irrefrenables de alimentos y, al finalizar el sondeo, identificó un patrón conductual sorprendente.

Entre las mujeres de 18-35 años predominaba el deseo irresistible de chocolate, pasteles y otros dulces sobre el deseo de pizza o de un filete.

Entre las mujeres mayores de 65 años los deseos irrefrenables de carne y de alimentos dulces estaban equilibrados.

En los hombres, con independencia de la edad, la psicóloga comprobó una clara inclinación por la carne y otros alimentos ricos en proteínas.

Sin duda, hombres y mujeres muestran preferencias alimentarias muy diferentes. ¿A qué se deben estas diferencias? ¿Desaparecerá con el tiempo este deseo de alimentos dulces?

Los deseos irresistibles de algún alimento son muy complejos.

Algunos investigadores afirman que los hidratos de carbono alteran sutilmente los neurotransmisores cerebrales y poseen un mecanismo de acción parecido al de los antidepresivos, es decir, el alimento se consumiría como una suerte de automedicación contra la sensación de depresión que, en el caso de las mujeres, se debería a la fluctuación de los niveles hormonales. Para los expertos, el deseo concreto de un alimento dulce podría deberse a los cambios de los niveles hormonales o, simplemente, a un deseo irrefrenable porque el alimento no se ha consumido desde hace mucho tiempo.

En este estudio, las mujeres de mayor edad posiblemente sentían menos deseos de alimentos dulces porque durante su juventud, una época de carestía, disponían de muy pocos alimentos dulces y, por esta razón, desarrollaron gustos diferentes de los de las mujeres más jóvenes.

Y con independencia del sexo, los deseos de alimentos mencionados por los entrevistados tenían algo en común: todos se caracterizaban por ser alimentos ricos en grasas. Ninguna de las personas entrevistadas indicó sentir deseos de una pieza de fruta.

aportan calorías. Pero ¿representan la mejor manera de satisfacer la necesidad del sabor dulce sin aumentar de peso?

Los edulcorantes artificiales se incluyen en los refrescos, en los productos de pastelería y dulces para diabéticos, en los caramelos, goma de mascar, medicamentos, etc. Pueden contribuir a reducir el número diario de calorías y, en consecuencia, a una pérdida satisfactoria de peso y además ayudan a mantener el peso logrado.

Un experto en nutrición contó las calorías consumidas por 24 mujeres y hombres que tomaban un desayuno consistente en queso fresco endulzado con edulcorantes artificiales y las de otro grupo que lo endulzaba con azúcar. Al término del día el grupo que utilizaba edulcorantes artificiales había consumido 300-400 calorías menos que el grupo que consumía azúcar. Sin embargo, este investigador destacó que los hombres y las mujeres que consumieron el edulcorante artificial mencionaron que a la hora del almuerzo habían sentido más apetito del habitual y en conjunto consumieron una cantidad de comida ligeramente mayor en dicha hora.

Posteriormente, numerosos estudios llevados a cabo sobre el aspartamo y la sacarina han demostrado que estos edulcorantes artificiales no aumentan el apetito.

Es aconsejable que una persona que intenta perder peso incluya en su dieta edulcorantes artificiales siempre que siga una dieta hipocalórica, equilibrada y la acompañe de la práctica de ejercicio regular.

Sin embargo, en relación con la pérdida de peso y la nutrición, los edulcorantes artificiales son un arma de doble filo. Utilizarlos como sustitutos de los alimentos ricos en azúcar y materia grasa es una actitud sensata, pero si al mismo tiempo no se consumen alimentos nutritivos como fruta, verduras y lácteos, la dieta será muy poco saludable.

Algunos estudios clínicos han revelado que las personas que consumen aspartamo son más propensas a padecer dolores de cabeza que las que utilizan otros edulcorantes artificiales. En otros estudios los investigadores comprobaron que las personas que consumen aspartamo se quejan de cambios del humor y de mayores alteraciones del sueño que cuando tomaba azúcar refinado.

Además, el consumo de aspartamo está contraindicado en las personas que padecen fenilcetonuria, un trastorno genético muy poco frecuente caracterizado por el déficit de una enzima que metaboliza la fenilalanina, ya que el aspartamo contiene fenilalanina.

Una serie de estudios de laboratorio han puesto de manifiesto una mayor incidencia de tumores de la vejiga urinaria en ratas macho expuestas a niveles elevados de sacarina. Sin embargo, los 30 estudios clínicos de seguimiento llevados a cabo en seres humanos no hallaron una relación entre el consumo de sacarina y el cáncer de vejiga urinaria. En conclusión, el Instituto Nacional del Cáncer indica que no existen pruebas de un mayor riesgo de cáncer de vejiga en las personas que habitualmente consumen sacarina.

Consejos dulces

Los expertos en nutrición indican que existen muchas estrategias saludables y adecuadas para satisfacer los deseos de alimentos dulces sin aumentar de peso o sacrificar el valor nutritivo de los alimentos. Ante todo, hay que asegurarse de incluir los nutrientes adecuados en la dieta.

Dulces naturales. Si le apetece comer algo dulce, decídase por la fruta. La fruta es dulce (contiene fructosa) y le aporta los nutrientes que su organismo necesita. La fibra que contiene la fruta retrasa la absorción de azúcar en la sangre, de modo que no se expone a oscilaciones bruscas de los niveles de glucosa en sangre.

Dulces consistentes. Si le gustan los postres fríos y cremosos, pruebe los helados de yogur bajos en grasas y calorías. Si desea algo más dulce que una pieza de fruta, prepárese un sorbete o un budín con leche desnatada, que, además, es una buena fuente de calcio.

Sólo un poco. En ocasiones es preferible ceder a la tentación y comer sólo una pequeña cantidad del alimento deseado. Puede compartir esta apetitosa tarta de queso con sus compañeros de mesa o pedir una sola bola de helado.

Si desea algo dulce, consuma también un alimento rico en proteínas. El consumo de un alimento dulce junto con un alimento rico en proteínas o una combinación, como un queso bajo en grasas acompañado de una macedonia de frutas, parece moderar el deseo de alimentos dulces. Tomar sólo un alimento muy dulce puede avivar el deseo de comer más dulces.

Tome un dulce, pero no añada calorías. Si desea un batido de chocolate, prepárelo con leche desnatada y un poco de miel. Si toma un café, añádale un poco de canela en lugar de azúcar.

Añada especias. Si le gusta la repostería casera, utilice su imaginación y añada a sus pasteles y dulces ingredientes como canela, menta, vainilla y esencia de almendras, que son edulcorantes naturales que le permitirán reducir a la mitad la cantidad de azúcar de las recetas.

Añada los edulcorantes artificiales en el último momento. El aspartamo pierde su poder edulcorante con las temperaturas altas. Si las bebidas muy calientes no tienen un sabor dulce, trate de añadir el aspartamo en el último momento, justo antes de beberlas.

Utilice sólo pequeñas cantidades. A algunas personas la sacarina les deja un sabor de boca ligeramente amargo. Si un edulcorante no le gusta, pruebe otro.

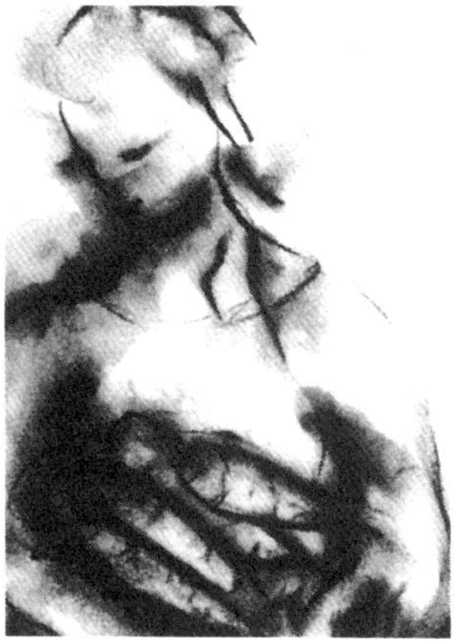

Capítulo Cuarenta y ocho

PERDER PESO

Estrategias eficaces para las mujeres

Un sondeo llevado a cabo en Estados Unidos indicó que en cualquier día del año una de cada tres mujeres intentan perder peso. Estas mujeres ayunan y pasan hambre, limitan el número de calorías, cuentan los gramos de grasa, se inscriben en programas para perder peso, toman suplementos, solicitan a su médico algún fármaco supresor del apetito y, además, se dedican a correr, andar, nadar y a la práctica de otros deportes en su búsqueda de una silueta esbelta y de una mejor salud. Estas mujeres pierden peso y, en ocasiones, un número considerable de kilos. Algunas pierden para siempre sus kilos de más, pero otras recuperan parte o todos los kilos perdidos al cabo de unos 2 años como media.

Una de las participantes en el sondeo de *Saber comer* constituye un ejemplo típico de las mujeres que lo han intentado casi todo para perder peso. Esta mujer refirió que había seguido numerosas dietas para adelgazar, desde las hiperproteicas hasta las dietas basadas en frutas o las combinaciones de alimentos, había tomado batidos de chocolate bajos en calorías, había acudido a un gimanasio para seguir un curso de aeróbic e incluso llegó a consultar a un médico experto en dietética y obesidad que le aconsejó una dieta hipocalórica apropiada para su edad y nivel de actividad. Todas estas estrategias para perder peso fueron eficaces, pero sólo temporalmente. Siempre recuperaba el peso que había perdido.

Eficacia de las estrategias utilizadas por las mujeres

Nuestro sondeo de *Saber comer* reveló que muchas mujeres perdieron eficazmente los kilos de más y lograron mantener su nuevo peso sin engordar siquiera un gramo.

¿Por qué razón algunas mujeres tuvieron éxito en sus objetivos de perder peso y otras no?

Las mujeres entrevistadas que perdieron peso y no lo recuperaron mencionaron que utilizaban diversas estrategias, desde limitar el consumo de grasas en la dieta hasta practicar ejercicio con regularidad o modificar sus patrones de alimentación establecidos desde hacía mucho tiempo. La mayoría consideraban que su éxito se debía a una combinación de estrategias simples pero eficaces.

Sus triunfos sobre las dietas yoyó coinciden con lo que los expertos indican sobre la pérdida de peso a largo plazo. Las estrategias que tienen éxito parecen caracterizarse por siete elementos en común, según indica el doctor Foreyt, director de una clínica de investigación sobre nutrición de Estados Unidos.

Las estrategias clave incluyen:

- Establecer objetivos de peso realistas.
- Hábitos de alimentación «normalizados».
- Practicar ejercicio.
- Apoyo social.
- Prestar atención a la salud antes que al aspecto externo.
- Mejora de la autoestima general.
- Controlar los episodios de ansia y deseo de comida (en ocasiones a través de un tratamiento psicológico conductual).

A continuación se describen las estrategias que surtieron efecto en algunas de las mujeres entrevistadas con los comentarios de los expertos en obesidad.

HACER AMIGOS Y NO GALLETAS

Laura, 50 años de edad, perdió 18 kg. Laura explicó que cuando era niña su abuela le pellizcaba las mejillas y decía a su madre: «¿No alimentas a esta niña?, ¡está muy flaca!». Laura aborrecía ser una «adolescente flaca y plana», como se describía a sí misma, y su reacción fue empezar a comer alimentos ricos en grasas, lo que a la larga se tradujo en las curvas y redondeces voluptuosas que tanto anhelaba, pero, al llegar a los 16 años, empezó a sentirse muy desgraciada a causa de su aspecto y su peso repercutió en su salud. Laura se había convertido en una adicta a la comida hasta que, después de una copiosa comida de Navidad, comprendió que lo estaba perdiendo todo menos el peso. Por desgracia, en ocasiones hace falta vivir experiencias como ésta para darnos cuenta de que algo va mal y tomar medidas para cambiar nuestra forma de vida para siempre. Laura tenía un amigo que había perdido peso de manera permanente y al que llamaba cuando necesitaba ayuda. «Siguiendo sus recomendaciones decidí que en mi caso la estrategia más eficaz sería una dieta hipocalórica pero con muchos tentempiés a lo largo del día. Además, acudí a un gimnasio todos los días para hacer ejercicio.»

Por qué la estrategia de Laura es eficaz. Laura logró dominar el problema de su bulimia. La familia de Laura, al igual que muchas otras, identificaba los kilos de más con una salud de hierro, vitalidad, atractivo sexual y felicidad.

Para muchas mujeres el peso es un problema que se remonta a la infancia, que está profundamente entrelazado con la genética y muy unido a las expectativas familiares y a la herencia. Laura tomó medidas y encontró en sus amigos un modelo de conducta y dejó de recurrir a la comida para resolver todos sus problemas personales. Cuando la familia utiliza la comida como un arma psicológica, es preciso acabar con estas pautas ambientales. Para afrontar sus propios problemas, lo mejor es enfrentarse a ellos, ya que la comida nunca resuelve nada.

A MAYOR AUTOESTIMA, MENOS ATRACONES

Cristina, 20 años de edad, perdió 18 kg. A diferencia de Laura, los problemas de peso de Cristina se iniciaron en la infancia y no en la adolescencia. Cuando otros niños se reían de ella, recurría a la comida como consuelo y amigo incondicional, que nunca le fallaba.

A medida que fue creciendo, Cristina empezó a establecer un patrón de alimentación de episodios de anorexia seguidos de episodios de bulimia. Con los años, Cristina perdió su autoestima a medida que ganaba más y más peso. Pronto empezó a fumar, a beber alcohol al mismo tiempo que devoraba dulces en cualquier momento y en todas partes. Cuando empezó a estudiar en el instituto medía 1,55 m y pesaba 88 kg. Finalmente llegó un momento en que decidió tomar medidas. Para empezar, decidió dejar de fumar y de beber y al mismo tiempo inició una dieta basada en cereales integrales y 4-5 raciones de fruta y verdura cada día. En la actualidad sigue una dieta casi vegetariana, de verduras y fruta, algún alimento lácteo desnatado y, de vez en cuando, un huevo. Considera que come de manera más saludable y, al tiempo que presta atención a su alimentación, se olvida del deseo irrefrenable de alimentos ricos en grasas. En palabras de Cristina, «siempre pensé que si un día llegaba a ser delgada podría ser feliz, pero me ocurre precisamente lo contrario: si soy feliz, me resulta más fácil mantenerme delgada».

Por qué la estrategia de Cristina es eficaz. Los hábitos alimentarios destructivos de Cristina tenían claramente una base psicológica y emocional, que Cristina fue capaz de afrontar y resolver.

Inicialmente comemos porque sentimos hambre, pero también cuando nos sentimos felices, tristes, frustrados o ansiosos. Cristina empezó a comer en exceso porque se sentía deprimida, enojada y frustrada, pero cuando advirtió que en lugar de consolarla, la comida producía verdaderos estragos en su cuerpo, resolvió afrontar sus problemas y se dijo: «Puedo hacerlo y deseo hacerlo». Esta determinación le proporcionó la fuerza de voluntad necesaria para seguir una dieta de adelgazamiento y resolver sus problemas emocionales. Aproximadamente el 80 % de las personas que consultan a un médico por un trastorno de la alimentación tienen problemas emocionales. Muchas de estas personas necesitan la ayuda de un profesional para comprender y superar los retos psicológicos y fisiológicos que plantea la pérdida de peso.

MANTENERSE OCUPADA

Cathy, 27 años de edad, perdió 6,5 kg. Cathy refirió que solía aumentar de peso cuando permanecía sin hacer nada o se sentía deprimida. La única ocasión en la que perdió peso de manera satisfactoria y no lo recuperó fue durante una época de su vida en la que no prestaba atención a su peso: «Tenía una imagen muy negativa de mi cuerpo y me deprimía mi aspecto físico lleno de redondeces y celulitis, pero más adelante encontré trabajo y pasé una época de mi vida muy ajetreada con mi actividad laboral y las salidas con mis amigos. Seis meses más tarde, un día que había ido de compras, comprobé que la talla del vestido que había solicitado a la dependienta para probarme me quedaba demasiado holgada. Me pesé y descubrí que había perdido más de 6 kg».

Por qué la estrategia de Cathy es eficaz. Aunque parezca una ironía, prestar demasiada atención al peso puede socavar la eficacia de cualquier dieta. Los pequeños deslices durante la dieta producen sentimientos de culpa que a su vez propician el deseo de comer para consolarse. Los expertos en obesidad afirman que hay que prestar atención a los problemas emocionales subyacentes y no simplemente a la dieta. Una parte importante del tratamiento consiste en mejorar la autoestima prestando atención a otras áreas de la vida y ayudando a la gente a comprender que su valor como personas no depende de su aspecto físico.

EJERCICIO, EJERCICIO Y MÁS EJERCICIO

Regina, 40 años de edad, perdió 16 kg. «Perdí peso después de seguir una dieta muy baja en grasas (sólo un 15 % de las calorías diarias totales procedían de las grasas) y haciendo ejercicio, ejercicio y más ejercicio», nos explicó Regina.

Por qué la estrategia de Regina es eficaz. Por lo que respecta a no recuperar el peso perdido, las pruebas que respaldan el seguimiento de una dieta baja en grasas acompañada de un plan de ejercicio regular son abrumadoras. Una razón naturalmente es que disminuye el número de calorías que ingiere y aumenta el número de calorías que quema.

Pero los investigadores sospechan que existe un factor adicional. Un grupo de científicos de una universidad norteamericana postulan que el milagro puede residir en la flexibilidad de la dieta y el régimen de ejercicio. Una mujer que únicamente presta atención a lo que come sólo puede compensar una transgresión dietética comiendo menos. Por el contrario, la práctica de ejercicio permite quemar los «excesos» alimentarios de un día con un mínimo esfuerzo adicional. Por otra parte, el ejercicio puede producir cambios positivos del humor y disminuye la sensación de apetito, lo que facilita el cumplimiento de una dieta hipocalórica y baja en grasas más saludable.

COMER BIEN Y ANDAR MÁS

Beth, 28 años de edad, perdió 9 kg. «Durante los años de instituto, pesaba 90 kg y cuando me quedé viuda llegué a pesar 120 kg. A lo largo de los años he probado casi todas las dietas e incluso hace poco tiempo me sometí a una intervención quirúrgica para reducir el volumen del estómago. Finalmente he comprendido que si deseo perder peso, tengo que consumir menos alimentos grasos.

»En mi caso, mi patrón alimentario se caracterizaba por una gran influencia mental y emocional. Por primera vez, empecé a comer los alimentos adecuados y presté atención al tipo de alimentos que ingería. Dejé de ir a los restaurantes de comida rápida, a los que era muy aficionada, y me di cuenta de que disponía de una gran variedad de alimentos sin materias grasas. Por otra parte, he hecho un esfuerzo para hacer más ejercicio y paseo al menos 3 veces a la semana.»

Por qué la estrategia de Beth es eficaz. Los estudios clínicos confirman la conclusión de Beth de que lo importante es prestar atención a las grasas. Cada gramo de grasa suministra como mínimo el doble de calorías que un gramo de alimentos poco grasos. Por esta razón, lo importante no es comer menos sino comer de manera acertada.

Por lo que respecta a los paseos, muchos médicos los recomiendan asociados siempre a los necesarios cambios dietéticos, ya que es una estrategia adecuada para perder peso y sobre todo para mantener un peso saludable, sin un coste adicional para el bolsillo.

LA DIETA Y EL EJERCICIO PUEDEN VENCER A LA GENÉTICA

Karen, 32 años de edad, perdió 12 kg. Karen, que pertenece a una familia numerosa y en la actualidad es el único miembro que no presenta sobrepeso, descubrió que no podría perder peso hasta que no comprendiera los patrones genéticos, emocionales y de salud de su familia. En su familia «la comida era un símbolo de prosperidad» y cuando se celebraba algún acontecimiento, la comida siempre era la protagonista.

PLANES DE DIETAS COMERCIALES

¿Merece la pena seguirlos?

Entre las mujeres que respondieron al sondeo de *Saber comer*, muchas intentaron perder peso inscribiéndose en programas como los de los Weight Watchers. Una de cada diez mujeres utiliza estos programas organizados para perder peso.

Algunas mujeres entrevistadas indicaron que habían seguido con éxito los programas comerciales para perder peso.

«Perdí 15 kg comiendo de manera sana y equilibrada, sin pasar hambre.»

«Hace ya 18 años gané más de 20 kg sólo en 6 meses. Cuando me inscribí en uno de estos programas, empecé a hacer ejercicio religiosamente todos los días. Tardé un año pero perdí todos los kilos de más.»

Sin embargo, otras mujeres consideran que este tipo de programas no se ajustan a sus necesidades o simplemente no les sirven.

«Seguí un programa comercial para perder peso durante 25 años y en ocasiones me sentía humillada al tener que confesar mis transgresiones dietéticas. En mi caso el programa no dio resultado. He intentado participar en otros programas más recientes, pero tampoco me han dado resultado y creo que debo perder peso por mí misma.»

Muchas mujeres pueden perder peso y no recuperarlo gracias a estos programas. ¿Debería participar en un programa comercial para perder peso? Aunque no todos los programas son adecuados para todo el mundo, los expertos consideran que pueden ser eficaces.

Los programas la alientan a disminuir el consumo de calorías y, especialmente, el de grasas, al mismo tiempo que satisface sus necesidades nutricionales y pierde peso. La mayoría de los programas incluyen la práctica de ejercicio asociada a la dieta.

Una dieta hipocalórica que no se asocia a la práctica de ejercicio jamás depara los mismos resultados. Por otra parte, si no practica ejercicio de manera regular le resultará difícil mantener su nuevo peso logrado con la dieta y, al reanudar su alimentación normal, lo más probable es que recupere los kilos perdidos.

Estos programas también incluyen clases de modificación de la conducta así como un apoyo social. Algunos cuentan con un grupo de resolución de problemas donde el participante puede exponer sus dificultades para perder peso.

Por supuesto estos programas cuestan dinero, pero piense que el dinero invertido en un programa de este tipo también representa una motivación adicional para perder peso.

Cuando se trasladó a otra ciudad, Karen decidió tomar medidas y modificar sus hábitos dietéticos. Empezó a seguir una dieta basada en verduras y fruta y descubrió que tratando bien a su cuerpo, éste reaccionaba adecuadamente. En lugar de ser una norma, los dulces se convirtieron en una excepción. Se matriculó en un curso de dietética y nutrición y cuando iba de compras, leía con atención las etiquetas de todos los productos que compraba.

Por qué la estrategia de Karen es eficaz. Con una familia en la que predominaba la obesidad, Karen tenía muchas probabilidades de haber heredado una tendencia al sobrepeso, pero también podía haber heredado los hábitos y costumbres alimentarias de sus padres. Y, por desgracia, Karen heredó esta tendencia al sobrepeso de sus padres y su forma de alimentarse. A pesar de que no podía alterar sus genes, podía tomar medidas con respecto al estilo de vida.

LA CLAVE ESTÁ EN CONTROLAR LAS CANTIDADES

Jean, 41 años de edad, perdió 7 kg. «Tras años y años de fracasos intentando controlar mi peso y modificar mis hábitos alimentarios, consulté con un dietista que me explicó la diferencia entre una ración normal y lo que yo comía. Soy italiana y en mi familia se consumen cantidades (ahora, creo que gigantescas) de pasta. Para mí constituyó una sorpresa descubrir que una ración de espaguetis correspondía a media taza. Así pues, decidí pesar todo lo que comía. El dietista me explicó que mi alimentación previa también podía haber contribuido a mis fracasos anteriores. Evitaba comer fruta y verdura porque pienso que suelen estar fumigadas con insecticidas y, con mi espíritu ecológico, prefería evitarlas. Por último descubrí tiendas donde puedo adquirir productos no tratados y en consecuencia he introducido en mi dieta grandes cantidades de verduras, hortalizas y fruta.»

Por qué la estrategia de Jean es eficaz. Los expertos en nutrición han observado que las personas que controlan cuidadosamente su alimentación, por ejemplo, pesando todos los alimentos y contando todos los gramos de grasa, tienen más éxito cuando siguen una dieta de adelgazamiento que las personas que no pesan sus alimentos. La equivocación de Jean con respecto a lo que se considera una ración normal es muy frecuente. En un estudio llevado a cabo en la Universidad de Columbia los investigadores siguieron de cerca a las personas que referían que no podían perder peso y les pidieron que mantuvieran un registro de todos los alimentos consumidos y de los niveles de actividad. Las personas que se consideraban a sí mismas «resistentes a las dietas de adelgazamiento» infravaloraron la cantidad de alimentos que consumían, en promedio, un 47 % y sobreestimaron en un 51 % su actividad física. Si desea verdaderamente perder peso, consulte con un profesional ya que es el medio más razonable de poder conseguirlo. En muchas ocasiones, un experto en nutrición puede identificar los problemas que no le permiten perder peso.

Mentalizarse para seguir una dieta

Joyce, 46 años de edad, perdió 22 kg. «Hace algunos años me sentía deprimida y consulté con un profesional. Uno de mis problemas era una mala imagen de mí misma asociada a la falta de autoestima. El médico me aconsejó que no me pesara con tanta frecuencia y que tratara de pasear 10 minutos cada día. A medida que lo ponía en práctica decidí afrontar mis problemas emocionales; mientras paseaba tenía mucho tiempo para pensar y mis paseos de 10 minutos se fueron prolongando hasta convertirse en caminatas de 40 minutos. Llegué a la conclusión de que intentaría seguir una dieta más equilibrada y que debía tomar medidas con respecto a los niveles de colesterol. Llegó a mis manos una propaganda sobre cómo controlar el colesterol y seguí los consejos que proporcionaba el folleto. Mi colesterol disminuyó espectacularmente y perdí 22 kg.»

Por qué la estrategia de Joyce es eficaz. El médico al que consultó Joyce le dio un consejo adecuado. La práctica de ejercicio mejoró el estado de ánimo de Joyce, su autoestima y su sensación de control personal. Todo ello contribuyó a su decisión de tomar medidas para modificar su conducta alimentaria. El ejercicio fue eficaz no sólo porque aumentó el gasto de calorías sino por su componente psicológico, al modificar la forma de pensar de Joyce.

Una dieta vegetariana

Alicia, 46 años de edad, perdió 7 kg. «En mi caso, comer carne era un auténtico placer, pero resolví hacerme vegetariana y esta dieta surtió efecto. De vez en cuando puedo comerme un poco de chocolate sin excesos, pero una hamburguesa me abre todavía más el apetito y me resulta difícil controlar cuanto como.»

Por qué la estrategia de Alicia es eficaz. Al suprimir la carne de la dieta, automáticamente Alicia ha eliminado una de las principales fuentes de grasas (y de calorías), lo que explica su éxito a la hora de perder peso después de hacerse vegetariana.

Los estudios clínicos sugieren que el consumo de grasas estimula el apetito, y cuanto mayor es el número de alimentos grasos, mayor cantidad se come. Por el contrario, disminuir la exposición sensorial a las grasas, es decir, no comer alimentos grasos y ni siquiera olerlos, disminuye el deseo de este tipo de alimentos.

Comer lo mismo cada día

Bárbara, 55 años de edad, perdió 30 kg. «Cada mañana desayuno media taza de copos de avena con leche desnatada. Como tres ciruelas y bebo una taza de té verde.

Para almorzar, me tomo una ensalada, habitualmente de espinacas con cebolla, tomate, aceitunas negras, zanahoria rallada y bróculi. Apenas la aliño y le añado un poco de atún y unas cucharadas de queso bajo en grasas. Para cenar, cada día me tomo un plato de pasta y alguna verdura o, en ocasiones, carne acompañada de verdura.»

Por qué la estrategia de Bárbara es eficaz. Al igual que Bárbara, muchas mujeres que respondieron a nuestro sondeo mencionaron que lograron perder peso consumiendo los mismos alimentos cada día, pidiendo los mismos platos a la hora del almuerzo cuando iban al restaurante y comprando los mismos alimentos cada semana. Los expertos llaman a esta estrategia «saciedad sensorial específica».

Es posible seguir una dieta rígidamente estructurada y basada en la pirámide de alimentos, que presta atención a los cereales, la fruta, las verduras y las legumbres y limita el consumo de carne, azúcar y grasas, sin consecuencias perjudiciales para la salud. Sin duda, a corto plazo este tipo de dieta conduce a la pérdida de peso. La razón de ello es que es aburrida. La comida pierde su atractivo y en consecuencia es mucho menos probable cometer excesos.

De acuerdo con algunos expertos, para otras personas esta estrategia puede no dar resultado, ya que, tras sentirse privadas de alimentos concretos, en ocasiones, tienden a comer en exceso. Esta estrategia sólo es eficaz para las personas muy disciplinadas.

DISMINUIR EL CONSUMO DE GRASAS SIN ELIMINARLAS PUEDE SER EFICAZ

Lois, 49 años de edad, perdió 3 kg y mantiene su peso en 54 kg. «A partir de los 40 años las mujeres tenemos tendencia a aumentar de peso; por consiguiente, intento seguir una dieta baja en grasas y en colesterol, a pesar de que me permito algunas libertades, por ejemplo, una lasaña con ingredientes poco grasos; he llegado a la conclusión de que para mí es preferible consumir algo de grasas que eliminarlas. Y una vez a la semana, por ejemplo el domingo, me permito un poco de leche entera en el café.»

Por qué la estrategia de Lois es eficaz. Muy pocas personas son suficientemente disciplinadas como para controlar todo lo que comen. Para Lois, al igual que para muchas mujeres, un programa excesivamente rígido no es realista ni se adapta a su estilo de vida. Cuanto más intensa sea la sensación de apetito y de privación, más deseos tendrá de saltarse el régimen. Al igual que otras mujeres entrevistadas, Lois contó con la ayuda incondicional de un amigo que compartía sus objetivos de perder peso.

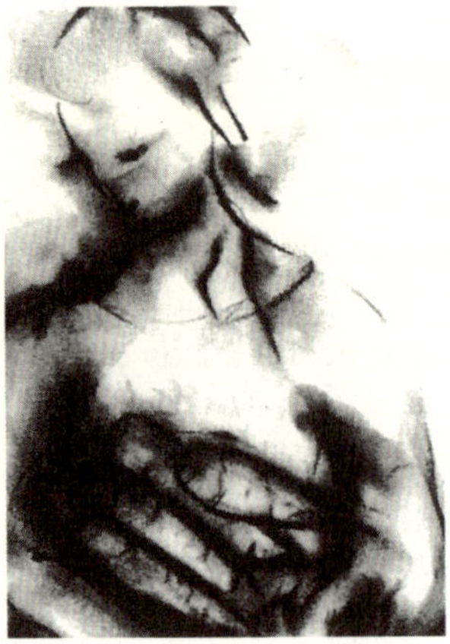

CAPÍTULO CUARENTA Y NUEVE

SABER COMER: UN PLAN DIETÉTICO

Un programa para perder 5, 10, 25 kg o más

El sondeo llevado a cabo por *Saber comer* identificó un elevado número de mujeres que seguían una gran variedad de dietas. Algunas mujeres deseaban perder sólo 2 kg y otras, en cambio, más de 25 kg. Sus razones eran muy variadas, al igual que sus objetivos para perderlos: tener un mejor aspecto, sentirse mejor, disminuir el riesgo de enfermedades graves o, simplemente, gozar de mejor salud. De acuerdo con un sondeo llevado a cabo por la Asociación Americana de Dietética, un tercio de las personas entrevistadas mencionaron que intentaban perder peso y, de éstas, el 23 % deseaba perder peso para tener un mejor aspecto, el 43 % para mejorar su salud y el 34 % con ambos objetivos.

Muchas de las mujeres entrevistadas habían perdido peso previamente, pero con el tiempo lo habían recuperado. La experiencia de estas mujeres concuerda con los estudios clínicos que indican que el 95 % de todas las personas que siguen una dieta y que pierden peso a la larga lo recuperan.

¿Cómo se puede perder peso sin pasar hambre, sin aburrirse de la dieta y sin recuperarlo jamás? Planteamos esta pregunta a la doctora Stern, especialista en nutrición de la Universidad de California. El resultado de la conversación con esta experta es el programa descrito a continuación, que se basa en estrategias cuya eficacia se ha demostrado científicamente y que ha sido diseñado especialmente por la doctora Stern para *Saber comer*.

La idea básica es muy sencilla. Cada día se inicia con dos cuentas (puede imaginar que son algo parecido a su cuenta bancaria); en una anota el consumo de grasas (en gramos) y en la otra, el tiempo invertido en hacer ejercicio (en minutos). El objetivo principal es mantener un equilibrio entre ambas cuentas. Recuerde que para perder peso ha de quemar más grasas y calorías de las que ha ingerido. Este programa tiene por objetivo una pérdida gradual de 5 kg, con un programa especial para perder 2 kg muy rápidamente. Con este programa es imposible que no pierda peso. Para asegurarse de que pierde estos kilos y no vuelve a recuperarlos, el programa incluye diversas estrategias para modificar los patrones de conducta alimentaria que pueden acabar con las mejores intenciones para controlar el peso.

PRIMERA SEMANA: FASE INICIAL

En este programa, el primer paso no es modificar sus hábitos alimentarios o sus elecciones de alimentos, sino analizar cuáles son sus objetivos. Para empezar:

- Pésese.
- Decida cuál es el número de kilos que desea perder (¡pero no exagere!).
- Elija un cinturón que se ciña a su cintura.
- Inicie un diario de alimentos.
- Fórmese un juicio *objetivo* sobre el tamaño de sus raciones de alimentos.
- Haga 10 minutos diarios de ejercicio físico.

Pésese a diario. Si su báscula no es de fiar, es preferible que adquiera una. Gastamos mucho dinero en otras cosas por lo que vale la pena destinar una parte de su dinero a la adquisición de una buena báscula.

La doctora Stern sugiere pesarse cada día a la misma hora, preferiblemente por la mañana después de utilizar el váter y sin ropa. No se desanime por las fluctuaciones de su peso de un día a otro. Ésta es la razón de que algunos programas dietéticos aconsejen pesarse una vez a la semana. Sin embargo, según la doctora Stern, el hecho de pesarse cada día mejora la perseverancia y la voluntad de la persona que sigue una dieta. Conviértalo en una costumbre. Pésese cada día. La gente que se pesa con regularidad suele mantener más satisfactoriamente el peso.

Decida cuántos kilos quiere perder. Para determinar cuál es su peso óptimo según su perfil de salud, lea el capítulo 44. Decida cuál es el número de kilos que necesita perder en total, pero por ahora concéntrese en perder sólo 5 kg.

Para perder los primeros 5 kg puede necesitar desde 1 mes hasta 6 semanas. Sin embargo, cuanto mayor sea el número de kilos que ha de perder, más rápidamente perderá los primeros kilos.

Elija un cinturón que se ciña bien a su cintura. Medir la cintura y las caderas la ayudará a calcular su cociente cintura/cadera, uno de los criterios del peso ideal (véase capítulo 44). Si su cociente cintura/cadera es 0,8 o superior, necesita perder algunos kilos.

La primera semana escoja un cinturón bastante ajustado y anote el punto donde lo abrocha. Una vez por semana, cuando se pruebe el cinturón, notará que el perímetro de su cintura va disminuyendo.

Registre su peso cada semana. Para evitar obsesionarse con su peso (o sentirse frustrada por las fluctuaciones diarias de peso), anote su peso en su diario una vez a la semana, el mismo día y siempre a la misma hora.

Anote en un diario todo lo que come. Es preciso que anote todo lo que come (incluyendo caramelos, regaliz, pipas de girasol, etc.). Advertirá la sorprendente cantidad de alimentos que consume al cabo de una semana, ya que todos tendemos a infravalorar la cantidad y el número de alimentos que comemos.

Controle las raciones de comida. Las raciones demasiado generosas de comida son tan responsables del exceso de peso como la falta de ejercicio. Para estar segura de las cantidades de alimento que consume, es preferible que pese toda la comida. Si cocina a menudo tendrá una idea clara de las medidas, pero también es posible que las haya estado calculando erróneamente durante años. En el caso de los alimentos bajos en grasas y en calorías, como las verduras, no es tan importante que sea precisa, pero para otros alimentos, la precisión es decisiva. Por ejemplo, una ración de 90 g de carne, pescado o pollo es la más adecuada para una dieta de adelgazamiento.

Mantenga la comida fuera de la vista. La comida entra por los ojos. Es evidente que para evitar comer inconscientemente tiene que apartar de su vista las bolsas de caramelos, los cacahuetes o la caja de chocolate que guarda en la cocina. Su objetivo ha de ser dificultarse el acceso a la comida.

Haga ejercicio como mínimo 10 minutos diarios. *Cada día.* La mayoría de las mujeres no tienen dificultades para seguir una dieta, pero les resulta más difícil hacer ejercicio. Es preciso que su programa para adelgazar incluya el ejercicio con el objetivo de quemar las grasas, aumentar la masa muscular, mantener su metabolismo activo y permitirle comer lo suficiente como para sentirse satisfecha y, al mismo tiempo, perder peso.

Recuerde que la masa muscular de su cuerpo es el motor metabólico de su organismo. Es la clave para conseguir una figura esbelta y para quemar calorías.

Empiece con un ejercicio ligero. Si habitualmente practica ejercicio, continúelo pero aumente su intensidad. De lo contrario, empiece el día con algunos ejercicios tonificantes para la región abdominal desde el momento en que se levante de la cama.

Después podrá realizar ejercicios tonificantes de brazos y cintura.

Los ejercicios preservan y aumentan la masa muscular y contribuyen a la pérdida de grasa. Dado que el músculo es más denso que la grasa, ocupa menos espacio. Así pues, con el tiempo comprobará que su figura es más esbelta aunque pese lo mismo. Si practica un buen número de ejercicios, utilizará esta energía para perder peso.

Abdominales: acostada en la cama con los brazos a los lados, las palmas de las manos hacia abajo y las rodillas juntas y ligeramente flexionadas, flexione lentamente el tronco acercando todo lo posible la cabeza hasta que toque las rodillas. Vuelva a su posición inicial y repítalo diez veces.

Ejercicios para las piernas: con el cuerpo en posición horizontal, de lado, apoyada sobre un brazo y con las piernas estiradas y las puntas de los pies extendidas, levante y baje una pierna repetidas veces sin llegar a tocar la que permanece estirada. Repita el ejercicio varias veces; luego cambie de posición y haga el ejercicio con la otra pierna.

Pectorales: de pie, con los brazos extendidos a la altura de los hombros y las palmas de las manos hacia abajo, flexione los codos hasta que sus manos alcancen el pecho. Manteniendo los codos flexionados, dirija los brazos hacia atrás hasta que se junten los omóplatos. Repítalo diez veces.

Ejercicios para los brazos: de pie, con los brazos en cruz a la altura de los hombros y con las palmas de las manos hacia abajo, realice diez movimientos circulares hacia adelante y diez hacia atrás.

Rotaciones del tronco: de pie, con las manos en las caderas, gire el tronco primero hacia la derecha, vuelva a su posición inicial y luego gírelo hacia la izquierda. Repítalo diez veces.

Tómeselo con calma. Su objetivo ha de ser repetir cada ejercicio diez veces. Aunque tenga mucho trabajo, siempre podrá dedicar diez minutos a la práctica de estos ejercicios si es lo primero que hace cuando se levanta.

Si durante años no ha practicado ningún tipo de ejercicio, es preferible que antes de empezar, lo consulte con su médico. También debe pedirle consejo si es usted diabética, hipertensa o está tomando algún medicamento para una enfermedad crónica.

SEGUNDA SEMANA: EL INICIO

Esta semana aprenderá a:

- Comer 1.000 calorías diarias.
- Equilibrar el consumo de grasas y los minutos de ejercicio.
- Añadir 10 minutos diarios de paseo.
- Beber 3 tazas diarias de leche desnatada.

Mucha gente quiere perder peso rápidamente. Iniciar una dieta de 1.000 calorías diarias ayuda a perderlo con rapidez. Como norma general los expertos no recomiendan un consumo inferior a 1.200 calorías diarias, pero para la primera semana, este programa hace una excepción para aprovechar la ventaja del entusiasmo inicial. Después de 2 semanas aumentará el consumo de calorías hasta 1.200 diarias y se mantendrá con esta cantidad hasta conseguir el peso ideal. Este programa está diseñado para las personas que desean perder peso de manera progresiva. Los casos extremos de obesidad requieren un plan dietético más rápido y restrictivo bajo supervisión médica.

Limite el consumo de calorías procedentes de la grasa al 20-25 % del total. Un consumo de 1.000 calorías diarias equivale a 26 g de grasa al día, una cantidad insignificante. En consecuencia, es imprescindible que lea con atención las etiquetas de los productos alimentarios si desea perder rápidamente los kilos de más.

Cada mañana imagínese que despierta con 26 g de grasa en su «cuenta», gramos de grasa que podrá consumir de la forma que desee pero, una vez consumidos, no podrá tomar más. Por ejemplo, si escoge un pedazo de tarta de chocolate a la hora del almuerzo, en las restantes comidas del día sólo podrá tomar verdura y fruta puesto que ya habrá dado cuenta de su ración diaria de grasas. Es preferible reservar algunos gramos de grasa para la comida de la noche. En cualquier caso, nunca puede tomar «prestados» gramos de grasa del día siguiente.

Consulte una tabla de composición de alimentos y calorías. Estas tablas pueden ayudarla a calcular su consumo de grasas. Para hacerse una idea de cómo puede «gastar» sus gramos de grasa, consulte la siguiente lista. *Cada uno de los alimentos de la lista contiene 26 g de grasa*, la cantidad diaria permitida.

- 200 g de atún blanco en conserva (sin aceite) con dos cucharaditas de mayonesa natural.
- Una tarrina individual de helado de vainilla.
- Una porción de queso danés azul.
- 60 g de cacahuetes tostados.
- Dos cucharadas de aceite de oliva.
- 100 g de costilla de cerdo.
- 100 g de pastel o galletas caseras con nueces.
- Ocho lonchas finas de beicon.

En el otro extremo del espectro, dispone de algunos alimentos que son tan bajos en grasas que puede consumirlos a voluntad sin transgredir la cantidad diaria permitida. Por ejemplo:

- 11 tazas de pasta al huevo.
- 22 kg de lechuga iceberg.
- 1 kg de halibut o cualquier pescado blanco hervido.
- 43 tazas de fresas.
- 65 tazas de espaguetis hervidos.
- 52 vasos de zumo de naranja.

Naturalmente, nadie come estas cantidades. La cuestión es que equilibre los alimentos ricos en grasas, consumiendo raciones razonables, con los alimentos que apenas contienen grasas. En otras palabras, debe distribuir el consumo de grasas y las 1.000 calorías de manera uniforme a lo largo de todo el día.

Empiece con el desayuno. Su plan de comidas debe basarse en numerosos tentempiés de alimentos saludables, empezando por el desayuno. De acuerdo con los especialistas en obesidad, las personas que no desayunan queman alrededor del 5 % menos de calorías que las que toman 3 comidas diarias o más (¡y llegan hambrientas a la hora del almuerzo!).

Un desayuno típico y saludable puede consistir en una taza de cereales listos para comer, ricos en fibra, como los cereales de salvado de trigo con pasas que son una fuente muy adecuada de fibra; además las pasas mejoran su textura y sabor; un vaso de leche desnatada de 250 g que puede repartir tomando la mitad con los cereales y la mitad con café o té si lo desea.

Tentempié de media mañana. Puede tomar medio plátano y así se asegurará un suministro adecuado de potasio para mantener una frecuencia cardíaca dentro de límites saludables.

Comida ligera. Cuando planifique el programa dietético de 1.000 calorías diarias ha de recordar que no debe saltarse ninguna comida. Prepárese un bocadillo con 50 g de pavo o pollo sin piel entre dos rebanadas de pan de soja, de varios cereales o integral con un poco de lechuga y tomate y, como aliño, mostaza o una mayonesa baja en grasas. Como postre puede tomar una taza de fresas, que son una fuente importante de vitamina C.

Tome 250 g de leche desnatada. La doctora Stern resalta la importancia de la leche en su dieta: las mujeres han de beber como mínimo 250 g diarios de leche desnatada a fin de satisfacer las necesidades de calcio para preservar su masa ósea. La primera crisis de salud para una mujer es el peso, pero la segunda, es la osteoporosis. La leche desnatada satisface ambos objetivos. La leche contiene 300 mg de calcio por vaso, vitamina D que contribuye a una mejor utilización del calcio y ningún gramo de grasa; además, algo de proteínas, fósforo y magnesio por lo que es la bebida perfecta para la salud.

Cuanto más fría, mejor. Para mejorar el sabor de la leche desnatada, bébala fría. Helada y con la adición de unos cubitos de hielo resulta deliciosa en días calurosos. Si la toma en una cafetería, puede pedirla mezclada con té o café en partes iguales.

Consuma algún alimento rico en carotenos. Con sólo 1.000 calorías diarias, es necesario que cada alimento que consuma contribuya a su ingesta diaria de vitaminas y minerales. De lo contrario podría padecer un déficit nutricional. Puede tomar una taza de zanahoria rallada. Las zanahorias son una fuente concentrada de betacarotenos y de carotenoides que, consumidos con regularidad, protegen su salud. Por consiguiente, no los pase por alto en su dieta.

Una buena cena. Para cenar puede comer 100 g de pescado al vapor o 100 g de buey muy magro y cantidades generosas (de 1-2 tazas) de verdura hervida o al vapor, tal como bróculi o coles de Bruselas. Añada una ensalada verde aliñada con una salsa baja en grasas o vinagre balsámico, junto con fruta fresca (p. ej., melocotones) y una bebida sin calorías, como agua mineral.

UNA ESTRATEGIA SEGURA PARA PERDER 2 KG RÁPIDAMENTE
y para no recuperarlos

Muchas mujeres entrevistadas por *Saber comer* se sentían, en general, satisfechas con su peso. Algunas indicaron que en ocasiones deseaban perder 2 kg, por ejemplo en determinadas épocas, como antes del verano o cuando estaban invitadas a una fiesta importante o a una boda.

«Puede perder dos kilos rápidamente, sólo en dos semanas», confirma la doctora Stern. Lo más importante es modificar los patrones de conducta alimentaria.

Limitando el consumo de alimentos en general y el de grasas en particular, puede seguir una dieta saludable de 1.000 calorías diarias y perder 2 kg en 2 semanas.

A pesar de todo, ha de tener en cuenta que 1 kg será agua. Cuando haya completado este programa, no reanude sus antiguos hábitos alimentarios; de lo contrario, recuperará el peso perdido.

A continuación se muestra un ejemplo de dieta para la pérdida rápida de 2-2,5 kg de peso.

DESAYUNO

Media taza de cereales listos para comer.

Un vaso de leche desnatada (la mitad mezclada con los cereales y la otra mitad, con café o té, si lo desea).

ALMUERZO

200 g de atún en conserva (sin aceite) aliñado con una mayonesa baja en grasas, un poco de verdura o un tomate a rodajas y brotes de alfalfa o coles de Bruselas.

Dos rebanadas de pan integral o de soja.

Una pieza de fruta fresca.

Un vaso de leche desnatada (300 g).

MERIENDA

Zanahorias u otras hortalizas crudas.

CENA

Ensalada verde con aliño bajo en grasas.

100 g de pollo hervido o asado al horno sin piel o una entrada precoci-

nada o congelada de 200 calorías, de cualquier fabricante que elabore productos dietéticos, que puede adquirir en cualquier supermercado (p. ej., unos tallarines a la boloñesa, una menestra salteada con jamón, un estofado de ternera bajo en grasas).

Una pieza de fruta fresca.

Un vaso de leche desnatada.

Además, para que la dieta sea eficaz, la doctora Stern indica los siguientes consejos:

No se salte ninguna comida. Es preciso consumir al menos 800 calorías diarias; además, si se salta una comida, llegará hambrienta a la siguiente. Las dietas muy bajas en calorías entrañan riesgos importantes para la salud, como arritmias cardíacas y desequilibrios de los minerales y electrólitos (p. ej., sodio y potasio) que pueden poner en peligro la vida.

Tome un suplemento de varias vitaminas y minerales. Durante las 2 semanas de dieta, la doctora Stern recomienda un suplemento diario de vitaminas y minerales. Es probable que con una dieta de 1.000 calorías diarias no ingiera todos los nutrientes necesarios, pero el suplemento compensará este déficit. (Para más detalles sobre cómo seleccionar un suplemento, véase el capítulo 43.)

Ejercicio. Una pérdida de peso rápida es casi imposible si no se mueve. Y, aún más importante, el ejercicio la ayuda a preservar la masa corporal magra, de modo que pierde grasa y no musculatura. Planifique un paseo diario de 30 minutos, empezando por 15 minutos diarios si es necesario. Gradualmente intensifique el ritmo de su marcha. Mueva los brazos mientras camina y, si es posible, cíñase unas pesas en los tobillos y las muñecas.

Si no dispone de tiempo para una sesión de 30 minutos diarios, divídala en dos paseos de 15 minutos y obtendrá los mismos resultados.

Antes de empezar, piénselo dos veces. Este programa de pérdida de peso no es aconsejable para una mujer embarazada, ya que la gestación no es un buen momento para perder peso. Asimismo, si usted padece una enfermedad crónica como diabetes, cardiopatía o hipertensión arterial, antes de iniciar un régimen para adelgazar, consúltelo con su médico.

Antes de acostarse, tome leche. Como bebida relajante antes de acostarse, tome un vaso de leche al que puede añadir unas gotas de extracto de almendra. Éste es un buen momento para tomar leche porque su organismo necesita calcio para fortalecer sus huesos mientras duerme y la vitamina D ayuda a su organismo a utilizar eficientemente el calcio. Si no le gusta la leche desnatada, bébala en un vaso de color ya que el color blanco de la leche es poco apetecible.

Una tostada de pan integral. Es un buen acompañante de la leche. Si escoge un pan de pasas, puede tomarlo solo sin necesidad de untarlo con margarina o mantequilla.

Cuente las grasas y las calorías. El total de gramos de grasa para el primer día es de 13 y el número aproximado de calorías totales es de 985. Las cantidades permitidas para los seis días siguientes son 26 g de grasas y 1.000 calorías.

En total su dieta debe incluir 6 raciones de pan, cereales, arroz y pasta; 3 raciones o más de verduras; 2 raciones de fruta; 3 raciones de leche desnatada, yogur u otros productos lácteos bajos en grasas, y 2 raciones de carne magra, pollo (sin piel), pescado o legumbres.

Continúe anotando en su diario todo lo que come. Anote *todo* lo que come y el número total de gramos de grasa de cada alimento.

Camine a paso ligero durante 10 minutos al día, como mínimo 5 días a la semana. Además de los 10 minutos de ejercicios tonificantes matutinos, ha de andar 10 minutos a paso ligero cada día. En otras palabras, debe practicar ejercicio durante un total de 20 minutos diarios.

Los paseos del tipo de una marcha rápida son aeróbicos, es decir, utilizará los grandes grupos musculares de las piernas, los glúteos y la espalda y quemará calorías. Además, caminar ayuda a preservar la masa muscular y, si anda a paso ligero, mejorará su forma física, especialmente el estado de su sistema cardiovascular.

Mueva los brazos. Para quemar el mayor número posible de calorías a medida que ande, balancee los brazos. Por ahora, no se preocupe por la rapidez con que camina, lo importante es que lo haga a menudo.

Cuando pasee, cíñase unas pesas a las muñecas. De este modo quemará un número mayor de calorías y tonificará todavía más su musculatura. El peso añadido le proporciona resistencia y fortalece su masa muscular, y recuerde que los músculos queman más calorías que la grasa, por lo que quemará más calorías paseando con estas pesas que sin ellas. Para empezar, puede ceñirse pesas de medio kilo.

Cíñase pesas en los tobillos para los ejercicios de piernas matutinos. Para que los ejercicios tonificantes se conviertan en ejercicios de resistencia, cíñase una pesa de medio kilo en cada tobillo y realice los ejercicios habituales acostada sobre la alfombra.

Anote en su diario los ejercicios realizados. Anote en su diario los minutos de ejercicio practicado cada día, que deben ser de un total de 20.

TERCERA SEMANA: MÁS ALIMENTOS Y MÁS EJERCICIO

Al empezar la tercera semana se sentirá en mejor forma física y tendrá mayor energía. Durante esta semana descubrirá cómo:

- Consumir 1.200 calorías diarias.
- Modificar los hábitos alimentarios «automáticos».
- Practicar ejercicio durante 30 minutos diarios (incluyendo los 20 minutos o más de paseo diario u otra forma de ejercicio aeróbico).

Añada 200 calorías diarias a la dieta de base. La adición de mayor cantidad de comida a su dieta la hará sentir mejor y le aportará mayor cantidad de nutrientes; por otra parte, ayudará a que sus comidas sean más variadas. Estas calorías adicionales estarán representadas por un mayor número de cereales, una rebanada de pan integral, una ración de arroz integral y un mayor número de verduras y fruta.

Consuma hasta 30 g diarios de grasa. A partir de ahora, su número mágico será 30 g diarios de grasa. El equivalente al 20-25 % de calorías del total diario.

Coma despacio. Si tiene la costumbre de comer a gran velocidad, haga un esfuerzo e intente comer despacio. Con toda seguridad comerá menos cantidad. Si tarda 5 minutos en desayunar y 10 en almorzar, come demasiado deprisa. Es necesario que prolongue cada comida 5 minutos.

Mastique, trague y vuelva a comenzar. Asegúrese de que no tiene comida en la boca y en el tenedor al mismo tiempo. No empiece a cortar o a pinchar la comida del plato cuando todavía está masticando. A lo largo de este programa, comer despacio se convertirá en uno de sus nuevos hábitos alimentarios.

Adquiera una bicicleta estática. Si puede permitírselo, utilice una bicicleta estática, ya que la variedad del ejercicio combate el aburrimiento.

Aumente el ejercicio hasta 30 minutos diarios. Esta semana aumente sus ejercicios diarios hasta 30 minutos. Distribuya los minutos de ejercicio a lo largo del día: puede dar un paseo de 30 minutos después de cenar o dedicar 20 minutos a pasear y 10 minutos a los ejercicios de resistencia. Intente practicar ejercicio todos los días de la semana.

Controle el pulso. Antes de empezar a hacer ejercicio, tómese el pulso con el dedo índice apoyado sobre la parte interna de la muñeca. Cuente las pulsaciones durante 10 segundos y luego multiplíquelas por seis. Una persona normal tiene 70-80 pulsaciones por minuto. Cuanto mejor sea su forma física, menor será su frecuencia cardíaca.

El valor exacto de las calorías quemadas con los ejercicios depende de diversos factores individuales, tales como el grado de obesidad o el estado de su circulación sanguínea. Lo importante es que sea perseverante y que practique ejercicio a diario.

El objetivo es hacer trabajar a sus músculos con la intensidad suficiente para aumentar la frecuencia cardíaca desde su valor en reposo hasta alrededor del 60 % de la máxima, pero no un valor superior. Para determinar el 60 % ha de multiplicar su frecuencia cardíaca máxima por 0,6. Si tiene 45 años de edad, su objetivo es una frecuencia de 105 latidos por minuto. Si su frecuencia cardíaca es mayor, aminore el paso. En general, no necesariamente tiene que hacer trabajar más sus músculos para quemar un mayor número de calorías. Más que en la intensidad del ejercicio la clave está en su duración y su frecuencia. Para mejorar la capacidad de su organismo para quemar calorías, 20 minutos de ejercicio no son suficientes, por lo que es preciso aumentar el tiempo de ejercicio hasta 30-45 minutos. Si lo prolonga durante 45 minutos, no sólo obtendrá beneficios protectores cardiovasculares sino que mejorará la capacidad de su organismo para quemar calorías.

No se exceda. Preste atención a cómo se siente y no mantenga una intensidad de ejercicio que supere sus fuerzas. Si siente dolor o falta de aliento (disnea) cuando hace ejercicio, interrúmpalo. Cuando hace ejercicio ha de poder mantener una conversación sin dificultades para respirar.

Haga balance. Anote en su diario las grasas en gramos que «retira» de su cuenta e «ingrese» en su otra cuenta los minutos de ejercicio que ha realizado.

CUARTA SEMANA: PROLONGACIÓN DE LOS EJERCICIOS PARA QUEMAR CALORÍAS

Durante esta semana se centrará en quemar mayor número de calorías y acelerar la pérdida de peso. Sería necesario que:

- Considere la compra de un podómetro.
- Añada a su rutina diaria subir escaleras.

Compra de un podómetro. Le servirá para medir la distancia que recorre en sus paseos diarios. La doctora Stern sugiere la compra de un podómetro para saber exactamente cuántos kilómetros recorre a diario. Muchas personas con sobrepeso son sedentarias y poco amantes de pasear, por lo que pueden creer que han andado un número mayor de kilómetros de lo que han hecho en realidad. No se fije como objetivo menos de 3 km diarios; en este programa, para perder peso es preciso que ande 6 km diarios.

Si se va de vacaciones, llévese consigo el podómetro junto con un buen calzado para andar cómodamente. A menudo las vacaciones son una época en la que nos permitimos transgresiones dietéticas, por lo que debe intentar andar más para compensar estos excesos. Tanto si va a la playa como a la montaña, tendrá muchas oportunidades para andar, pero incluso si se va de vacaciones a alguna ciudad, puede recorrer muchos kilómetros visitando los distintos museos y otros centros de interés de la ciudad.

Suba escaleras. Subir 15-20 peldaños ha de formar parte de los 30 minutos diarios de ejercicio. Este tipo de ejercicio sólo está contraindicado en las personas que padecen una cardiopatía.

Escoja el momento del día que para usted sea óptimo. Según la doctora Stern, muchas personas posponen el ejercicio diciendo «ya lo haré más tarde», pero ese «más tarde» nunca llega.

Utilice la imaginación al organizar sus ejercicios diarios. ¿Sabe que en media hora de televisión hay unos 10 minutos de publicidad? Aproveche este tiempo: cuando empiecen los anuncios, levántese del sofá y dé una vuelta por su casa o una vuelta a la manzana. De este modo hará unos minutos adicionales de ejercicio. Lo importante es que cuando se presenten oportunidades para hacer ejercicio, no las desaproveche.

Controle los ejercicios y el consumo de gramos de grasa. La doctora Stern recomienda controlar a lo largo del día los minutos de ejercicio que ha hecho y los gramos de grasa que ha consumido para estar segura de que está cumpliendo con su programa para adelgazar.

Registre su peso al final de la semana. Además de registrar su peso, póngase el cinturón para comprobar cuántos centímetros de cintura ha perdido.

QUINTA SEMANA: CONDIMENTE SUS COMIDAS

Esta semana prestará atención a lo que come. Aprenderá procedimientos para:

- Variar las comidas.
- Limitar el consumo de carne (y eliminarla al menos una vez a la semana).

Llegados a este punto de su programa dietético, es importante que introduzca una mayor variedad en sus menús. De lo contrario acabará aburriéndose y le será más fácil caer en la tentación de cualquier alimento que le guste.

Modifique su desayuno. Si está cansada de tomar siempre leche con cereales, sustitúyala por un batido de fruta helado. Puede cortar en rodajas medio plátano y congelarlo. A la mañana siguiente lo batirá con media taza de fresas, una taza de leche desnatada y, si lo prefiere más dulce, un edulcorante artificial. (Puede utilizar una batidora eléctrica para prepararlo.) Si le añade unas gotas de limón o lo espolvorea con canela, el batido tendrá un sabor más penetrante. Si se olvida de congelar el plátano, tritúrelo pero añada un cubito de hielo a la batidora. Si utiliza melocotones en lugar de fresas, añada también un poco de canela. La canela es un aromatizante sublime para toda la fruta, excepto las naranjas. Otra alternativa son los copos de avena, que constituyen un desayuno muy saludable. Si apenas tiene tiempo, utilice copos de avena que puedan cocerse en el microondas. Añádales un puñado de pasas.

ESTRATEGIAS PARA ADELGAZAR

Está revolviendo su armario de arriba abajo buscando aquella minifalda de cuero de hace 10 años que inexplicablemente vuelve a estar de moda. De repente interrumpe su búsqueda ya que se da cuenta de que, aunque la encuentre, será imposible que le vaya bien. Desde la época en que llevaba la falda, ha cambiado demasiadas veces de talla.

¿Le resulta familiar esta escena? Si es así, no está sola. La mayoría de las mujeres aumentan de peso y ganan centímetros de cintura después de los 40 años y estos kilos resultan muy difíciles de perder. Según el doctor Rippe, director de un centro de investigación sobre estilo de vida de Boston, tanto en el hombre como en la mujer, la década de la vida de mayor aumento de peso es la que se extiende de los 30 a los 40 años. ¿Por qué aumentamos de peso? Los kilos de más se deben a la inactividad. La gente se vuelve sedentaria a medida que envejece. Además, las obligaciones laborales son mayores que en otras épocas de la vida y también se dispone de menos tiempo libre para dedicar a la actividad física. Así pues, se hace menos ejercicio y se queman menos calorías. Y, por si fuera poco, numerosas mujeres siguen comiendo exactamente lo mismo que comían a los 20 años e, inevitablemente, aumentan de peso.

Al llegar a la menopausia, los cambios hormonales agravan el problema. Los ovarios empiezan a producir menos cantidad de estrógenos y, en el caso de los hombres, durante la andropausia, los testículos disminuyen la producción de testosterona. Esta hormona es parcialmente responsable del mantenimiento del tono muscular. Por consiguiente, todos acumulamos grasa.

ESTRATEGIAS PARA LAS PERSONAS DE MEDIANA EDAD QUE SIGUEN UNA DIETA

No se desespere; quizá aún es posible que pueda lucir esta minifalda. Las investigaciones demuestran que podemos reducir la pérdida de musculatura y el ritmo más lento de nuestro metabolismo siguiendo una dieta baja en calorías y haciendo ejercicio.

Los beneficios de este régimen de vida son algo más que simplemente estéticos. Los datos de un estudio clínico indican que incluso una pérdida moderada de peso puede reducir el riesgo de infarto de miocardio.

A continuación se ofrecen los consejos de los expertos para perder peso y mantener esta pérdida.

DESPUÉS DE LOS 40 AÑOS

Disminuya al 20 % el consumo diario de calorías procedentes de las grasas. Si no tiene un problema de peso, el consumo de una dieta que no suministre más de un 30 % de calorías a partir de las grasas, según recomienda la Asociación Americana de Cardiología, puede ser suficiente para mantener el peso, pero a los 40 años necesita limitar todavía más el consumo de grasas.

A los 40 años, el metabolismo se vuelve inevitablemente más lento y es probable que necesite un menor número de calorías, incluso si se trata de una persona bastante activa. La mejor forma de disminuir el número de calorías sin sentirse hambrienta o privada de alimentos es limitar el consumo de grasas.

Preste atención a la carne roja. Después de la menopausia, ya no necesita que su dieta le aporte tanta cantidad de hierro. Por consiguiente, sustituya la carne por alimentos ricos en proteínas pero bajos en grasas, como las legumbres o el tofu. De este modo ahorrará grasas y calorías.

Preste atención a la grasa «invisible». En algunos alimentos como el yogur, los frutos secos y los huevos existe una cantidad considerable de grasa «invisible». Compruebe las etiquetas de los productos que consume con frecuencia. Se sorprenderá de la grasa que llegan a contener, no lo dude.

Controle las raciones y unidades de alimentos. Si come una bolsa entera de patatas fritas y galletas bajas en calorías y un yogur tras otro, seguirá ganando peso. Los alimentos que no contienen grasas o contienen pocas grasas, siguen aportando calorías. Si desea perder peso, preste atención a las cantidades de alimentos que consume.

Haga ejercicio a diario. Para luchar contra la grasa, practique ejercicio aeróbico (como andar a paso ligero) y realice algunos ejercicios de pesas. Quemará más calorías con el ejercicio aeróbico, pero las pesas la ayudarán a fortalecer y a aumentar su musculatura. Y recuerde que los músculos queman las calorías con mucha mayor eficacia que otros tejidos. Por esta razón, es importante que combine ambos tipos de ejercicios.

Al mediodía, decídase por una sopa. En un estudio llevado a cabo en un centro de investigación sobre obesidad de la ciudad de Nueva York, los investigadores observaron que cuando los pacientes tomaban sopa en el almuerzo, comían menos cantidades en esta hora del día y se sentían más saciados. Una sopa le producirá rápidamente sensación de saciedad. Puede prepararse una sopa casera con hortalizas diversas (un puerro, un poco de cebolla, apio, zanahoria y judías verdes) o escoger una sopa de lata siempre que lea con atención la etiqueta para asegurarse de que no es rica en grasas. Las sopas preparadas normalmente contienen grandes cantidades de sodio pero, a menos que sea hipertenso y sensible a la sal, puede tomarla sin problemas. Cuando se sigue una dieta hipocalórica, se necesitan electrólitos como el sodio.

Sirva la carne con abundancia de verduras y legumbres. La guarnición ideal de un filete o un bistec ha de ser un poco de verdura hervida o al vapor sazonada con ajo y una pequeña ración de arroz con una ensalada verde, a la que puede añadir perejil picado. También puede sustituir la verdura por legumbres como garbanzos o lentejas. En definitiva, la verdura debe constituir el plato principal, y la carne, la guarnición.

Añada legumbres. La doctora Stern aconseja tomar como mínimo una cena vegetariana a la semana, y sin duda más de una si le gustan la verdura y las legumbres. Incluya en su dieta los alimentos ricos en proteínas de alta calidad, como las judías, el tofu bajo en grasas y los quesos bajos en grasas. Puede tomar una pizza de queso si la prepara con mozzarella baja en grasas y un pan de tipo pita o de cereales.

Pésese. No se olvide de hacer ejercicio religiosamente y de pesarse al término de esta semana.

SEXTA SEMANA: ESTRATEGIAS PARA MANTENER EL PESO

Durante esta semana lo importante es:

- Asegurarse de que está en el buen camino.
- Concederse una recompensa por el peso perdido.
- Decidir si es suficiente con el peso que ha perdido o sigue adelante con su dieta.

Si todo se ha desarrollado como estaba previsto, en este momento tiene que haber perdido aproximadamente 5 kg. A partir de ahora la conducta que debe seguir es la siguiente.

Concédase una recompensa. Si ha alcanzado su primer objetivo, definitivamente se merece una recompensa, hágase un regalo, pero que no sea comida. En lugar de ello, puede comprarse un jersey, un CD, un libro o unos calcetines para hacer deporte. Tampoco es necesario que gaste mucho dinero. Regálese cualquier cosa que la haga sentirse feliz.

Si su peso se ha estancado, practique más ejercicio a diario. En ocasiones el peso se estanca porque el organismo se estabiliza con este nuevo peso, lo que puede ser una indicación de que ha de prolongar el tiempo de ejercicio.

Coma más. Si decide que ya es suficiente con los kilos que ha perdido, intente mantener su nuevo peso. De manera gradual, añada distintos alimentos a la dieta, sobre todo cereales, verduras y fruta. Cada semana, añada 100-200 calorías más cada día hasta que el consumo total diario de calorías sea aproximadamente de 1.800 (lo que incluye 45 g de grasa). Su objetivo siempre debe ser un consumo del 20-25 % de calorías procedentes de la grasa. Si su objetivo es de un 25 %, probablemente deberá mantener un consumo total de grasa inferior al 30 %, ya que es imposible calcular con precisión la grasa de todos los alimentos, como indica la doctora Stern.

Pésese. Si no gana ni pierde peso, mantenga un consumo de 1.800 calorías diarias.

Continúe haciendo ejercicio. Un estudio clínico llevado a cabo en la Universidad Rockefeller de la ciudad de Nueva York demostró que, después de perder peso, el metabolismo se vuelve más lento y se necesita un menor número de calorías para mantener este nuevo peso. El estudio incluyó a 18 hombres y mujeres obesos y a 23 que nunca habían presentado sobrepeso. Los investigadores examinaron a los individuos con su peso corporal habitual y, de nuevo, después de un determinado cambio de peso, que consistió en una disminución del peso del 10-20 % en unos casos y de un aumento del peso del 10 % en otros. Estos investigadores observaron que en los individuos que perdieron peso, el metabolismo se volvió más lento de manera proporcional a la cantidad de kilos perdidos, y en los individuos cuyo peso aumentó, el metabolismo se aceleró de manera proporcional a la cantidad de pe-so ganado. Por consiguiente, llegaron a la conclusión de que a la mayoría de gente le resulta difícil mantener la pérdida de peso a lo largo del tiempo.

Según la doctora Stern, esto significa que si desea mantener la pérdida de peso, el ejercicio no es opcional sino obligatorio.

Será necesario que contrarreste la tendencia de su metabolismo a volverse más lento después de haber perdido peso. ¿Cómo? Haciendo ejercicio. De lo contrario, las 6 semanas que ha invertido en este programa de adelgazamiento no le habrán servido de nada y recuperará su peso.

Si desea perder un mayor número de kilos

Si decide perder más kilos, disminuya el consumo de calorías hasta 1.200 diarias y practique ejercicio durante 30 minutos o más cada día, es decir, esencialmente debe repetir los elementos clave de la tercera semana del programa. Continúe pesándose cada semana y limite el consumo de grasa a 30 g diarios. Puede prever una pérdida de peso de 1 kg por semana. Para mantener su interés y motivación por la dieta, la doctora Stern sugiere las estrategias siguientes:

Familiarícese con los diferentes tipos de alimentos bajos en grasas. Experimente con nuevos alimentos y recetas. Por ejemplo, es posible que nunca haya probado las setas, que apenas suministran calorías y puede tomar con un poco de ajo picado y muy poco aceite, o quizá no haya probado alguna fruta exótica como el mango o la papaya. Además, puede adquirir un libro de cocina baja en grasas y prepararse nuevos platos para variar sus menús.

Experimente con nuevas formas de ejercicio como la natación o el ciclismo. Cuanto más variadas sean sus actividades para quemar calorías, menos probable será que se aburra y tire la toalla.

Busque el apoyo de un amigo. El apoyo de un amigo íntimo, de un familiar o de cualquier otra persona importante para usted puede desempeñar un papel clave y ayudarle a sentirse motivada a largo plazo. Su amigo puede acompañarla a hacer ejercicio o, simplemente, llámelo cuando lo necesite.

Fíjese como objetivo otros 5 kg. Si tiene que perder todavía muchos kilos, continúe fijándose como objetivo la pérdida de otros 5 kg. Si divide su objetivo en varias etapas, es más probable que no se desanime y la pérdida progresiva de peso contribuirá a preservar su salud.

Quinta Parte

Los alimentos y las estrategias a las horas de las comidas

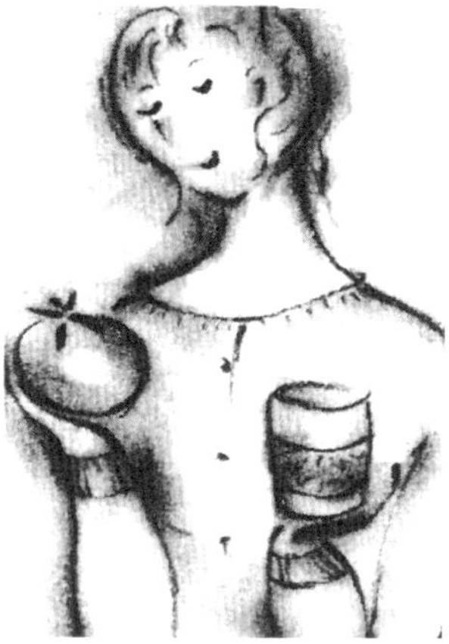

CAPÍTULO CINCUENTA

COMIDA Y PERSONALIDAD

Pasiones y preferencias que modelan los hábitos alimentarios

¿Es usted una persona sociable? ¿Es tímida? ¿Extravertida? ¿Reservada? Aunque le cueste creerlo, su personalidad puede desempeñar un papel muy importante en su relación con la comida. Con independencia de su tipo de personalidad, incluso puede tener una personalidad distinta con los alimentos. Sus hábitos alimentarios, sus alimentos predilectos y sus opiniones sobre una nutrición saludable y otros factores contribuyen a modelar su personalidad en relación con los alimentos.

Consideremos el caso de Sue, de 36 años de edad. Entrevistada por *Saber comer*, Sue indicó que de lunes a viernes comía de manera muy variada, pero siempre intentaba tomar alimentos bajos en grasas, incluso en las frecuentes comidas de negocios en restaurantes, pero durante el fin de semana Sue sucumbía ante sus platos favoritos, como el estofado de ternera. Sue hacía deporte, sobre todo jugaba al tenis, se encontraba en buena forma física, gozando de buena salud y desde hacía 15 años su peso apenas había variado de sus 55 kg habituales (un peso adecuado para su estatura). Durante la semana seguía una dieta estricta, pero durante el fin de semana comía todo lo que le apetecía.

Según la doctora Olson, psicóloga del Instituto de Nutrición de Arizona, Sue es un ejemplo típico de lo que esta experta denomina personalidad «apasionada por la forma física»; es un tipo de mujer consciente de que el ejercicio y la alimentación son muy importantes para gozar de buena salud. El hecho de que la mayor parte del tiempo sea consciente de los alimentos que consume significa que en ocasiones puede sucumbir a una tentación gastronómica sin que tenga efectos perjudiciales para su salud.

Otra mujer entrevistada, Lisa, corresponde a lo que la doctora Olson denomina «gente ocupada». En su casa, Lisa disfruta cocinando y siempre que puede come de manera saludable: apenas come carne roja, toma gran cantidad de verduras y muy pocos alimentos ricos en grasas. Pero su tipo de trabajo apenas le deja tiempo para cocinar y nueve de cada diez veces, sólo tiene tiempo de tomar un café y una ensalada en la cafetería de la esquina. Además, disfruta cenando con sus amigos. Lisa está satisfecha de su peso actual, pero confiesa que si dispusiera de mayor cantidad de tiempo, se alimentaría mejor. Las mujeres como Lisa pertenecen al tipo de personalidad que los médicos denominan A: siempre van con prisas, se sienten estresadas y hacen muchas cosas a la vez, son perfeccionistas y nunca delegan en otras personas parte de su trabajo, es decir, el tipo de personalidad más propensa a sufrir un infarto. También pueden seguir una dieta saludable si comprenden el significado de alimentarse bien y eligen los alimentos adecuados.

LA PERSONALIDAD RELACIONADA CON LA ALIMENTACIÓN

Las personas que trabajan en una oficina no son las únicas que luchan contra un estilo de alimentación esquizofrénico. Desde los adiestradores de perros hasta los dueños de un restaurante o los fabricantes de embutidos, las preferencias, pasiones y objetivos personales de salud tienen un impacto en la personalidad relacionada con la alimentación. Sue y Lisa son ejemplos de dos de las siete personalidades identificadas por la doctora Olson. Su personalidad «alimentaria» determinará hasta qué punto es capaz de mantener un peso corporal razonable, el grado de energía que sentirá al despertarse por la mañana, e incluso, la frecuencia con que se resfriará. Así pues, cualquier programa nutricional sensato ha de empezar por un análisis de la realidad sobre el estilo de alimentación y el tipo de alimentos que consume.

A continuación se describe un test de la personalidad relacionada con la alimentación, muy diferente de los cuestionarios dietéticos que pueden administrar los dietistas. En este cuestionario no hay respuestas correctas o erróneas, sino que representa una pauta que pondrá de relieve una serie de indicios sobre su conducta alimentaria.

Este test puede ayudar a un dietista a conocer mejor a sus pacientes en cuanto a la salud y el peso. Además, proporciona información sobre las dietas previas, preferencias alimentarias, hábitos, estilo de vida y medicación tomada. Son datos de utilidad para poner en marcha un programa dietético para adelgazar.

Una vez terminado el test, utilice sus respuestas para establecer una estrategia alimentaria sensata basada en su personalidad en relación con la alimentación y en sus objetivos de salud.

PARTE I
Personalidad en relación con la alimentación

Con respecto a mis patrones de alimentación, me describiría como:

☐ 1. **Instintiva.** A menudo, como reacción a mis emociones tanto positivas como negativas, siento la necesidad de comer. Picar algo cuando me siento feliz, deprimida, aburrida o irritada me proporciona una sensación de bienestar y en mi caso es una reacción muy frecuente.

☐ 2. **Muy activa.** Como sobre la marcha y a menudo sin darme siquiera cuenta. Si tuviera que seguir una dieta estricta, me resultaría muy difícil.

☐ 3. **Reflexiva.** Soy muy crítica conmigo misma. Mi conducta puede ser compulsiva. Tiendo a pensar en términos de todo o nada y, por consiguiente, si creo que he cometido una equivocación con respecto a la alimentación, también puedo experimentar un episodio de bulimia y «saquear el frigorífico».

☐ 4. **Hedonista.** Mi relación con la comida es completamente sensual. Adoro el aspecto de un plato, el olor que desprende un pastel y especialmente el sabor. Disfruto tanto leyendo revistas de cocina y experimentando con recetas nuevas como otra gente disfruta escuchando música o contemplando un cuadro.

☐ 5. **Soñadora.** Deseo alcanzar mi peso ideal o seguir la dieta perfecta, pero fácilmente me desanimo y tiendo a recuperar mis hábitos alimentarios contraproducentes.

☐ 6. **Sociable.** Los amigos y la familia lo son todo para mí. No hay nada que me guste más que ir a una fiesta o ir a cenar con mis amigos a un buen restaurante, pero siempre me da miedo perder el control y no comer con sensatez en situaciones sociales.

☐ 7. **Pasión por la forma física.** Mi cuerpo y mi salud son lo más importante para mí. Soy capaz de hacer lo que sea para sentirme mejor y tener, si cabe, un mejor aspecto. Nunca buscaré excusa para no hacer ejercicio o comer de manera saludable. En ocasiones tengo una actitud compulsiva ante la comida e incluso puedo hacer ejercicio compulsivamente.

La doctora Olson da los siguientes consejos para cada uno de los siete perfiles:

Instintivas. Necesitan reconocer y expresar sus sentimientos de forma saludable, como gritar, dar un portazo, escuchar una balada triste o llamar a un amigo. Intentan controlar su entorno hasta el mayor grado posible.

Muy activas. Deben asegurarse de que su conducta alimentaria se adapta a su estilo de vida. Deben aprender cuáles son las elecciones saludables y dejar de sentirse culpables si no comen como lo hacen los demás. Lo mejor siempre es lo más sencillo: la simplicidad es lo que resulta más eficaz. Deben limitar el consumo de grasas y elegir comidas sencillas. Para estas personas, pueden resultar útiles los capítulos 2 y 53.

Reflexivas. Han de encontrar el equilibrio en su vida. Es preciso que intenten dedicar parte de su tiempo a actividades recreativas; de otro modo corren el peligro de obsesionarse con la comida. Algunas sugerencias incluyen dedicar 10-20 minutos a la meditación después de las comidas, a un paseo o cualquier actividad que las relaje.

Hedonistas. Puede serles de ayuda canalizar su pasión por la comida hacia otras áreas recreativas, como la lectura, la música o incluso dedicar más tiempo a las amistades. Para estas personas pueden ser muy beneficiosos los masajes y un poco más de ternura. Si les gusta cocinar, pueden usar su imaginación para prepararse platos bajos en calorías. El capítulo 52 les resultará muy útil.

Soñadoras. Necesitan forjarse una imagen positiva de sí mismas, de su singularidad y de sus cualidades positivas. Deben identificar específicamente lo que las hace sentirse bien y prestar atención a sus objetivos. El capítulo 6 puede serles de ayuda.

Sociables. Las personas sociables se sienten realizadas cuando prestan atención a las relaciones humanas. Para ellas la comida es algo secundario. Para estas personas es muy importante la información sobre nutrición y alimentación, de modo que puedan seleccionar los alimentos saludables cuando se encuentren en situaciones sociales. Los capítulos 7, 53 y 56 serán de especial interés para esta personalidad alimentaria.

Apasionadas por la forma física. Las personas con esta personalidad disfrutan de una gran ventaja ya que hacen ejercicio para quemar calorías y aliviar la tensión y el estrés y probablemente nunca comerán ningún alimento que sea perjudicial para su salud. En su caso, la estrategia es no obsesionarse por el exceso de calorías, la práctica de ejercicio y no pasar por alto otros ámbitos importantes de su vida.

La doctora Olson señala que también es posible una combinación de dos tipos de personalidad. Sobre todo, aconseja utilizar este análisis personal que la ayudará a reconocer determinadas tendencias sin tratar de erigirse en juez ni buscar la perfección.

PARTE II
Factores médicos, peso y estilo de vida

1. Mi peso ____________ Fecha ____________

2. Uno o más miembros de mi familia han padecido o padecen los siguientes problemas de salud (marque lo que corresponda):

- ☐ Obesidad
- ☐ Cardiopatías
- ☐ Diabetes
- ☐ Hipertensión
- ☐ Apoplejía
- ☐ Cáncer
- ☐ Otras (especificar cuáles) ____________

3. Estoy siguiendo una dieta especial (marque lo que corresponda):

- ☐ Con restricción de sal
- ☐ Sin lactosa
- ☐ Baja en grasas/baja en colesterol
- ☐ Macrobiótica
- ☐ Para diabéticos
- ☐ De adelgazamiento
- ☐ Vegetariana
- ☐ Otras, especificar ____________

4. Tomo con regularidad suplementos nutricionales (vitaminas, minerales, etc.):

____

5. Fumo: ☐ Sí ☐ No

6. Hago ejercicio aproximadamente ______ minutos/horas a la semana.

7. En la actualidad mis objetivos son (marque lo que corresponda):

- ☐ Perder peso (____ kg)
- ☐ Ganar peso (____ kg)
- ☐ Mantener mi peso (____ kg)
- ☐ Disminuir los niveles sanguíneos de colesterol
- ☐ Disminuir mis valores de presión arterial
- ☐ Controlar mi diabetes
- ☐ Curar mi anemia
- ☐ Aliviar mi estreñimiento/hemorroides/síndrome del intestino irritable
- ☐ Controlar mis reacciones alérgicas

- ☐ Suprimir migrañas/dolores de cabeza
- ☐ Controlar mi hipoglucemia
- ☐ Prevenir la osteoporosis
- ☐ Mejorar el aspecto y la salud de mi piel
- ☐ Aliviar mis problemas gingivales/dentales
- ☐ Aliviar la retención de líquidos/distensión abdominal
- ☐ Aliviar las infecciones por hongos/urinarias
- ☐ Sentir mayor energía

8. Soy alérgica a (o tengo problemas para digerir o tolerar) los siguientes alimentos:

____

Parte III
Forma de comer

1. Habitualmente como en los siguientes sitios (p. ej., en casa, en la cafetería de la escuela o empresa, en la mesa del despacho, en el coche, en un restaurante de comida rápida, etc.). Rellene con lo que corresponda:

Desayuno ______________________________
Tentempié de media mañana ______________________________
Almuerzo ______________________________
Tentempié de media tarde ______________________________
Cena ______________________________
Tentempié antes de acostarme ______________________________

2. Habitualmente como con las siguientes personas (p. ej., compañeros del trabajo, cónyuge, familiares, otros). Rellene con lo que corresponda:

Desayuno ______________________________
Tentempié de media mañana ______________________________
Almuerzo ______________________________
Tentempié de media tarde ______________________________
Cena ______________________________
Tentempié antes de acostarme ______________________________

3. Cuando como suelo hacerlo delante del televisor, leo o hablo por teléfono (u otras actividades). Rellene con lo que corresponda:

   Desayuno ____________________

   Tentempié de media mañana ____________________

   Almuerzo ____________________

   Tentempié de media tarde ____________________

   Cena ____________________

   Tentempié antes de acostarme ____________________

4. Suelo comer por las siguientes razones (p. ej., porque tengo hambre, porque sabe bien, porque el plato tiene buen aspecto, porque me aburro, etc.). Rellene con lo que corresponda:

   Desayuno ____________________

   Tentempié de media mañana ____________________

   Almuerzo ____________________

   Tentempié de media tarde ____________________

   Cena ____________________

   Tentempié antes de acostarme ____________________

5. Normalmente como ______ (número de veces) al día.

6. Normalmente me salto ______ (número de comidas) al día.

7. Normalmente tomo ______ (número de tentempiés) al día.

8. Cada semana consumo (número de veces):

   ______ bebidas alcohólicas ______ café con cafeína, té o refrescos

   ______ edulcorantes artificiales ______ bebidas dietéticas

9. Habitualmente bebo 6 a 8 vasos diarios de agua:

   ☐ Sí ☐ No

10. Habitualmente la mayor parte de la compra:

    ☐ La hago yo ☐ La hacen otras personas

11. En casa, cocina:

    ☐ Yo misma ☐ Otras personas

12. Cada semana, como (número de veces):

_____ en restaurantes de comida rápida
_____ en otros restaurantes
_____ comida para llevar
_____ congelados
_____ otros (especificar)

13. Generalmente prefiero planificar de antemano mi alimentación y los menús de la semana:

☐ Sí ☐ No

14. A menudo como hasta que no puedo más:

☐ Sí ☐ No

15. Siempre que como soy muy consciente de si lo que ingiero puede o no afectar a mi peso:

☐ Sí ☐ No

16. Cuando tomo un tentempié, habitualmente es por alguna razón emocional (depresión, soledad, enojo, tristeza u otros):

☐ Sí ☐ No

17. Siento deseos irrefrenables de alimentos específicos y frecuentemente me conducen a un consumo excesivo y a episodios de atracones alimentarios:

☐ Sí ☐ No

18. Habitualmente siento deseos irresistibles de:

☐ Dulces
☐ Carnes
☐ Alimentos grasos
☐ Alimentos fritos y crujientes
☐ Queso
☐ Pan y otras féculas
☐ Alimentos salados
☐ Otros, especificar

____

19. Lo peor de mis hábitos alimentarios es:

____

20. Lo mejor de mis hábitos alimentarios es:

____

PARTE IV
Menús típicos

Durante 3 días de la semana escriba todo lo que come y bebe. Incluya todos los alimentos, desde los que toma en una cena sentada a la mesa hasta los que consume deprisa y corriendo mientras va camino del trabajo o los que «pica» mientras prepara la comida o conduce de regreso a su casa. Anote cuidadosamente todo lo que consume y el momento del día en que tiene tendencia a comer. Asimismo, asegúrese de incluir lo que come durante el fin de semana cuando los patrones y las cantidades de alimentos son muy diferentes de la rutina de lunes a viernes.

ANÁLISIS DE LAS RESPUESTAS

Ahora revise sus respuestas. Sin duda la mayor parte de la información le resultará muy familiar, pero es probable que parte de la información constituya una verdadera revelación para usted. ¿Ingiere realmente esa cantidad de sodio durante un día normal? Es posible que sea la razón de que su dieta baja en sodio no parezca contribuir a controlar su presión arterial. ¿No toma un exceso de comidas preparadas? Posiblemente si durante la comida lee el periódico, comerá mayor cantidad que si se concentra en lo que hace.

Según indican los dietistas que han contribuido a la elaboración de este cuestionario, aunque el registro de estos datos puede haberle impresionado, ésta es precisamente la razón de que surta efecto.

Para introducir cambios sensatos en su alimentación y en sus menús, en primer lugar ha de ser consciente de cuál es su conducta actual. Algunas mujeres, por ejemplo, indican que nunca comen mientras preparan la comida y después afirman con vehemencia que no comen nada para cenar. Y la razón es precisamente que han picado mientras preparaban la cena de su familia. La gente no siempre se da cuenta de la relación existente entre lo que come y su salud o su peso. Muchas personas no entienden por qué son obesas ya que afirman que nunca comen entre las comidas, pero no se dan cuenta de que las cantidades de alimentos que toman superan con mucha diferencia a las consideradas normales o consumen más grasa de la que imaginan.

Así pues, revise con atención la parte III. ¿Cuáles son sus patrones de alimentación, sus pasiones y preferencias con respecto a la comida? ¿No consume un número excesivo de calorías frente al televisor? ¿No padece estreñimiento por el escaso consumo de fibra en su dieta?

Quizá una buena cena en su casa le permitiría controlar más fácilmente el peso, pero cenar en un restaurante es mucho más peligroso.

Utilice este test para convertirse en el detective de sus menús y tomar las medidas pertinentes de acuerdo con su situación. Lea los capítulos dedicados a los problemas de la salud así como las estrategias siguientes en esta parte del libro.

Y un último consejo: al igual que ocurre con las personalidades psicológicas, las personalidades en relación con la comida no pueden modificarse de la noche a la mañana. No intente introducir bruscamente cambios en su estilo de vida porque sin duda fracasará. Todo el mundo desearía disponer de una varita mágica, pero debe empezar muy lentamente para que el cambio de su estilo de vida sea perdurable.

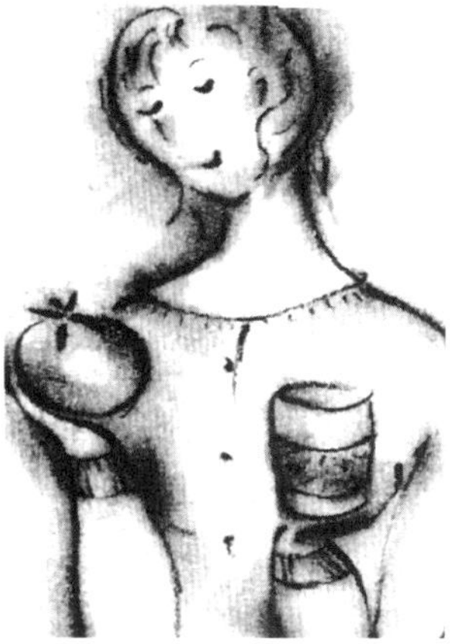

Capítulo Cincuenta y uno

DE COMPRAS

Una guía saludable para elegir los alimentos adecuados

Desea mantenerse delgada, proporcionar a su cuerpo todos los nutrientes vitales necesarios, protegerse frente a las enfermedades y saborear y disfrutar de la comida. Todo a la vez, y aunque parece complicado, no lo es.

Al igual que cuando compra ropa, la adquisición de la comida puede ser gratificante o increíblemente complicada. Si sigue las directrices clave descritas a continuación, podrá convertir cada visita al supermercado en una oportunidad para llenar la cesta de la compra con los alimentos que más necesita.

Las buenas estrategias de compra en el supermercado son esenciales para comer bien en su casa. Para comer de manera saludable, también debe comprar de manera saludable.

Dibuje un mapa del tesoro nutricional

Los supermercados venden millares de productos, desde fruta hasta galletas, huevos, quesos e incluso productos dietéticos bajos en calorías. Algunos alimentos son buenos, otros son perjudiciales y otros tienen una calidad intermedia desde un punto de vista nutricional. Lo importante es saber qué ha de comprar y qué debe eliminar de la cesta de la compra.

Los expertos en nutrición aconsejan diversas estrategias prácticas para llenar la cesta de la compra con lo mejor de cada categoría principal de alimentos.

Estudie el terreno. Cuanto mejor conozca el lugar donde habitualmente hace la compra, mejor serán sus elecciones. Si no conoce el supermercado, tendrá más dificultades para elegir los alimentos saludables. Las grandes superficies comerciales ofrecen una extraordinaria variedad de productos alimentarios, lo que puede aturdir y llenar de dudas al consumidor. Si se familiariza con los productos de su supermercado habitual, la compra le resultará más fácil.

Haga una lista de lo que necesita, sección por sección. Los expertos indican que llevar una lista planificada de antemano ayuda a comprar prestando atención a los alimentos saludables y a minimizar los impulsos de comprar alimentos ricos en calorías. Si no lleva una lista previamente confeccionada, tiene muchas mayores probabilidades de comprar caprichos y alimentos poco saludables.

LOS PRODUCTOS SALUDABLES, LOS PRIMEROS DE LA LISTA

Prevea con antelación. Debe comprar la cantidad suficiente de verduras, hortalizas y fruta para las cinco raciones de fruta y verdura de sus menús diarios.

Opte por el verde y el amarillo. Si es posible, elija verduras y hortalizas frescas, que le suministrarán los betacarotenos y antioxidantes necesarios para protegerla frente al cáncer y a las cardiopatías. Los mejores son espinacas, zanahorias, col, boniatos, albaricoques y melón.

Si está usted embarazada o en edad fértil, necesita consumir una cantidad adecuada de verduras de hoja verde para satisfacer sus necesidades de ácido fólico, de vitamina B que protegerá a su futuro hijo frente a los defectos de la médula espinal (recuerde, la espina bífida). Los primeros 10 días después de la concepción son los más importantes ya que es el período en el que se desarrolla el tubo neural. Los alimentos ricos en ácido fólico son las espinacas, la col, bróculi, las coles de Bruselas (y, por supuesto, el hígado).

En la variedad está el gusto. También debe adquirir una cantidad suficiente de fruta. Por ejemplo, los plátanos le proporcionarán una cantidad adecuada de potasio, que contribuye a regular la presión arterial y puede aliviar los síntomas de tensión premenstrual. Asimismo, compre perejil, ya que es rico en vitaminas A y C, ácido fólico y hierro.

Ahorre tiempo. Compre alimentos envasados. Si dispone de poco tiempo para comprar y cocinar, adquiera las verduras frescas, prelavadas y envasadas que puede encontrar en cualquier supermercado. También son recomendables las verduras congeladas ya que, aunque pierden parte de sus nutrientes durante el proceso de congelación, es preferible tomar verduras congeladas o en conserva a no consumirlas. En la verdura congelada la pérdida de nutrientes es insignificante, pero en la verdura en conserva la pérdida es mucho más importante.

Sección del pan, cereales y legumbres

Algunos expertos indican que las elecciones más saludables a menudo se encuentran en la sección de productos frescos de los supermercados y, aunque hasta cierto punto es verdad, las excepciones son las legumbres y los cereales, como legumbres en conserva, arroz integral, pan de varios cereales, pan de soja, etc. Estos alimentos son una fuente muy importante de fibra y recuerde que para prevenir diversos cánceres y luchar contra el estreñimiento necesita consumir 20-30 g diarios de fibra.

Siga la regla de dos por uno. Por lo que respecta al pan, preste atención a su contenido en grasa y fibra. Si compra pan industrial, escójalo con 2 g de fibra y una cantidad de grasa que no sea superior a 1 g por rebanada, con un contenido de aproximadamente 65 o 70 calorías. Una posible excepción son los panes de tipo pita que aportaran 40 calorías por rebanada.

Prefiera los productos integrales al pan blanco. Para reforzar su consumo de fibra, como primer ingrediente elija panes de harina integral. Incluso si en la etiqueta se indica «pan integral», puede estar elaborado con harina blanca o contener una pequeña cantidad de harina integral. Una buena elección es el pan de harina de avena.

Incluya cereales en la lista. Los cereales para desayunar son una de las mejores estrategias para satisfacer las necesidades diarias de fibra. Además, aportan muchas vitaminas del grupo B. Puede elegir cereales ricos en salvado, algunos de los cuales le suministran 13 g de fibra por ración. Si le gusta el sabor del salvado, escoja los cereales más ricos en fibra que encuentre, que contengan como mínimo 4 g de fibra por ración (30 g) de producto.

Cuando compre cereales, lea atentamente la información que proporciona el envase, ya que muchos cereales para el desayuno están repletos de azúcar, lo que puede poner por los cielos su recuento de calorías.

Algunos consumidores indican que las etiquetas de los alimentos suelen ser confusas ya que suman la cantidad de azúcar natural, como el que se encuentra en la fruta, al azúcar refinado añadido indicando el número de gramos totales de azúcar. Si, por ejemplo, lee la etiqueta de una marca de cereales ricos en salvado y con pasas, parece que tengan un contenido muy elevado de azúcar, pero son las pasas y no el azúcar añadido las que explican el número total de gramos de azúcar. Así pues, preste atención a los ingredientes que contienen los cereales y, si en la lista identifica una cantidad elevada de azúcar, grasa o sodio, es preferible que evite esta marca.

Si está siguiendo una dieta para adelgazar, no son recomendables marcas de cereales cuyo contenido de azúcar sea superior al 25 % de los hidratos de carbono totales y más del doble de 2 g de grasa por ración de cereales.

Acuérdese del arroz. Al igual que los panes y los cereales, el arroz integral es

LOS MEJORES ALIMENTOS DESDE

Para facilitar su recorrido por el supermercado, consulte la siguiente lista de frutas y hortalizas. La selección se basa en el contenido de nutrientes y fibra de estos alimentos. (A menos que se indique otra cosa, los datos sobre los nutrientes corresponden a media taza de verdura cocida.)

Un asterisco (*) indica que el alimento proporciona el 10-25 % de la cantidad diaria recomendada. Dos asteriscos (**) indican que el alimento proporciona más del 25 % de la cantidad diaria recomendada.

VERDURAS

	Fibra (g)	Betacaroteno	Vitamina C	Ácido fólico	Hierro
Boniato	3,42	**	**		
Bróculi	1,32	*	**		
Calabaza		**	**		
Col	1,28	**	**		
Coles de Bruselas	3,35	*	*	*	
Coliflor	1,67		**		
Colinabo	0,90		**		
Col rizada	1,30	**	**		
Espárragos (4 unidades)	1,26	*	*	*	
Espinacas	2,16	**	*	*	*
Guisantes	4,40		*	*	
Judías verdes	2,24		**		
Nabo	1,53		**		
Patata con piel	4,46		**		**
Pimiento verde	0,90		**		
Pimiento rojo	1,00	**	**		
Repollo	2,10			**	
Tomate crudo	1,35	*	**		
Zanahoria cruda	2,16	**	*		

EL PUNTO DE VISTA NUTRICIONAL

FRUTAS

	Fibra (g)	Betacaroteno	Vitamina C	Ácido fólico	Hierro
Albaricoques (3 unidades)	2,54	**			
Arándanos (media taza)	3,92		**		
Cerezas (una taza)	3,34		**		
Ciruelas	0,99		*		
Frambuesas (una taza)	8,35		**		
Fresas (una taza)	3,43		**		
Kiwi	2,58		**		
Mandarina	1,93	*	**		
Melón francés tipo Cantalupo (una taza)	1,28	**	**		*
Melón de agua (una taza)	0,80	*	**		
Melón de pulpa verde (una taza)	1,02	**		*	
Moras (media taza)	3,60		**		
Naranja	3,14		**		
Papaya	5,47	*	**	**	*
Pera	3,98		*		
Piña (una taza)	1,86		**		
Plátano	2,74		*		*
Pomelo (medio)	1,32		**		
Sandía (una taza)	0,80	*	**		
Uva	1,60		**		

LEGUMBRES Y CEREALES: UNA LISTA PARA LA COMPRA

En esta tabla encontrará una guía que le ayudará a elegir los alimentos óptimos para que su dieta contenga una cantidad adecuada de fibra y minerales. Si no se especifica otra cosa, los valores corresponden a media taza de legumbres, cereales o pasta hervida.

Un asterisco (*) indica que el alimento aporta el 10-25 % de la cantidad diaria recomendada. Dos asteriscos (**) indican que el alimento proporciona más del 25 % de la cantidad diaria recomendada.

LEGUMBRES

	Calorías	Fibra (g)	Ácido fólico	Magnesio	Hierro	Cobre
Alubias	125	5,67	*	*	*	*
Garbanzos	134	4,59	**		*	*
Guisantes	116	8,13	*			
Guisantes secos	116	8,13	*			
Habas	94	4,59	*			
Judías pintas	112	6,51	**		*	*
Lentejas	115	7,82	**		*	*
Soja	149	5,16	*			

CEREALES Y PASTA

	Calorías	Fibra (g)	Ácido fólico	Magnesio	Hierro	Cinc	Cobre
Arroz blanco	100	0,35					
Arroz integral	109	1,76		*			
Arroz salvaje	83	1,48					
Avena	303		*	**	*	*	*
Cebada	97	3,00					
Cuscús	101	1,26		*			
Germen de trigo	323		*	*	*	*	*
Mijo	143			*			
Pasta	99	0,91		*			
Salvado de avena	44			*			

muy rico en fibra. Así pues, cuanto mayor sea el número de cereales que compre, como arroz integral y las variedades de pasta integral, mejor. Para evitar la monotonía de una dieta, pruebe las diferentes variedades de arroz, como el arroz basmati.

Deténgase en la sección de las legumbres. Desde el punto de vista nutricional, la composición de las legumbres y los cereales es ligeramente diferente, ya que las primeras contienen abundante cantidad de proteínas y fibra, mientras que los cereales (como el arroz, la pasta, etc.) contienen gran cantidad de hidratos de carbono complejos pero menos proteínas. Las legumbres son ricas en fibra y la mayor parte apenas contienen grasa (excepto los brotes de soja). Tanto las legumbres como el arroz integral son bajos en grasas y ricos en fibra, una asociación que los expertos consideran preferible a la carne desde el punto de vista nutricional.

Legumbres en conserva cocidas para comidas rápidas. Las judías secas requieren horas y horas de remojo y cocción y tienden a perder sabor en el proceso, de modo que muchas personas prefieren comprar legumbres en conserva. Si apenas dispone de tiempo, puede tomar una ración de judías secas o de lentejas, que son una buena elección desde un punto de vista nutricional. Para evitar un consumo excesivo de sodio, lávelas bien antes de consumirlas; esto disminuirá un tercio la cantidad de sodio.

Compre brotes de soja. Entre las numerosas virtudes de la soja, esta legumbre es rica en isoflavonoides, unas sustancias que parecen retrasar el crecimiento de las células cancerosas. Además, la soja se ha relacionado con el alivio de los síntomas menopáusicos gracias a la abundancia de fitoestrógenos, sustancias muy similares a los estrógenos, que se encuentran en algunas verduras y legumbres. También puede ser una opción saludable consumir 90 g de tofu o un vaso de leche de soja. No obstante, las hamburguesas elaboradas con soja no son una buena fuente de isoflavonoides, porque se fabrican con un concentrado de soja procesado de tal forma que se pierden estas sustancias.

Si compra carne, cómprela magra

Si en su lista de la compra ha incluido carne, probablemente la encontrará en la sección de frío del supermercado. A pesar de que muchos deseamos limitar el consumo de carne para controlar el consumo de grasas saturadas, las mujeres en edad fértil necesitan hierro, y la carne roja es una buena fuente de hierro.

Si compara carnes como costilla de cerdo y lomo, comprobará que cuando la grasa forma una especie de veteado, resulta mucho más difícil de eliminar que la grasa externa; por consiguiente es aconsejable comprar carne cuya grasa visible se pueda eliminar fácilmente antes de su cocción.

(Para una lista de los cortes de carne y aves con menor contenido en grasa y calorías, véase la tabla de la página 376.)

CONSEJOS PARA LA SELECCIÓN DE LA CARNE

La siguiente lista la ayudará a seleccionar los cortes de carne y aves que aportan hierro fácilmente absorbible pero con unas cantidades limitadas de grasas saturadas. Los valores corresponden a raciones de 80-100 g de carne sin grasa visible o de ave sin piel.

Tipo de carne	**Calorías**	**Grasa total (g)**	**Grasa saturada (g)**	**Grasa saturada (%)**
Pechuga de pavo	115	0,63	0,20	2
Pechuga de pollo	142	3,07	0,87	6
Hígado de ternera	150	2,06	0,66	6
Ala de pavo	98	2,06	0,66	6
Muslo de pavo	135	3,21	1,08	7
Buey, redondo	144	3,15	1,08	7
Ternera lechal	126	2,88	1,04	7
Costilla de cerdo	139	4,09	1,41	9

PESCADO FRESCO, CONGELADO O EN CONSERVA

El pescado de agua salada como el bacalao, el marisco como la langosta y el pescado de agua dulce como la trucha son bajos en calorías y ricos en proteínas. Por otra parte, los ácidos grasos omega 3 que se encuentran en el pescado contribuyen a disminuir los triglicéridos (un tipo de lípidos o grasas sanguíneas) y parecen inhibir el desarrollo de cáncer de mama y prevenir los cálculos biliares. Para las elecciones recomendadas, consulte la tabla de pescados.

Preste atención al salmón. Los pescados grasos aportan un mayor número de calorías pero son incluso más ricos en ácidos grasos omega 3. Por ello, los expertos en nutrición indican que su menú debe incluir los siguientes pescados: 90 g de arenque (173 calorías y 1,7 g de ácidos grasos omega 3), salmón en conserva (118 calorías y 1,4 g de ácidos grasos omega 3) o caballa (223 calorías y 1 g de ácidos grasos omega 3). Para aprovechar los beneficios que proporciona el aceite de pescado, es indiferente que lo consuma fresco o en conserva.

Acuérdese del atún y de las sardinas. Aunque el atún goce de menor reputación gastronómica, es igualmente nutritivo. El atún en conserva (bajo en sodio y aceite) es una fuente muy rica de proteínas y bajo en calorías. Y 90-100 g de sardinas en conserva le proporcionan tanto calcio como un vaso de leche desnatada.

Selección de pescados

Utilice esta tabla cuando compre pescado. Podrá incluir pescado en dos menús de la semana sin tener que repetir el mismo durante varias semanas. Para beneficiarse de los ácidos grasos omega 3 (que parecen disminuir los niveles de triglicéridos en sangre y producen otros efectos beneficiosos sobre la salud) y, al mismo tiempo, no sobrepasar el número de calorías diarias, es aconsejable alternar pescados bajos en grasas (como el bacalao salado) con pescados más grasos (como el salmón).

Si no se especifica otra cosa, los valores corresponden a 80-100 g de pescado fresco cocido al vapor.

Tipo de carne	Calorías	Grasa total (g)	Grasa saturada (g)	Ácidos grasos omega 3 (g)
Arenque	173	9,85	2,22	1,71
Atún fresco	156	5,34	1,37	1,28
Atún en conserva	115	2,09	0,56	0,60
Bacalao	95	0,79	0,14	0,20
Caballa	223	15,14	3,55	1,02
Cangrejo (al vapor)	82	2,42	1,31	0,35
Halibut	119	2,50	0,35	0,40
Lenguado	99	1,30	0,31	0,43
Lubina	124	4,02	0,85	0,65
Merluza	146	6,38	0,99	1,38
Salmón	118	3,66	0,90	0,90
Salmón en conserva	118	5,14	1,30	1,41
Sardinas en conserva (2)	50	2,75	0,37	0,23
Trucha	96	0,75	1,37	1,28

Lácteos para preservar la masa ósea

Las mujeres que deben almacenar unas buenas reservas de calcio encontrarán todos los alimentos que necesitan en la sección de lácteos. Escoja productos lácteos bajos en grasas, desnatados o semidesnatados, quesos bajos en grasas o sin grasas, queso fresco de tipo ricotta o requesón y yogures desnatados o semidesnatados.

Cuente los gramos de grasa y no los porcentajes. Al igual que ocurre con los cereales, es importante leer las etiquetas de los envases de todos los lácteos. La leche entera contiene 8 g de grasa por vaso. En comparación, la leche semidesnatada contiene 5 g de grasa por vaso. La leche desnatada sólo contiene indicios de grasa. Si desea satisfacer las necesidades de calcio a partir de los alimentos más bajos en grasas, escoja siempre leche desnatada.

Un poco de queso. Cuando compre queso, recuerde que debe fijarse en los gramos y no en el porcentaje de grasa. Por ejemplo, una tarrina de requesón contiene 5 g de grasa por ración. En comparación, la misma cantidad de requesón con el 2 % de grasa contiene más de 2 g de grasa, y con el 1 % de grasa, alrededor de 1 g. Con las versiones bajas en grasas, obtendrá un aporte de 70 mg de calcio, pero con muy poca grasa.

Sustitutos de los huevos. En la sección de lácteos también encontrará huevos y derivados sin colesterol. Los productos sin huevo le ahorrarán la mitad de calorías y no contienen colesterol ni grasa.

Aceites

Los dietistas aconsejan prescindir de las grasas sólidas como la mantequilla, la manteca de cerdo y la margarina que encontrará en la sección de lácteos. La mantequilla incluye dos tercios de grasas saturadas, lo que parece aumentar los niveles sanguíneos de colesterol. La manteca de cerdo contiene alrededor del 40 % de grasa saturada. La margarina es una fuente importante de ácidos grasos trans a los que se atribuye un papel causal en las cardiopatías.

Compre aceites vegetales. En lugar de comprar margarina, es preferible compras aceites vegetales, que son ricos en grasas monoinsaturadas y poliinsaturadas (p. ej., aceite de oliva y de girasol). Siguen aportando unas 120 calorías y 14 g de grasa por cucharada, pero son bajos en grasas saturadas y ricos en grasas monoinsaturadas y poliinsaturadas que son menos perjudiciales e incluso pueden proteger frente a las cardiopatías. Además, los aceites vegetales suministran vitamina E, uno de los antioxidantes que parecen proteger frente a las cardiopatías.

Por consiguiente, aunque desee mantener un bajo consumo de aceites y grasas para no engordar y para conservar la salud de las arterias y el corazón, los aceites adecuados, utilizados con prudencia, ocupan un lugar en la lista de la compra.

Compre un aceite o dos. Entre los aceites que se venden en los supermercados, los citados a continuación son las mejores elecciones (en orden creciente de menor a mayor nivel de grasas saturadas):

1. Aceite de nuez.
2. Aceite de cártamo.
3. Aceite de girasol.
4. Aceite de maíz.

GUÍA DE PRODUCTOS LÁCTEOS BAJOS EN GRASAS

La tabla siguiente le indica las mejores fuentes de calcio bajas en grasas que la ayudarán a prevenir la osteoporosis sin consumir un exceso de calorías. Los valores varían de una marca a otra, de modo que debe leer las etiquetas de los productos que compre. Un asterisco (*) indica que el producto proporciona el 10-25 % de la cantidad diaria recomendada. Dos asteriscos (**) indican que el producto proporciona más del 25 % de la cantidad diaria recomendada.

Alimento	Cantidad	Calorías	Grasa (%)	Calcio
Chedar, sin grasas	30 g	45	0	*
Mozzarella, sin grasas	30 g	45	0	*
Mozzarella baja en grasas	30 g	90	9	*
Ricotta sin grasas	¼ taza	60	0	**
Ricotta baja en grasas	¼ taza	75	6	*
Leche fermentada (tipo «bio»)	1 taza	99	20	**
Leche fermentada desnatada	1 taza	100	6	**
Yogur desnatado con frutas	240 g	100	0	**
Yogur semidesnatado con fruta	240 g	225	10	**
Yogur semidesnatado natural	240 g	144	22	**
Yogur desnatado natural	240 g	127	3	**

5. Aceite de oliva.
6. Aceite de sésamo.
7. Aceite de soja.
8. Aceite de cacahuete.

ZUMOS

En el apartado de zumos, encontrará una oferta muy variada de refrescos y bebidas que pueden parecer saludables y naturales. Lea con atención las etiquetas ya que muchos incluyen grandes cantidades de azúcar.

Los tres mejores. Compre zumos de naranja, pomelo y ciruela. Contienen muchas vitaminas y minerales; el de manzana es el que aporta menos nutrientes.

Sin olvidar las verduras. También debería incluir en la cesta de la compra zumos vegetales, como el de zanahoria, tomate y hortalizas, ya que contienen grandes cantidades de carotenoides. Asegúrese de leer bien las etiquetas, porque algunas marcas incluyen grandes cantidades de azúcar.

ELECCIONES SALUDABLES EN LA SECCIÓN DE TENTEMPIÉS Y APERITIVOS

No todos los tentempiés y productos alimentarios para el aperitivo son comida basura. Escójalos cuidadosamente fijándose en el número de calorías que suministran y elija los bajos en grasas.

Los famosos crackers, panes suecos y otras galletas. Puede encontrar algunas marcas que son bajas en grasas y muy ricas en fibra. Algunos contienen 2 g de fibra por cada 30 g, con muy poca grasa. Si le gusta el pan sueco o el pan alemán, añádalo a la cesta de la compra, ya que es rico en fibra y prácticamente no contiene grasa.

EMBUTIDOS, PRODUCTOS DE CHARCUTERÍA Y OTRAS EXQUISITECES

Si consigue llegar a la caja del supermercado sin haberse detenido en la sección de comidas preparadas y charcutería, probablemente habrá ahorrado dinero, grasas y calorías. Pero, si se detiene en esta sección, deberá ser prudente ya que fácilmente los alimentos que contiene pueden arruinar cualquier dieta para adelgazar.

Es preciso que sepa lo que quiere. Piense en lo que desea comprar y sea precisa en el momento de pedir: por ejemplo, si pide pavo, asegúrese de que se trata de pavo y no de un embutido con sabor a pavo que suele ser muy rico en sodio añadido durante la elaboración.

Limítese a los alimentos no procesados. Algunos alimentos procesados contienen azúcar añadido. Y las salsas preparadas contienen un exceso de mayonesa, lo que significa grandes cantidades de grasas. Cuanto más limite la compra de alimentos procesados, mejor. También puede comprar algunos embutidos envasados al vacío bajos en grasas. Los encontrará en la sección de frío. Lea con atención las etiquetas porque algunos productos son ricos en sodio y en azúcar.

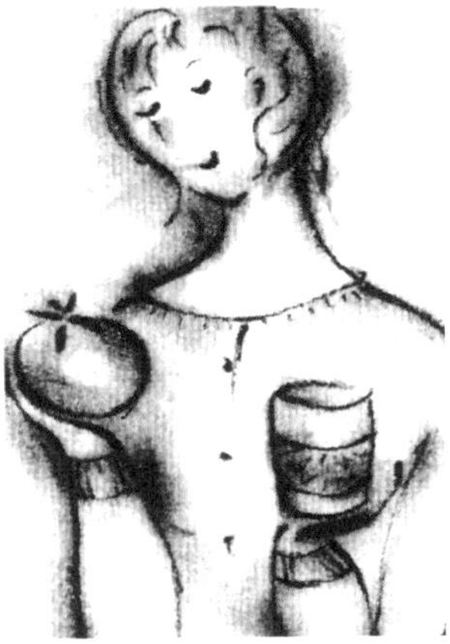

CAPÍTULO CINCUENTA Y DOS

COCINAR

Disminuir las calorías, preservar el sabor

Si es usted como la mayoría de los mortales, por término medio ingiere unas 21 comidas a la semana y se prepara la mayoría de ellas. Incluso si trabaja, es muy probable que tome un considerable porcentaje de comidas en su casa, por lo que no tendrá dificultades para controlar su consumo de calorías.

EMPIECE A COCINAR DE UNA VEZ POR TODAS CON SENSATEZ

Para que su forma de cocinar sea saludable ha de trazarse un buen plan. Las mujeres con un ritmo de vida ajetreado o con muchas obligaciones tienen tendencia a comer sobre la marcha y a veces cualquier cosa. No siempre disponemos de tiempo para preparar la comida, de modo que en ocasionamos escogemos alimentos muy poco saludables como el donut o el *croissant* cuando a media mañana nos sentimos hambrientos. La clave está en invertir un poco de tiempo cada semana para planificar y preparar con antelación lo que cocinará y comerá durante la semana, tanto usted como su familia. Una buena idea es que dedique parte del fin de semana a planificar sus comidas y a confeccionar la lista de la compra. Seleccione las recetas más saludables que le apetezca probar y de esta forma preparará la comida en un abrir y cerrar de ojos.

Para sentirse motivada y lograr que cocinar sea una tarea más sencilla, los expertos en nutrición y arte culinario sugieren que piense en la cocina como en un lugar agradable en el que invertir parte de su tiempo.

Reorganice su despensa. Si no guarda los alimentos en un lugar donde pueda encontrarlos con facilidad, desperdiciará un tiempo precioso antes de empezar a cocinar. Agrupe de forma coherente las conservas y productos como el puré de tomate, el puré de patatas, etc.; los aceites, las legumbres en conserva, los condimentos, especias, etc.

Preste atención a la fecha de caducidad. Sus conservas, paquetes de harina, pasta, arroz, etc., no deben estar caducados. Así, es un buen momento para ordenar y limpiar un poco su despensa, desechando todos los productos caducados y adquiriendo nuevos productos.

Revise sus utensilios de cocina. Asegúrese de disponer de todos los utensilios de cocina necesarios para cocinar, como cucharas de madera, vasos de medir, una balanza, una vaporera, una sarten antiadherente, un rallador, una picadora, etc.

TÉCNICAS Y ESTRATEGIAS PARA QUE SUS PLATOS CONTENGAN POCAS GRASAS

Si desea verdaderamente disminuir el consumo de grasa, ha de limitar el aceite vegetal a un total de 3 cucharadas diarias, incluyendo el que utilice para cocinar. El porcentaje ideal de calorías procedentes de la grasa es del 25-30 % o menos, la mayoría de las cuales deben proceder de aceites vegetales no saturados y no de la mantequilla, carne o productos lácteos.

Por lo que respecta a limitar el consumo de grasas, debe empezar por cocinar con menos cantidad de grasas. A continuación se ofrecen algunas estrategias que indican los expertos.

Si prepara un estofado, añada unas gotas de aceite y no media botella. Limite la cantidad de aceite para cocinar a media cucharadita por persona y por receta. Siempre que pueda, utilice el aceite sólo como condimento para dar sabor a un plato. Si en una receta se indica aceite, mantequilla o margarina como uno de los cinco primeros ingredientes, 9 de cada 10 veces será utilizada para saltear los diferentes ingredientes del plato. Emplee menos cantidad de la indicada o sustituya el aceite por una pastilla de caldo y ahorrará una cantidad considerable de calorías procedentes de la grasa.

Utilice lecitina de soja en aerosol. Si desea prepararse una tortilla, en lugar de aceite, rocíe la sartén con lecitina de soja en aerosol, que puede encontrar en establecimientos de dietética. De este modo se ahorrará grasas y muchas calorías en su tortilla.

Aumente la temperatura del aceite. Si una receta requiere aceite, utilice una sartén antiadherente, vierta un poco de aceite, caliéntelo al máximo sin que llegue a humear, y luego reduzca el fuego. De esta forma utilizará menos aceite para obtener el bonito color dorado que necesitan unas patatas o una pechuga de pollo.

Reboce sus filetes por una sola cara. Si le gusta el sabor de los filetes de pescado o la pechuga de pollo rebozados pero desea ahorrar calorías y gramos de grasa, reboce sus alimentos por una sola cara con huevo y pan rallado. Fría por una cara en la sartén, déle la vuelta y termine la cocción.

Mejor asar que freír. Otra forma de «freír el pollo sin freírlo» sin los tradicionales ingredientes como la mantequilla es poner en remojo la pechuga de pollo sin piel en un poco de leche desnatada o clara de huevo batida y pan rallado, ponerlo en una bandeja de hornear y cocerlo en el horno.

Rocíe sus platos con caldo. Cuando ase un pavo o un pollo, rocíelo con caldo de pollo en lugar de aceite y sazónelo con orégano y ajo. El plato tendrá menos grasas y el pavo conservará su textura crujiente.

Prepare sopas sin grasas. La mayoría de las recetas para preparar una sopa de lentejas incluyen un poco de panceta de cerdo. Para evitar esta grasa es aconsejable preparar la sopa con un poco de pavo ahumado, que además le proporcionará un sabor nuevo.

Cocine el pescado en el microondas. Ponga el pescado en una bandeja de hornear, échele un chorrito de limón y hierbas y cuézalo en el microondas. Puede servirlo con salsa tártara que preparará con mayonesa baja en grasas y sin añadirle sal.

Utilice hierbas frescas y especias. Si cocina con pocas grasas, los restantes ingredientes del plato deben ser muy frescos. Si las hierbas, especias y otros ingredientes que utiliza no son frescos, sus platos serán insípidos, pero si emplea hierbas frescas, además de mucho más sabrosos, sus platos serán más saludables.

Utilice el rallador de queso. Si le gusta el queso parmesano gratinado, rállelo usted misma porque el queso recién rallado conserva mucho más su sabor que si lo adquiere ya rallado. Además, puede utilizar menor cantidad.

COCINE LAS VERDURAS CON IMAGINACIÓN EN LUGAR DE GRASA

Los expertos en nutrición aseguran que las verduras y las hortalizas son una fuente inestimable de las vitaminas y los minerales que las mujeres necesitan pero que tienen tendencia a pasar por alto en su alimentación.

Prepare la verdura al vapor. Si prepara sus platos de verdura al vapor, ésta conservará todo su sabor y no tendrá necesidad de utilizar aceite. Además, la cocción al vapor preserva todas las vitaminas y nutrientes.

Condimente las verduras durante la cocción. En lugar de ahogar la verdura cocida en mantequilla o margarina, añada zumo de limón y ajo picado a la vaporera. El sabor penetrará en la verdura con mayor intensidad que si la condimenta después de la cocción.

Zanahorias sin mantequilla. Las zanahorias son unas de las hortalizas más nutritivas que existen, por lo que deberían figurar siempre en su dieta. En lugar de rehogar las zanahorias con mantequilla o margarina, prepare una compota de manzana muy concentrada y viértala una vez cocida sobre las zanahorias.

Cocine a la brasa en lugar de freír. Otra opción saludable es la cocina a la brasa. Unte los ingredientes de su plato con una pequeña cantidad de aceite con la ayuda de un pincel y después déjelos cocer en su propio jugo.

Espinacas en el microondas. Utilice el microondas, ya que preservará las vitaminas y los nutrientes de todos los alimentos y además ahorrará tiempo. Introduzca las hojas humedecidas de las espinacas, déjelas cocer a potencia máxima durante un minuto, y estarán listas para comer.

Precocine sus cebollas. Prepárelas en el microondas, en lugar de freírlas en una sartén. Trocéelas, añádales agua, un poco de ajo picado e introdúzcalas en el microondas cociéndolas durante 1,5 minutos a potencia máxima.

Haga de cada sopa una sopa de verduras. De esta forma incluirá una gran variedad de verduras en un sola comida. Si prepara una sopa, añada media bolsa de verduras congeladas.

Recuerde la olla a presión. Para cocinar de manera más sana, la rapidez es esencial. Cuando se ahorra tiempo, se preservan los nutrientes: las vitaminas y los minerales de los alimentos.

Asar a la parrilla. Puede utilizar la parrilla para asar sus verduras, el pollo y el pescado. Realzará el sabor de todos sus platos. Es una forma de cocción especialmente aconsejable cuando utiliza ingredientes frescos y de buena calidad. Además, es una forma de cocinar sin grasa.

ARROZ, PATATAS Y PASTA: COCINA RÁPIDA Y SIN GRASAS

La clave para una salud óptima, no sólo para perder peso sino también para prevenir las enfermedades, es preparar platos en los que predominen los hidratos de carbono como los de la fruta, las verduras y los cereales, y los alimentos con un elevado contenido en fibra como las legumbres. A continuación algunas sugerencias para que sus menús incluyan el número suficiente de hidratos de carbono.

Arroz integral. Si le gusta el arroz, intente acostumbrarse al arroz integral ya que contiene 1,7 g de fibra, 8 veces más que el arroz blanco. El único inconveniente del arroz integral es que su tiempo de cocción es más prolongado.

Ase las patatas en el microondas. Puede cocinar parcialmente las patatas en el microondas. Cuézalas a potencia máxima durante unos minutos y luego termine la cocción en el horno. El precocinado le ahorrará tiempo pero las patatas seguirán conservando su textura crujiente al terminar la cocción en el horno convencional.

Si le gusta el puré de patatas, modérese con la sal. Aunque algunos médicos consideran que la sal no es el principal responsable de la hipertensión arterial, la restricción de sal es muy aconsejable para muchas personas. En lugar de añadir sal al puré de patatas, utilice un poco de pimienta molida, nuez moscada o algunas hierbas como romero o tomillo.

Comida de bebés para adultos. Si tiene prisa y desea prepararse un soufflé de verduras, añada a los ingredientes de base un «potito» infantil de zanahorias o patatas. Su soufflé será delicioso.

Si prepara un pollo relleno. Utilice caldo de pollo en lugar de mantequilla o margarina para mezclar con el pan rallado del relleno.

UNA SEMANA DE ENSALADAS

En general, es aconsejable de lunes a viernes prepararse ensaladas con abundantes hortalizas, verduras y fruta para complementar sus menús, sobre todo cuando dispone de poco tiempo.

El domingo. Aproveche su tiempo libre para lavar las lechugas, espinacas, rábanos o col lombarda. Escurra bien las hortalizas después de lavarlas e introdúzcalas en un recipiente hermético que guardará en la nevera donde podrá conservarlas durante 4 o 5 días.

Añada peras y nueces. Para aumentar la cantidad de fibra de sus platos, añada nueces y pera troceada y luego aliñe la ensalada con vinagre de vino diluido con un poco de agua.

Como entrada, una ensalada de legumbres. Añada media taza de judías a sus hortalizas troceadas.

Aproveche los restos de pollo. Si le ha sobrado pollo, puede añadirlo troceado a una ensalada con zanahoria rallada, col lombarda troceada y tiras de pimiento y algunas fresas.

Añada atún. Incorpore atún en conserva, bien escurrido, unas rebanadas de pepino y unas rodajas de tomate y alíñelo con vinagre balsámico, unas gotas de miel y un poco de mostaza.

Añada aguacate. Añada un poco de aguacate a su ensalada de lechuga y tomate troceado y aliñe con vinagre de vino. Esta pequeña cantidad de aguacate no supondrá un exceso de grasa.

Vierta unas gotas de aliño, pero no empape sus ensaladas. Con independencia del aliño que utilice, unas gotas son suficientes, no es necesario que sus ensaladas rezumen aceite por todas partes.

TENTEMPIÉS CON NUTRIENTES ADICIONALES

Cada comida le brinda la oportunidad de ingerir grandes cantidades de betacarotenos, fibra, ácido fólico, hierro, calcio y otros nutrientes. A continuación se incluyen algunos consejos que ofrecen los expertos para añadir nutrientes a sus comidas.

La importancia del aspecto de un plato. La comida saludable también debe ser atractiva y «entrar por los ojos». Así pues, esmérese en la presentación de los platos. En las ensaladas combine colores y formas, serán tan atractivas como la mejor de las paellas.

Pruebe la lasaña de verduras. Para aumentar su ingesta de betacarotenos, añada a la lasaña una capa de espinacas cocidas o de zanahorias cortadas a rodajas.

Prepare una pizza vegetal. Si compra una pizza congelada, antes de cocerla en el horno, recúbrala de verduras, como pimientos verdes y rojos (muy ricos en vitamina C), champiñones y cebollas (dos buenas fuentes de fibra).

En busca de la vitamina B. Para aumentar el consumo de fibra, prepárese un sándwich de pan integral con un poco de col lombarda picada, tomate troceado y rodajas de rábano. Añada lechugas o espinacas que le suministrarán ácido fólico, una vitamina del grupo B esencial antes y durante el embarazo.

Cubra las patatas con salsa. Si cuece patatas en el horno, para una mayor cantidad de vitamina C, recúbralas con una salsa de tomate y pimientos verdes.

Suplemente sus platos con leche en polvo. Para reforzar su ingesta diaria de calcio, cuando tome los cereales del desayuno, añada a la leche cuatro cucharaditas de leche en polvo desnatada.

Prepárese puré de lentejas. Un puré de lentejas es bajo en grasas y muy rico en fibras. Además, las lentejas le aportan ácido fólico y hierro y una cantidad considerable de potasio.

PUEDE HACERLO

Si esta forma de cocina saludable es completamente nueva para usted, intente aprender este nuevo estilo de cocina de manera gradual. No puede transformarse de la noche a la mañana en una cocinera «saludable» por excelencia. Escoja platos cuyos ingredientes se encuentren fácilmente, que no sean difíciles de preparar y no requieran una gran inversión de tiempo. El estilo de cocinar ha de adaptarse al estilo de vida. De lo contrario, fracasará. Cocinar es una importante manera de cuidarse. Haga de ello una prioridad.

CAPÍTULO CINCUENTA Y TRES

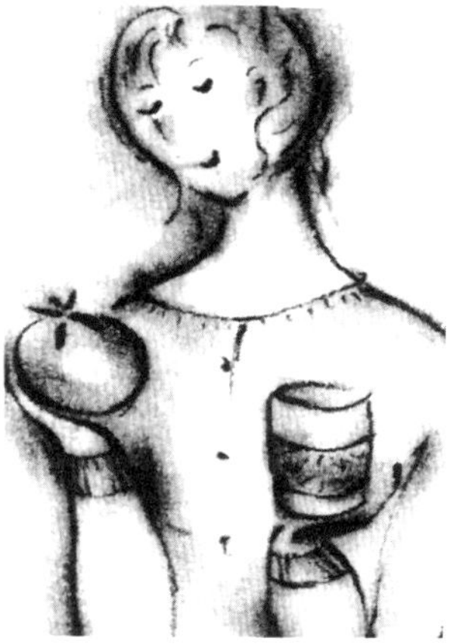

COMER EN EL RESTAURANTE

Qué platos pedir cuando se sale de casa

A buen seguro cenar fuera le sugiere la visión de un plato delicioso (sin tener que cocinar), unos momentos de relajación (sin tener que lavar los platos) o el ambiente perfecto para escuchar las confidencias de un amigo. A todo el mundo le gusta cenar fuera, pero si está siguiendo una dieta para adelgazar o tiene unos niveles sanguíneos muy altos de colesterol, con seguridad le preocupará arruinar su régimen.

En la actualidad es casi inevitable comer fuera de casa. Y no sólo en ocasiones especiales, sino que la mayoría de la gente come fuera de casa una media de 3-4 veces a la semana. En muchas familias una parte considerable del presupuesto familiar se dedica a las comidas que se hacen fuera: desde un bocadillo en la cafetería de la esquina antes de regresar a la oficina, hasta la comida china o los platos preparados para llevar, la pizza encargada por teléfono o el almuerzo en el restaurante que se acaba de inaugurar y se ha puesto de moda.

EL LUJO SUPREMO

Las razones por las que nos gusta comer fuera de casa son tan variadas como los platos que encargamos en el restaurante. Para muchas personas, comer fuera representa el lujo supremo. Para otras, la comida es secundaria. Puede que sus razones para comer fuera 3 veces a la semana sean que aborrecen la cocina, no saben cocinar o no les gusta fregar los platos. El tiempo es otro de los factores decisivos. Muchas personas trabajan todo el día y salir a cenar constituye una buena ocasión para disfrutar de su tiempo de ocio.

RECOMPENSAS PSICOLÓGICAS DE COMER FUERA

Si se siente culpable porque cada vez que sale a cenar comete excesos tanto en cantidad como en grasas, le tranquilizará saber que cenar fuera es una buena forma de combatir el estrés y la ansiedad. El acto en sí es relajante y beneficioso, del mismo modo que tomarse unas vacaciones relaja y es saludable. El hecho de encontrarse en un contexto diferente como un restaurante alivia parte de la ansiedad que se acumula a lo largo del día. No sólo mejora el humor sino también las relaciones personales. Cenar fuera significa que por un momento se olvida de sus preocupaciones y de la realidad de su vida.

EL GRAN PROBLEMA DE LA GRASA

Aunque las comidas en el restaurante suelen ser más ricas en grasas, también puede establecer su propia estrategia para disfrutar de una comida en el restaurante sin añadir un exceso de grasas o calorías a su dieta.

A continuación se ofrecen algunas estrategias aconsejadas por los expertos para evitar el exceso de calorías y de grasas y al mismo tiempo satisfacer el aporte adecuado de nutrientes y disfrutar cuando come en el restaurante.

Evite las grasas. Un pescado hervido, a la plancha o al vapor siempre será mucho más saludable que uno frito o con salsa. También puede preguntar al camarero cómo preparan el plato que ha elegido o desea tomar.

Cuidado con las salsas. Evite los platos con salsas añadidas directamente en la cocina. Las ensaladas acompañadas de mayonesa o salsa rosa suministran gran cantidad de calorías y grasas. Si pide una ensalada, especifique que la desea sin aceitunas (recuerde que suministran muchas calorías) y sin salsa y alíñela personalmente con un chorrito de aceite de oliva.

De postre, fruta fresca o un sorbete. En general, todos los restaurantes ofrecen una amplia carta de postres, entre los que podrá escoger uno saludable para sus arterias y no incompatible con su silueta. Puede pedir un sorbete de cualquier fruta (en algunos restaurantes los elaboran con edulcorantes artificiales, por lo que además se «ahorrará» las calorías del azúcar) o un helado de limón. También puede pedir fruta fresca, como fresas, frambuesas, melón, piña, kiwis etc., que le aportará una cantidad importante de vitamina C. Algunos restaurantes cuya cocina es más «casera» incluso ofrecen cuajada, yogures variados o helado de yogur.

Convierta la guarnición en el plato principal. Aunque la mayoría de la gente cuando come en el restaurante tiene tendencia a elegir un plato de carne o pescado que aportan una cantidad considerable de proteínas y de grasas, si intenta mantener el peso o adelgazar, elija una entrada de verduras y hortalizas (p. ej., espárragos, espinacas o judías verdes al vapor) como plato principal de la cena o una sopa,

EL ARTE DE COMER FUERA DE MANERA SENSATA

Los siguientes consejos se basan en la información de la Asociación Americana de Cardiología y en el libro de S. Warshaw *Guía para comer de manera más saludable en el restaurante.*

ALIMENTOS «PERMITIDOS»

- Hervidos, a la parrilla, a la brasa, a la plancha, asados, estofados, al horno.
- Al vapor o pochados.
- Fritos ligeramente con muy poco aceite.
- En caldo o en vino.
- A la florentina (p. ej., espinacas).
- Con salsa de tomate natural.
- A la marinera (con salsa de tomate natural).
- Rellenos de verduras (o finas hierbas).

ALIMENTOS «PROHIBIDOS»

- Gratinados, rebozados y empanados (de tipo escalope a la milanesa o libritos de lomo) y con salsa de queso.
- Con crema de leche, salsa bechamel o salsa holandesa.
- Fritos, salteados, *fondues* y *tempuras*.
- En salsa de mantequilla y sofritos.
- Cremas (p. ej., crema de cangrejo elaborada con mantequilla y harina).
- Con mantequilla y salsa de queso.
- A la carbonara (con mantequilla y salsa de queso más beicon).
- Guisos y cocidos.
- Rellenos de queso o carne.

como minestrone o crema de verduras junto con una ensalada verde, que aliñará con un poco de aceite de oliva y vinagre.

Si no figura en la carta, pídalo. Si desea un simple plato de pasta pero comprueba que en la carta del restaurante todos los platos de pasta se elaboran con muchas materias grasas o se acompañan de salsas muy ricas en grasa, puede pedir un plato de pasta simplemente hervida y aliñar con un poco de aceite de oliva. Con frecuencia, cuanto mejor es el restaurante, más sencillo resulta pedir que le preparen un plato especial.

COMER EN UN RESTAURANTE ESPECIALIZADO

A continuación se ofrecen algunos consejos para comer de manera saludable en los diferentes restaurantes especializados.

RESTAURANTES DE ESTILO AMERICANO O ESPECIALIZADOS EN COMIDA RÁPIDA

En lugar de	Pida
Una hamburguesa doble con queso y patatas fritas	Una hamburguesa sin queso y una ensalada
Ensalada César con atún, huevo y salsa rosa	Ensalada de espinacas con champiñones y aliño bajo en calorías (especificar que se desea sin salsa)
Sándwich de pan inglés con salsa especial o mayonesa o *croissant*	Un sándwich de pan integral, de soja o de centeno, con lechuga y jamón de York y aliño bajo en calorías
Pastel de queso	Manzana, yogur o helado de yogur

RESTAURANTES CHINOS

En lugar de	Pida
Tres rollitos de primavera acompañados de arroz	Media ración de rollitos acompañados de arroz
Pollo o cerdo chop suey	Media ración (preferentemente pollo, eliminando la piel) acompañado de verdura hervida o al vapor
Pato laqueado con verdura frita	Pato al vapor con verdura hervida o gambas a la plancha

RESTAURANTES ITALIANOS

En lugar de	Pida
Espaguetis a la carbonara o lasaña a la boloñesa	Pasta hervida acompañada de salsa de tomate o de verduras
Escalopa a la milanesa	Carpaccio de ternera
Pan de ajo	Pan integral o pan de centeno sin mantequilla
Ensalada con un aliño muy calórico de tipo mayonesa o salsa tártara	Ensalada con un chorrito de aceite de oliva y vinagre

RESTAURANTES FRANCESES

En lugar de	Pida
Soufflé de queso	Calabacín o berenjena rellenos de queso fresco o sopa de verduras
Blanqueta de ternera	Asado de buey en su jugo
Profiteroles de chocolate	Sorbete de fruta de la pasión

RESTAURANTES ESPAÑOLES

En lugar de	Pida
Paella, cocido o fabada asturiana	Arroz blanco hervido con salsa de tomate natural o espárragos trigueros aliñados con una mayonesa baja en grasas
Costillitas de cabrito rebozadas	Ternasco asado en su jugo o salmón al vapor
Natillas	Yogur o cuajada

RESTAURANTES ESPECIALIZADOS EN PESCADO

En lugar de	Pida
Pescadito frito o calamares a la romana	Pescado hervido, a la parrilla, al vapor o en papillote
Pescado con salsa o trucha con jamón	Pescado al horno sobre un lecho de tomate
Patatas fritas	Patata al horno o verduras

Preste atención a los ingredientes de los platos. En los restaurantes donde se ofrece un buffet libre, los carritos con un surtido variadísimo de ensaladas pueden ser más o menos saludables y apropiados para una dieta de adelgazamiento según lo que elija. Como siempre, elija las hortalizas y verduras que no se acompañen de salsas y evite las ensaladas combinadas con fiambres, salsa rosa o atún en aceite. Si le apetece una ensalada de pollo, recuerde que en la mayoría de los restaurantes la acompañan de una salsa rosa con un número excesivo de calorías y de grasas.

Coma la tercera parte de lo que le sirvan. Si se deja parte de la ración que le han servido, podrá disfrutar del resto de la comida sin remordimientos de conciencia y sin que al día siguiente deba limitar todavía más el consumo de calorías para compensar las transgresiones alimentarias del día anterior.

Comparta el plato. En muchos restaurantes las raciones son muy abundantes. Por ejemplo, en los restaurantes chinos, las raciones para una persona corresponden a lo que comerían dos o tres personas. Si va a un restaurante chino y sigue una dieta hipocalórica, es una buena idea compartir la ensalada china con los otros comensales con los que después puede compartir el segundo plato.

Recuerde que el responsable de lo que come es usted. Cuando cene fuera, elija los platos más saludables que, al mismo tiempo, le aporten un menor número de calorías y de grasas. Por otra parte, si para usted salir a cenar constituye un acontecimiento especial pero come fuera cuatro veces a la semana, cenar en el restaurante deja de constituir una ocasión especial y se convierte en su forma de vida.

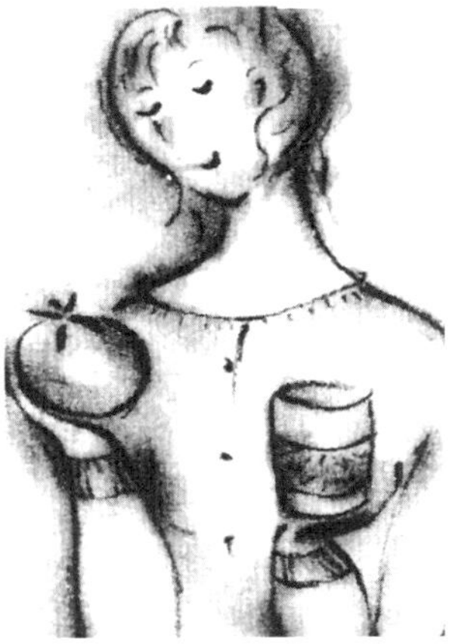

CAPÍTULO CINCUENTA Y CUATRO

LOS TENTEMPIÉS

Cómo escoger los más saludables

Para Laura, una ajetreada madre y maestra de 40 años de edad que lucha incansablemente por mantener su peso en unos límites aceptables, las horas entre el desayuno y el almuerzo, y éste y la cena, siempre transcurren con una insoportable lentitud. La mayoría de los días siente un hambre atroz y desearía tomar algo, pero puesto que le resulta muy fácil ganar peso, siempre intenta controlarse y reprime sus deseos de comer.

Cuando fue entrevistada para *Saber comer*, Laura confesó que su verdadero problema eran los tentempiés a media mañana y media tarde, ya que en su lugar de trabajo no siempre podía tomar un tentempié bajo en calorías y en grasas. Por otra parte, una de las debilidades de Laura son los dulces, y cuando los excluye de su dieta durante mucho tiempo, súbitamente se siente incapaz de reprimir su deseo de dulces y los consume en grandes cantidades, causando estragos en su plan dietético hipocalórico.

SABER AFRONTAR LA TENTACIÓN DE LOS TENTEMPIÉS

Hay que reconocer que los tentempiés «tentadores» se encuentran por todas partes, desde las palomitas de maíz que puede comprar a la entrada del cine hasta los sándwiches de pollo y mayonesa que se ofrecen tentadores en la cafetería de la oficina o de la universidad. Todos los supermercados dedican una amplia sección a los alimentos de consumo rápido con un elevado contenido de azúcar, grasas y sodio, muchas calorías y prácticamente desprovistos de ingredientes nutritivos, como las barritas de frutos secos y miel, azúcar o chocolate o la infinidad de variedades de galletas, dulces o saladas.

No obstante, los expertos consideran que es posible resistirse a estos alimentos tentadores que pueden socavar los esfuerzos para seguir una dieta saludable. ¿Cómo? Muy sencillo, planificando de antemano unos tentempiés saludables, repletos de nutrientes y de fibra y, al mismo tiempo, bajos en grasas y en calorías, para los momentos de «debilidad» cuando parece que su fuerza de voluntad la ha abandonado.

Sin embargo, ¿por qué a la gente le resulta tan difícil resistirse a este tipo de tentempiés? Según los expertos, la respuesta ha de buscarse en la psicología subyacente del consumo de tentempiés.

La mayoría de las personas no aceptan consumir los alimentos considerados saludables como tentempiés, según menciona la doctora Lindeman, profesora de nutrición de la Universidad de Indiana.

En general, la gente ha sido educada en la creencia, por lo demás profundamente arraigada, de tomar un tentempié como recompensa o consuelo. Por ejemplo, después de la escuela, nuestras madres nos ofrecían leche con galletas y cuando nos convertimos en adultos seguimos deseando este tipo de recompensas. Si en lugar de leche y galletas nos tomáramos un plato de bróculi, no sentiríamos la misma satisfacción sino que seguiríamos insatisfechos, lo que en último término propiciaría un atracón de nuestros alimentos predilectos.

La trampa de los alimentos bajos en grasas

En un estudio clínico, la doctora Rolls, profesora de nutrición de la Universidad Estatal de Pennsylvania, analizó el impacto de los tentempiés bajos en grasas en las conductas alimentarias de las mujeres. En su estudio sirvió yogur natural y desnatado a cuatro grupos de mujeres 30 minutos antes del almuerzo. Las mujeres de los dos primeros grupos conocían el contenido de grasa de los yogures consumidos, mientras que las mujeres de los otros dos grupos desconocían el contenido de grasa del yogur. A continuación la doctora Rolls determinó la cantidad de comida que las mujeres tomaron a la hora del almuerzo. Las mujeres que consumieron yogur desnatado comieron mayor cantidad de comida de lo habitual a la hora del almuerzo, mientras que las mujeres restantes ingirieron la misma cantidad que comían habitualmente. Esta investigadora llegó a la conclusión de que en realidad los alimentos «light» bajos en grasas pueden ser una trampa porque nos llevan a creer que podemos ser más permisivos con los otros alimentos incluidos en la dieta. Por ejemplo, una persona que trata de controlar su peso puede consumir cantidades excesivas de un queso «light», porque piensa que si es bajo en grasas no influirá en su peso, pero el queso sigue aportando una cantidad determinada de calorías. Esto explica la razón de que se aumente de peso incluso consumiendo las versiones bajas en grasas de los tentempiés favoritos. Por otra parte, este tipo de productos, en especial los dulces, en ocasiones contienen un número elevado de calorías procedentes del azúcar o de otros ingredientes.

Los fabricantes saben muy bien que el sabor es el criterio más importante en la selección de tentempiés. La opinión con respecto al sabor es el resultado de nuestra educación. Mucha gente elige los tentempiés que identifica como alimentos «de consuelo». Afortunadamente, podemos encontrar muchos tipos de tentempiés, como galletas, pasteles, flanes y helados en versiones bajas en grasas, en azúcares y en sodio y, consumidos con moderación, pueden satisfacer el deseo de comer algo sin que haga estragos en el peso corporal y en su silueta.

ENTRENAMIENTO PARA COMBATIR LOS DESEOS DE UN TENTEMPIÉ

Planifique los momentos de tentación. Llévese al trabajo fruta o un yogur desnatado y así le será más fácil resistir la tentación de los donuts expuestos en el mostrador de la cafetería.

De vez en cuando sea indulgente consigo mismo. Si siente muchos deseos de compartir los donuts con sus compañeros de trabajo, permítase este lujo una vez a la semana. De esta forma habrá satisfecho su deseo y le será más fácil no sucumbir si se presenta otra ocasión.

Busque alternativas más saludables. Si siente deseos irresistibles de cacahuetes salados o una bolsa de patatas fritas, busque las versiones dietéticas bajas en grasas. Si siente deseos de helado, tómelo bajo en grasas y en calorías.

A las horas de las comidas tome la cantidad adecuada. Si no toma unas raciones suficientes a las horas de las comidas, le será mucho más difícil resistir la tentación de un tentempié, ya que a media mañana o a media tarde estará hambrienta. Un estudio clínico llevado a cabo en los Países Bajos llegó a la conclusión de que las personas que toman almuerzos muy ligeros compensan esta disminución del consumo de calorías con tentempiés a media tarde.

Recuerde que hay que comer para vivir y no vivir para comer. Piense en los tentempiés como alimentos que toma entre comidas para saciar su apetito y no como premios o recompensas. Su tentempié puede ser una prolongación del almuerzo. Por ejemplo, si como almuerzo toma sopa, ensalada y fruta, reserve la fruta para el tentempié de media tarde o reserve el zumo de frutas del desayuno para media mañana.

No guarde en la despensa tentempiés ricos en grasas y en calorías. De este modo evitará las tentaciones cuando esté en casa.

Sea selectiva. En los supermercados existen secciones dedicadas a alimentos dietéticos que ofrecen una gran variedad de tentempiés bajos en grasas, en azúcar y en calorías. También puede recurrir a las tiendas de dietética.

Controle las cantidades. Si de vez en cuando se permite un tentempié calórico y rico en grasas como unas patatas fritas, no caiga en la trampa de «dos mejor que una». Será de gran ayuda para su fuerza de voluntad disponer algunas patatas fritas en un cuenco en lugar de comerlas directamente de la bolsa.

TENTEMPIÉS BAJOS EN GRASAS

A continuación se proporciona una selección de tentempiés que, consumidos en las raciones o cantidades indicadas, pueden saciar el apetito sin repercutir negativamente en el peso. De todos modos, recuerde que es preferible elegir alimentos ricos en nutrientes como los albaricoques o las zanahorias antes que alimentos con un elevado contenido de azúcar como los cereales con azúcar o miel añadidos.

Todos estos productos se encuentran en la mayoría de supermercados. Según la marca, puede variar el número de calorías y gramos de grasa, por lo que es aconsejable leer con atención las etiquetas de todos los productos que consuma. Todos los productos citados contienen menos de 1 g de grasa por ración.

Alimento	**Ración**	**Calorías**	**Grasa (g)**
Albaricoques	3, medianos	51	0
Apio	Un tallo	6	0
Arándanos	Una taza	82	0
Atún en conserva (sin aceite)	60 g	65	0
Budín de chocolate	100 g	100	0
Caramelos (tofes)	4 unidades	88	1
Cereales, con salvado	30 g	100	0
Compota de manzana	Media taza	53	0
Fresas	Una taza	45	0
Gominolas	8 unidades	83	0

Evite la tentación. El aburrimiento puede propiciar el consumo de alimentos ricos en calorías y en grasas. Los expertos en nutrición consideran muy importante mantenerse ocupado cuando se sienten deseos de «picar». También puede caer en la tentación al ver a alguien cerca comiendo. Por otra parte, los expertos en dietética y nutrición aconsejan ir a comprar al supermercado con el estómago lleno, para evitar la tentación de comprar un mayor número de caprichos ricos en grasas y calorías.

De vez en cuando concédase una recompensa. Si cuenta permanentemente las calorías de todos los alimentos que consume, reserve algunas calorías para recompensarse de vez en cuando con su tentempié favorito.

CON UN MÁXIMO DE 100 CALORÍAS

Alimento	Ración	Calorías	Grasa (g)
Manzana	Una, mediana	81	0
Melocotones secos	Uno	62	0
Melocotón	Uno, mediano	37	0
Melón	Una taza	60	0
Naranja	Una, mediana	65	0
Orejones	5	83	0
Palomitas de maíz	Una taza	45	3
Pasas	⅛ taza	55	0
Patatas fritas sin grasa («light»)	30 unidades	110	0
Pepino	Uno, mediano	16	0
Pimiento	Uno, grande	20	0
Piña	Una taza	77	0
Plátano	Uno, mediano	100	0
Pomelo	Medio, mediano	37	0
Queso fresco bajo en grasas	Media taza	58	0
Uva	Una taza	58	0
Yogur desnatado	Media taza	60	0
Helado de yogur	Una unidad	45	0
Zanahoria	Una, mediana	31	0

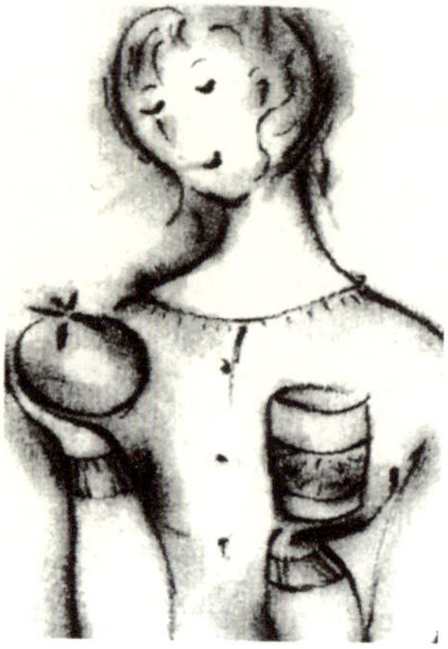

Capítulo Cincuenta y cinco

BEBIDAS

Regalarse con líquidos

Las bebidas, calientes o frías, dulces o ácidas, solas o combinadas, representan un elemento indispensable de cualquier dieta, puesto que el organismo necesita agua para vivir. Las bebidas aportan el líquido necesario para el organismo y, algunas de ellas, también nutrientes vitales. No obstante, la mayoría de las bebidas comerciales contienen un número no despreciable de calorías que, si no se tienen en cuenta, pueden ocasionar consecuencias negativas en cualquier plan dietético para perder peso. Todo lo que se bebe afecta al estado de nutrición, para mejor o para peor. A continuación se proporcionan los consejos de los expertos con respecto a las bebidas.

Ocho vasos diarios de agua para luchar contra la deshidratación

Para llevar a cabo todas las actividades de la vida diaria, el organismo utiliza una media de 2-3 l diarios de líquido, según indica el doctor Peterson, profesor de medicina de la Universidad de Indiana. Si no se sustituyen los líquidos perdidos, fácilmente se produce una deshidratación. Los expertos definen la deshidratación como la disminución del agua corporal en una proporción capaz de originar síntomas. La deshidratación puede producirse por una disminución del consumo de líquidos, pero también por un aumento de las pérdidas (p. ej., sudor y diarrea).

La deshidratación tiene efectos deletéreos sobre el organismo, afectando a todos los sistemas corporales, y se manifiesta por taquicardia, disminución de la producción de orina e, incluso, afectación de la capacidad de razonamiento y concentración, con disminución de la energía física y mental. Por otra parte, una deshidratación extrema puede conducir a la muerte. Es necesario beber para conservar las reservas hidrícas. En el caso de las personas de edad avanzada, una serie de condicionantes favorecen la deshidratación: por ejemplo, a medida que envejecemos disminuye la sensación de sed. Además, muchas personas ancianas hipertensas siguen un tratamiento con diuréticos.

En el caso de las mujeres, resulta especialmente importante mantener las reservas de agua, ya que ésta se almacena sobre todo en los músculos y, en general, la mujer posee menos masa muscular que los hombres. Para permanecer hidratada, una persona debe beber un mínimo de 8 vasos diarios de líquido (preferentemente, agua).

En algunas circunstancias son necesarios más de 2 l diarios. En la época estival y en períodos de actividad física intensa e, incluso, con la práctica de un ejercicio moderado como las actividades domésticas o cuidar del jardín pueden inducir una mayor sudación y, en consecuencia, una mayor pérdida de agua. Dado que cuando suda pierde agua, necesitará beber más para reemplazar dichas pérdidas. Mientras haga ejercicio, es aconsejable beber como mínimo medio litro de líquido cada hora. Si dispone de un reloj con alarma, prográmelo para que suene cada 15 minutos, lo que le recordará que debe beber cierta cantidad de líquido. La calefacción y el aire acondicionado también resecan el ambiente, por lo que aumenta la necesidad de agua. Del mismo modo, durante los vuelos en avión aumentan las ne-cesidades corporales de líquido ya que, al no renovarse el aire, es más fácil experimentar deshidratación. Así pues, beba un vaso de agua suplementario cada hora durante el vuelo.

Durante las enfermedades que cursan con fiebre, diarrea y vómitos, también se pierde gran cantidad de líquidos, por lo que es preciso beber cantidades adicionales.

EL AGUA: EL LÍQUIDO ÓPTIMO

Aunque los zumos están constituidos principalmente por agua, como bebida la mejor elección es el agua. El agua es un nutriente, uno de los más importantes. El agua es naturalmente baja en sodio y no contiene grasas, colesterol, cafeína ni calorías. Por el contrario, otras bebidas aportan con facilidad un número elevado de calorías. Por ejemplo, un refresco de agua tónica suministra unas 150 calorías. Por consiguiente, es aconsejable beber los 8 vasos de líquido recomendados en forma de agua. A continuación se ofrecen algunos de los consejos mencionados por los expertos.

Beba agua al despertarse por la mañana. Beber un vaso de agua tan pronto como se levante contribuirá a reponer los líquidos perdidos durante el sueño y la ayudará a combatir el estreñimiento.

Tenga agua siempre a mano. En el despacho, en su casa, en la cocina, es aconsejable siempre tener a mano una botella de 2 l de agua y beber a lo largo del día.

Beba agua antes de las comidas. El agua induce rápidamente una sensación de saciedad, por lo que puede ser de gran ayuda si desea perder peso. Además, el agua contribuirá a contrarrestar el apetito.

Lea las etiquetas. Cuando compre refrescos es importante leer las etiquetas, ya que la mayoría de las aguas tónicas, gaseosas y otras bebidas contienen gran cantidad de azúcar y, por consiguiente, de calorías.

LA LECHE, UNA BEBIDA IMPORTANTE

La leche debería ocupar un lugar destacado en la dieta de cualquier mujer. La leche es una fuente esencial de proteínas, riboflavina, vitaminas A y D, fósforo y magnesio y una de las mejores fuentes de calcio. Los expertos en nutrición aconsejan a las mujeres ingerir, como mínimo, 1.000 mg diarios de calcio y 1.500 mg diarios después de la menopausia si la mujer no está tomando un tratamiento de sustitución hormonal (estrógenos), ya que esta cantidad adicional de calcio protegerá sus huesos y combatirá la osteoporosis. Un vaso de leche entera o desnatada contiene 300 mg de calcio.

La leche, desnatada. Los expertos en nutrición recomiendan la leche semidesnatada y desnatada antes que la leche entera (por su menor contenido de grasas). Un vaso de leche desnatada sólo contiene indicios de grasa, en comparación con los 5 g de grasa de la leche semidesnatada y los 8 g en la leche entera.

Beba leche con las comidas. Incluso si padece intolerancia a la lactosa (es decir, dificultad para digerir el azúcar de la leche debido a la producción insuficiente de lactasa, la enzima que la desdobla y la convierte en un azúcar simple que el organismo puede asimilar), tome leche. Es aconsejable que la beba con las comidas ya que los otros alimentos en el estómago contribuirán a diluir la lactosa y a mitigar su efecto. Si, a pesar de todo, experimenta síntomas, añada unas gotas de lactasa a la leche unos minutos antes de consumirla. La lactasa degradará la lactosa y así no experimentará síntomas. Puede adquirir la lactasa en la mayoría de las farmacias.

Leche de soja. La leche de soja ofrece muchos de los nutrientes que aporta la leche de vaca. Es más rica en hierro, niacina y tiamina, pero contiene menor cantidad de calcio y vitamina. También es una fuente de las sustancias denominadas fitoquímicos contenidas en todas las verduras y legumbres, que parecen proteger frente al cáncer y a las cardiopatías.

Beba la leche fría. A algunas personas no les gusta la leche y la toman helada para enmascarar su sabor. Si lo desea, introduzca durante unos minutos el vaso de leche en el congelador y añádale dos cubitos de hielo antes de beberla.

Si lo desea, añádale cacao. Si no tiene problemas de peso o con el colesterol, puede prepararse una deliciosa taza de chocolate con leche con un par de cucharaditas de cacao en polvo sin azúcar y una cucharadita de azúcar o miel.

Prepárese un batido de leche y frutas. La leche fría mezclada con zumo de fruta y yogur desnatado puede ser una bebida deliciosa y muy nutritiva. Una taza de yogur contiene mayor cantidad de calcio que un vaso de leche. Si utiliza leche fermentada rica en lactofilus o bífidus activo, además reforzará su sistema inmunitario (de defensas) y protegerá su organismo frente a las infecciones por levaduras.

ZUMOS: UNA FUENTE INAGOTABLE DE NUTRIENTES

Los zumos, repletos de vitaminas, minerales y compuestos que protegen frente al cáncer, son una buena forma de satisfacer las necesidades diarias de líquidos. No obstante, los zumos contienen calorías. Gramo a gramo, por ejemplo, el zumo de manzana fresco contiene el mismo número de calorías que la soda, pero por supuesto aporta un mayor número de nutrientes que este refresco. A continuación se proporcionan algunas de las sugerencias mencionadas por los expertos.

Beba zumo natural de naranja una vez al día. El zumo de naranja es una fuente primordial de vitamina C, un nutriente que actúa como un potente antioxidante y, como ya se ha mencionado en capítulos anteriores, parece proteger frente al cáncer y a las enfermedades de las arterias coronarias ya que impide la formación de los radicales libres que se generan a medida que las células se oxidan con el envejecimiento y la exposición a la contaminación atmosférica.

El zumo de naranja enriquecido con calcio que puede adquirir en las tiendas de dietética especializadas es una buena elección, ya que un vaso suministra la misma cantidad de calcio que un vaso de leche.

Por otra parte, si consume el zumo de naranjas recién exprimidas, sin colar, satisface las necesidades de fibra.

Consuma zumo de uva. El zumo de uva le ofrece una protección adicional: la protege frente a las enfermedades cardíacas, ya que la uva es rica en unas sustancias denominadas flavonoides que también se encuentran en el vino tinto y las fresas, frambuesas y moras. Los flavonoides impiden la agregación de las plaquetas, contribuyendo a prevenir los coágulos de sangre que pueden conducir a la formación de trombos y, en consecuencia a una apoplejía y un ataque al corazón.

Según el doctor Folts, director del laboratorio de investigación sobre trombosis coronaria de una universidad de Estados Unidos, en los estudios clínicos llevados a cabo con zumo de uva se ha puesto de manifiesto su capacidad anticoagulante.

Tome zumos combinados. En cualquier establecimiento de alimentación y en los especializados en dietética encontrará una amplia variedad de combinaciones de zumo, desde las fresas y el kiwi hasta la piña y la manzana.

Prepárese una mousse de fruta. Triture dos plátanos, una lata pequeña de piña con su zumo y añada un poco de zumo de manzana. Si desea convertirlo en un tentempié más completo, añada un sobre de un preparado de proteínas adquirido en la farmacia.

Si no tiene tiempo. Si dispone de poco tiempo para exprimir la fruta y prepararse un zumo natural, compre zumo de fruta auténtico y no bebidas con sabor a fruta elaboradas con gran cantidad de azúcar (que añade calorías pero no nutrientes).

Prepárese una limonada sin azúcar. Después de pelarlos, triture dos limones enteros con un poco de azúcar. Endúlcelo con un poco de zumo de fruta.

Zumo de zanahoria. Si no le gusta el zumo de zanahoria, mézclelo con zumo de piña para que tenga un sabor más dulce. Además, el zumo de piña le suministrará una cantidad adicional de vitamina C.

Prepárese un zumo vegetal. Si compra zumo vegetal o cualquier cóctel de verduras y hortalizas, añádale unas gotas de limón o de tabasco. Mezcle el zumo de tomate con pimienta y sal de apio, viértalo en un vaso grande y decórelo con una rama de apio. Si desea un zumo más espeso, parecido a un gazpacho, añádale un tomate entero o algunas tiras de pimiento o rodajas de pepino.

REFRESCOS QUE INFLUYEN EN EL PESO

Un refresco de soda que suministra 150 calorías por envase apenas le aporta nutrientes y puede influir negativamente en su peso. Las bebidas de soda carecen de valor nutritivo y contienen grandes cantidades de azúcar.

Las bebidas de cola contienen ácido fosfórico, un aditivo que produce un sabor ligeramente ácido. Por desgracia, una cantidad excesiva de ácido fosfórico es perjudicial para los huesos. Si consume más de una bebida de cola al día, su organismo utilizará el calcio de forma menos eficaz.

Prepárese su propia bebida de soda. Si desea una bebida con gas y pocas calorías pero con una cantidad adecuada de vitamina C, mezcle zumo concentrado de limón, lima o naranja con un poco de agua con gas.

REFRESCOS BAJOS EN CALORÍAS («LIGHT»)

Gracias a las sustancias edulcorantes con sabor dulce pero sin calorías, como aspartamo, ciclamato y sacarina, los refrescos con edulcorantes artificiales tienen un sabor dulce pero contienen un menor número de calorías que los refrescos con azúcar añadido: aproximadamente 150 calorías menos por envase de 250 ml. Si es diabética y necesita controlar el consumo de azúcar, los refrescos con edulcorantes artificiales son muy aconsejables. Sin embargo, demasiado a menudo la gente consume un exceso de refrescos «light» que sustituyen a las bebidas más saludables como los zumos naturales o la leche. Es preciso limitar el consumo de este tipo de refrescos a 1 o 2 diarios. Si está controlando el número de calorías que consume porque desea perder peso, un refresco «light» es una alternativa aceptable. Las calorías que ahorre gracias a estas bebidas «dedíquelas» al consumo de alimentos más nutrientes, como una pieza de fruta o una zanahoria.

Café y té: tómese un descanso

Los estudios sugieren que el exceso de cafeína, al igual que el de fósforo, puede ser perjudicial para los huesos. La cafeína es diurética, de modo que si bebe cantidades excesivas de café, orinará más y eliminará más calcio. Además, la cafeína puede inducir un estado de nerviosismo y aumentar transitoriamente la frecuencia cardíaca. Puede empeorar el dolor que acompaña a la mastopatía fibroquística (una enfermedad de la glándula mamaria), aumentar la secreción ácida gástrica y empeorar una úlcera de estómago. La cafeína posee un ligero efecto laxante, por lo que puede provocar diarrea en las personas con afecciones intestinales como una enfermedad inflamatoria intestinal. Sin embargo, si goza de buena salud, 1 o 2 tazas diarias de café o té no son perjudiciales.

Bébalo con leche. Si bebe el café con leche, el calcio suministrado por la leche contribuirá a proteger sus huesos y a luchar contra la osteoporosis.

Combínelo con café descafeinado. Si no puede vivir sin un par de tazas de café al día, mezcle el café normal con café descafeinado.

Gradualmente, elimine el café de su vida. Las personas que dejan de tomar café de manera súbita experimentan síntomas de abstinencia, como dolor de cabeza e irritabilidad. Por consiguiente, elimínelo de la dieta de una manera gradual.

¿Embarazada? Olvídese del café. Algunos estudios clínicos sugieren una relación entre el consumo elevado de cafeína y los abortos, mientras que otros estudios clínicos no han identificado asociación alguna. Por esta razón, si está embarazada, ante la duda, es preferible abstenerse.

Limite el consumo de alcohol

Si no le gusta el champán o el cava, tanto mejor para usted ya que los expertos aconsejan evitar el consumo de alcohol. Sin embargo, si de vez en cuando le gusta tomarse una copa, limite su consumo como máximo a una bebida alcohólica en días alternos. A pesar de que una o dos copas de vino tinto diarias parecen protegernos frente a las enfermedades cardiovasculares, ya que el vino tinto aumenta los niveles sanguíneos de colesterol-HDL (el bueno), los efectos deletéreos del alcohol superan sus efectos beneficiosos, en especial en el caso de las mujeres. Así pues, es preferible limitar el consumo de alcohol. Además, el alcohol suministra un número considerable de calorías «vacías» (es decir, no le aportan ningún nutriente), lo que puede repercutir negativamente en sus propósitos de perder peso. Un vaso de 150 ml de vino le suministra 106 calorías, y un vaso de 360 ml de cerveza, 150 calorías. Si bebe más de un vaso diario de alcohol, pondrá en peligro el consumo total diario de calorías, y el efecto sobre su silueta será incluso más pronunciado de lo que pueda suponer, ya que el alcohol parece interferir en el metabolismo de las grasas y facilita la acumulación de grasa corporal, incluso en las personas que consumen cantidades moderadas de alcohol.

Si no tiene problemas de peso, a pesar de todo, debe sopesar otros efectos perjudiciales del alcohol. Los investigadores indican que los músculos de las mujeres, incluyendo el músculo del corazón, el miocardio, son más sensibles al efecto del desgaste o atrofia muscular que provoca el alcohol. Un estudio llevado a cabo en una universidad de Filadelfia indicó que las mujeres son más vulnerables que los hombres a las afecciones musculares atribuibles al alcohol incluyendo la enfermedad del miocardio, conocida con el nombre de miocardiopatía. Cuando se afecta este músculo, el corazón no se contrae con la misma fuerza.

Además, la reacción de las mujeres al alcohol es diferente de la de los hombres. En parte esto se debe a su menor superficie corporal. Pero, además, el sexo femenino es más sensible a los efectos del alcohol: la cantidad perjudicial para las mujeres parece ser de alrededor del 60 % de la que es perjudicial para los hombres.

Diversos estudios clínicos han descrito que el consumo diario de alcohol aumenta el riesgo de cáncer de mama. En un estudio llevado a cabo en más de 15.000 mujeres, los investigadores observaron que las mujeres que consumían una bebida alcohólica diaria presentaban un riesgo de cáncer de mama un 30 % mayor que las abstemias. En las mujeres que tomaban 2 o 3 bebidas alcohólicas diarias se identificó un aumento del doble.

Las grandes bebedoras, de 3 bebidas alcohólicas diarias o más, también presentan un mayor riesgo de enfermedades del hígado así como de cáncer de faringe, boca, laringe, estómago y colorrectal. Por último, un consumo excesivo de alcohol contribuye a una pérdida acelerada de calcio a partir de los huesos. Así pues, las grandes bebedoras presentan un mayor riesgo de osteoporosis.

Como conclusión, si no es bebedora, mucho mejor. Si rara vez bebe, no existe razón para preocuparse, pero si bebe con cierta frecuencia, preste atención a los siguientes consejos:

Limite el consumo de alcohol a 3 bebidas a la semana como máximo. Intente no superar el consumo de más de 3 vasos de vino, cerveza o combinados a la semana (no al día), ya que aunque el consumo de un vaso diario de vino tinto puede ser beneficioso para sus arterias, una cantidad mayor de alcohol siempre provocará más efectos perjudiciales que beneficiosos.

Mezcle el alcohol con agua, especialmente en las reuniones y fiestas. De este modo saciará su sed y consumirá más cantidad de agua que de alcohol.

Si esta embarazada, no consuma alcohol. El consumo de alcohol durante el embarazo puede producir en el feto en desarrollo un *síndrome de alcoholismo fetal*, una de las principales causas de retraso mental en el niño.

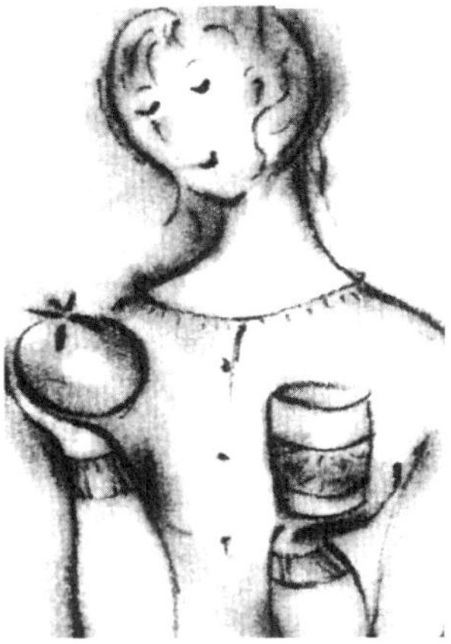

CAPÍTULO CINCUENTA Y SEIS

VACACIONES Y VIAJES

Estrategias sensatas para ocasiones especiales

Muchas mujeres entrevistadas para *Saber comer* asociaban la palabra mágica vacaciones o viajes con un cambio de los hábitos y de su conducta alimentaria. En general, estas mujeres confesaron que en los períodos de vacaciones o cuando emprendían un viaje eran mucho más indulgentes y dejaban en su casa los buenos propósitos de seguir una dieta hipocalórica y saludable.

En general, todos asociamos festividades como la Navidad con un suculento ágape, y las vacaciones estivales con un cambio de horarios y de la conducta alimentaria. Cuando se acercan fechas señaladas como la Pascua o el carnaval, las tradiciones acaban con las mejores intenciones de una dieta saludable.

El riesgo de aumentar de peso mientras estamos de vacaciones es tan real como el riesgo de experimentar un dolor de estómago, estreñimiento y otros problemas asociados con los excesos gastronómicos y la buena mesa. Durante las vacaciones, podemos engordar de 2 a 4 kg como mínimo. Para ganar estos kilos, bastaría con consumir unas 500 calorías diarias adicionales.

La comida ejerce una influencia extraordinaria incluso en circunstancias normales, pero es mucho más intensa en ocasiones especiales. Desde un punto de vista emocional, la comida simboliza el bienestar, la felicidad, la paz y el amor. Y cuando la gente se reúne durante las festividades solemnes y tradicionales, la comida suele ser el eje de la celebración. Además, la comida puede ayudarnos a afrontar problemas de relaciones familiares o a superar conflictos familiares y la tensión. Por otra parte, en los períodos de vacaciones tenemos mayor acceso a la comida y más tiempo libre para dedicarlo a comer.

A continuación se mencionan algunos de los consejos sugeridos por los expertos para que las festividades, ocasiones especiales y períodos de vacaciones no influyan negativamente en sus propósitos de seguir una dieta saludable, de gozar de buena salud y mantener un peso dentro de unos límites aceptables.

Sea selectivo. Si asiste a una fiesta, escoja alimentos que se correspondan de la manera más adecuada a lo que se considera una dieta saludable y tome pequeñas cantidades. Elija platos de verduras, hortalizas, rechace los platos con carne, salsas, gratinados y, por supuesto, todos los dulces. Si asiste a una fiesta y en la mesa su anfitrión ha dispuesto varios platos de carne, un surtido de ensaladas, distintos tipos de pan y varias tartas con diferentes rellenos, tampoco es indispensable que lo pruebe todo. Intente mantenerse alejada de la mesa del buffet para evitar las tentaciones. Sírvase raciones pequeñas y llene su plato una sola vez.

Cuidado con las sobremesas. Si después de un ágape pantagruélico prolonga excesivamente la sobremesa, es más que probable que usted y los otros comensales sigan comiendo. Es preferible que, finalizada la comida, se levanten y tomen el café en otra habitación.

Mantenga las manos ocupadas. Si está invitado a una fiesta y mantiene sus manos ocupadas, le será mucho más difícil caer en la tentación de comer algo.

Aprenda a decir «no». Cortés, pero firmemente, diga «no, gracias», ya que, aunque sea simple, sorprendentemente es lo más eficaz. Si a pesar de todo su anfitrión insiste, siempre puede aducir una razón médica para no comer más (p. ej., que padece un principio de úlcera o que está resfriado y no tiene apetito).

Disfrute de la comida. De vez en cuando puede hacer excepciones y comer en exceso o alimentos ricos en grasas. En este caso es preferible que disfrute de la comida sin remordimientos de conciencia. Sea indulgente consigo mismo, pero no se extralimite.

AÑO NUEVO, VIDA NUEVA

Con el cambio de año todos nos hacemos buenos propósitos. Si de verdad desea seguir una dieta hipocalórica, consumir menos alimentos grasos y mayor cantidad de fibra, limitar el consumo de dulces y de carne para siempre, establezca su estrategia personal para conseguirlo.

Confeccione una lista de los alimentos que desea incluir en su dieta, de los que desea excluir y de los que sólo tomará en pequeñas cantidades y de manera esporádica. Si decide perder peso, no se imponga metas poco realistas que jamás podrá alcanzar. Así pues, cuando decida perder peso siguiendo una dieta, debe ser realista. Si, por ejemplo, tiene una complexión fuerte, jamás conseguirá que su cuerpo se parezca al de Ghandi.

Planifique también sus posibles transgresiones dietéticas. Todos pasamos por momentos de debilidad, pero no por ello ha de abandonar su objetivo de perder peso o considerar que es usted un caso sin remedio. Muchas personas que siguen una dieta hipocalórica y al final consiguen perder peso, también caen en la tentación y cometen transgresiones dietéticas.

Los viajes: el arte de viajar con un equipaje ligero y de comer con sensatez

A lo largo del año numerosas personas disfrutan de varios períodos de vacaciones y los dedican a viajar.

Con independencia de que la finalidad del viaje sea un congreso, la luna de miel o visitar las ruinas de Italia, los viajes constituyen una magnífica excusa para olvidarse de los buenos propósitos de seguir una dieta saludable. Cuando la gente se va de vacaciones suele desconectar su conciencia de las calorías de los alimentos. Nos decimos, «estoy de vacaciones, así que puedo comer lo que me apetezca ya que es una oportunidad única». Y ¿quién es capaz de resistirse a las especialidades gastronómicas del lugar elegido como destino del viaje? Cuando vamos de vacaciones a otro país, deseamos probar las especialidades locales.

Sin embargo, si usted sigue una dieta por razones de salud o porque desea perder peso, dejarse llevar por los impulsos puede tener consecuencias perjudiciales para su salud y su peso.

Si viaja en automóvil

Si como medio de transporte elige el automóvil, es posible que durante el viaje (sobre todo si lo hace por autopista) no le quede más remedio que parar para comer en restaurantes de comida rápida, muy poco aconsejables desde un punto de vista de la salud y la nutrición. Así pues, sea precavida y antes de emprender el viaje, preste atención a los siguientes consejos mencionados por los expertos en nutrición.

Incluya en su equipaje una nevera portátil. Una nevera portátil, bien provista de alimentos saludables, como fruta fresca, queso bajo en grasas en lonchas o en porciones, galletas bajas en grasas y azúcar, yogur desnatado, algunas zanahorias ya peladas y un surtido de sándwiches de pan integral, pavo y hortalizas troceadas, puede ser la mejor solución sobre todo si el viaje es largo y lo hace con niños. En lugar de refrescos de soda y azúcar, llene la nevera de zumos de fruta y agua mineral, con y sin gas.

Si su viaje no es excesivamente largo, pero prevé que a la hora del almuerzo todavía no habrá llegado a destino, algunos bocadillos de pavo, tomate y lechuga pueden ser su «salvación» y no se verá obligado a detenerse en un restaurante de comida rápida donde sólo podrá elegir entre hamburguesas, pollo y patatas fritas u otros menús similares ricos en grasas.

Estrategias para las celebraciones en la oficina

A continuación se ofrecen los consejos de un experto para no parecer una aguafiestas durante las celebraciones de cualquier acontecimiento en su lugar de trabajo.

- Tome un tentempié ligero antes de la fiesta, de este modo no llegará hambrienta. Si al empezar la fiesta siente mucho apetito, le será más difícil controlar lo que come.
- Elija una falda o un pantalón muy ceñido para vestirse.
- Utilice un plato de postre o un plato de dimensiones normales y llénelo de ensalada y verduras que ocupan mucho espacio y de este modo apenas dejará sitio para otros platos con más grasas y calorías.
- Antes de comer planifique lo que va a tomar y descarte mentalmente los alimentos más perjudiciales, como la lasaña o las patatas fritas que, por otra parte, tampoco parecen tener un aspecto excesivamente apetitoso. En poco tiempo se dará cuenta de que la mayoría de las tentaciones gastronómicas quedan reducidas a muy pocas calorías.
- Si, a pesar de todo, siente mucho apetito, sácielo con líquido. Beba agua con gas que contribuirá a proporcionarle sensación de saciedad.
- Aléjese de las bebidas alcohólicas: recuerde que suministran muchas calorías vacías.
- Si contribuye a la fiesta con un plato, en lugar de una tortilla de patatas o unas croquetas, encárguese de la ensalada o cualquier otro alimento bajo en calorías y en grasas.

Si viaja en avión, coma antes de subir a bordo

Desde tiempo inmemorial, la comida de los aviones, además de pésima, es muy rica en grasas y en calorías. Sin embargo, a medida que ha aumentado la competencia entre las diferentes compañías aéreas, cada vez más éstas consideran la necesidad de ofrecer una comida más equilibrada desde un punto de vista nutricional que, por otra parte, es más apropiada para las personas que, por ejemplo, padecen diabetes o hipercolesterolemia. No obstante, si llega con el tiempo suficiente al aeropuerto, tome un tentempié antes de subir a bordo, como un plato de pasta simplemente hervida y aliñada con un chorrito de aceite de oliva, acompañada de una ensalada.

Sin duda, si el viaje en avión es muy largo, necesariamente tendrá que tomar algo a bordo. Sea selectivo con los alimentos que contiene su bandeja. Si incluye una ensalada de pollo con un exceso de salsa rosa y una carne fría sin salsa, opte por la carne. De postre, entre un pastelillo relleno de crema o un yogur, sea sensata y decídase por el yogur. Además, como aperitivo, muchas compañías aéreas ofrecen a sus pasajeros bebidas alcohólicas acompañadas de cacahuetes y galletas saladas que cortésmente puede rechazar. Como desayuno, si puede elegir, en lugar de huevos, tome unos cereales integrales, fruta fresca y un yogur desnatado.

En lugar de alcohol, pida zumos. Para evitar una deshidratación, durante el vuelo debe consumir más líquidos de lo habitual. Beba agua y zumos de fruta en abundancia y en ningún caso alcohol. Los zumos le proporcionarán el líquido que necesita su organismo y además nutrientes como las vitaminas C y A, que son antioxidantes.

Limite el consumo de calorías. Si el viaje en avión es corto, es preferible que no tome nada en el avión, especialmente si al aterrizar tiene prevista una comida de negocios. No le hace falta acumular calorías.

Los peligros de los cruceros: los buffets

Los cruceros son famosos por ser una fuente inagotable de comida. Otro de sus atractivos lo constituyen la variada oferta de postres exquisitos. Sin embargo, después de la cena o el almuerzo, antes que escoger una mousse de chocolate o una tarta de fresas, es preferible que tome un poco de fruta fresca o un zumo de naranjas recién exprimidas. Recuerde que durante los viajes, nuestros hábitos intestinales cambian y tenemos tendencia a experimentar estreñimiento, sobre todo durante un crucero, ya que practicamos menos ejercicio. Por consiguiente, también es oportuno aumentar el consumo de fibra vegetal. Si como desayuno se ofrece un buffet libre, puede escoger cereales ricos en salvado, un panecillo integral y un zumo de naranja, junto con un vaso de leche desnatada.

A la hora de cenar, si el almuerzo ha sido más copioso de lo deseable, puede tomar medio sándwich de fiambre de pavo y un poco de ensalada.

Consejos fundamentales para el viajero

Su cuerpo, en su casa o fuera de ella, tiene algunas necesidades básicas. No puede pasar por alto dichas necesidades, ya que ello podría repercutir en su salud. A continuación se ofrecen algunas estrategias para mantener sus objetivos dietéticos una vez que llegue a destino.

Líquidos y fibra. Dado que al viajar modificamos los hábitos y las conductas alimentarias, uno de los principales problemas de los viajes es el estreñimiento. Para evitarlo, es preciso que dedique parte de su tiempo de ocio a caminar; coma pan y cereales de salvado de trigo así como verdura rica en fibra que la ayudarán a luchar contra el estreñimiento.

Compense el consumo excesivo de calorías haciendo más ejercicio. Si durante sus viajes no quema el exceso de calorías que consume, sin duda regresará con algunos kilos de más. Así pues, cuando planifique sus actividades diarias, incluya paseos de 30 minutos por la mañana y la tarde.

Beba agua en abundancia, pero que sea embotellada. El agua contribuirá a luchar contra el estreñimiento y si no está seguro de la salubridad del agua del grifo del país en el que se encuentra, es aconsejable beber agua embotellada.

ÍNDICE ANALÍTICO